"EGAL, IN WELCHER FORM DER LESER SELBST SPORT TREIBT, NACH DER LEKTÜRE DIESES BUCHES WIRD ES IHM SICHER NICHT MEHR SCHWERFALLEN, DIE RICHTIGEN ENTSCHEIDUNGEN HINSICHTLICH SEINER ERNÄHRUNG ZU TREFFEN.
ISS WIE EIN SPORTLER"

I'M A FOODIE

www.iamafoodie.nl
www.eetalseenatleet.com

Anmerkungen zu den Rezepten

- Die für dieses Buch verwendeten Esslöffel haben ein Fassungsvermögen von 15 ml, die Teelöffel von 5 ml. Da das Fassungsvermögen niederländischer Esslöffel variiert, empfehlen wir, vorzugsweise genormte Messlöffel mit einem Fassungsvermögen von 15, 10, 5, 2½ und 1¼ ml zu benutzen. Diese sind als Set in Haushaltswarengeschäften erhältlich. Sofern nicht anders angegeben, handelt es sich immer um gestrichene Löffel.
- Selbst Backöfen desselben Herstellers unterscheiden sich. Die angegebenen Temperaturen und Backzeiten sind deshalb gegebenenfalls gemäß der Gebrauchsanleitung des eigenen Ofens anzupassen.
- Bei schwer erhältlichen Zutaten lohnt sich ein Blick ins Internet und auf unsere Website. Immer mehr Produkte sind online erhältlich.
- Die Nährwertangaben beziehen sich jeweils auf eine Portion.

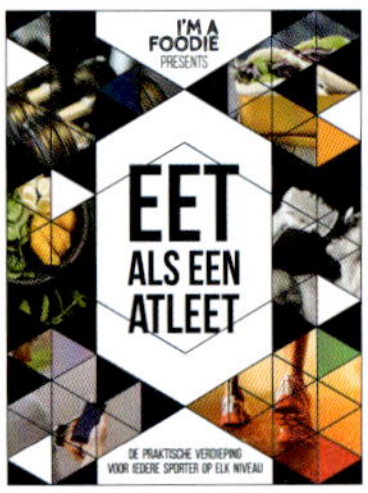

Originaltitel:
I'm a Foodie presents:
Eet als een atleet - De praktische verdieping voor iedere sporter op elk niveau

3. Auflage 2018
Übersetzung aus dem Niederländischen: Silke Schmidt
www.iamafoodie.nl
www.eetalseenatleet.com

Eat like an Athlete

Bibliografische Information der Deutschen Nationalbibliothek
Die Deutsche Nationalbibliothek verzeichnet diese Publikation in der Deutschen Nationalbibliografie; detaillierte bibliografische Details sind im Internet über <www.dnb.de> abrufbar.

Meyer & Meyer Fachverlag & Buchhandel GmbH
Von-Coels-Straße 390, 52080 Aachen
www.dersportverlag.de

3. Auflage 2025

Member of the World Sport Publishers' Association (WSPA)

Gesamtherstellung (Druck): Print Consult GmbH, München, www.printconsult.de

FSC www.fsc.org MIX Papier | Fördert gute Waldnutzung FSC® C106855

ISBN: 978-3-8403-7629-0

Bei Fragen zur Sicherheit unserer Produkte wenden Sie sich bitte an: kontakt@m-m-sports.com.

MEYER & MEYER VERLAG
PRÄSENTIERT
I'M A FOODIE

EAT LIKE AN ATHLETE

MODERNE ERNÄHRUNGSSTRATEGIEN FÜR SPORTLER

AUS DEM NIEDERLÄNDISCHEN ÜBERSETZT VON SILKE SCHMIDT

INHALT

VORWORT

Immer auf der Suche nach Verbesserungen

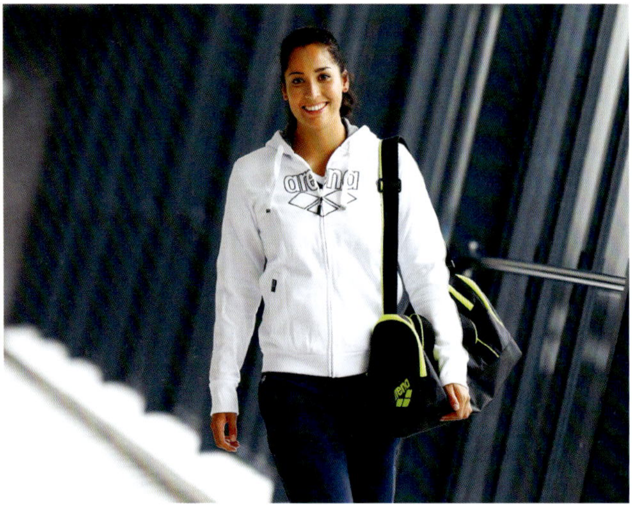

Bei der Ernährung gibt es unzählige Trends. Man denke nur ans Kalorienzählen, den Brotverzicht, die Zuckerchallenge oder Saftkuren. Manche von ihnen wecken mein Interesse, bei anderen muss ich laut lachen. Außerdem sieht man bei diesem Überangebot manchmal den Wald vor lauter Bäumen nicht mehr. Gesunde Ernährung ist meiner Meinung nach kein Trend, weil sie aus natürlichen, unbehandelten Lebensmitteln besteht. Eigentlich muss man dabei nur seinen gesunden Verstand einschalten. Und das gefällt mir so an diesem Buch.

Auch im Leistungssport ändern sich die Ernährungsempfehlungen im Laufe der Zeit. Vor 10 Jahren sollte ich zum Frühstück noch eine Scheibe Brot mit Vruchtenhagel (Fruchtstreusel) essen. Heute ist es Magerquark mit Müsli, damit ich auch genügend Eiweiße zu mir nehme.

Oft werde ich gefragt, ob ich eine Diät befolge. Meine Antwort lautet dann immer nein. Ich esse, wie jeder vernünftige Mensch essen sollte: gesund, abwechslungsreich und ausreichend. Dabei kann sich Letzteres, abhängig von meinen Bedürfnissen als Leistungssportlerin, schon mal ändern. Nach den Sommerferien darf ich immer ein bisschen abspecken. Aber eine Diät? Nein, das wäre auch gar nicht möglich, wenn man sich fünf Monate im Jahr im Ausland aufhält. Dann ist man größtenteils vom Hotelessen abhängig. Für mich ist gesundes Essen eine Mischung aus: „Essen, was auf dem Tisch steht" und: „Essen, damit ich die Beste werde." Wenn man im Hotel, vor allem im Ausland, nicht die Nahrung erhält, die man als Sportler braucht, muss man sich darauf einstellen. So kann man zum Beispiel von zu Hause haltbare Lebensmittel, wie Linsen, Nüsse oder Apfelkraut, mitnehmen und im örtlichen Supermarkt frische Produkte, wie Quark, Gemüse und Obst, kaufen.

Für einen Leistungssportler spielt die richtige Ernährung eine wichtige Rolle. Sie gehört zu den vielen Puzzlesteinen, die dafür sorgen, dass man das Beste aus sich herausholt. Unabhängig davon möchte ich mich aber auch dank meiner Ernährung einfach wohlfühlen. Das bedeutet keineswegs, dass ich ausschließlich Gesundes esse. Vielmehr achte ich darauf, mit welchem Brennstoff ich meinen Körper versorge. So entscheide ich mich zum Beispiel für Obst und Müsli im Quark anstelle von Crüsli. Beides liefert Kohlenhydrate. Müsli und Obst enthalten darüber hinaus jedoch weitere Nährstoffe.

Ich bin ein Fan von „reinem" Essen. Das bedeutet für mich, so weit wie möglich regionale Lebensmittel zu verwenden. Bei meiner Grundnahrung entscheide ich mich am liebsten für unbehandelte Lebensmittel. Für eine Topleistung kommt nach einem Krafttraining ein Eiweißshake hinzu. Abhängig von meiner körperlichen Verfassung nehme ich manchmal auch Nahrungsergänzungsmittel. Wohlgemerkt, lediglich als Ergänzung und nicht als Ersatz. Ich glaube auch, dass es am 31. Tag im Monat keineswegs schlecht ist, sich mal ein Eis oder Pommes frites zu gönnen, wenn man sich die restlichen 30 Tage gesund ernährt hat.

Wenn man sich zu sehr damit beschäftigt, was erlaubt und was verboten ist, geht der Schuss oft nach hinten los. Meine Ernährungsberaterin, eine der Autorinnen dieses Buches, berücksichtigt das, und das gefällt mir. Mit einer positiven Einstellung nehmen wir Herausforderungen an und treffen Entscheidungen. So wähle ich zum Beispiel in einer Phase, in der ich abnehmen möchte, im Restaurant das Gericht mit den meisten Gemüsesorten, anstatt mich damit zu beschäftigen, dass ich jetzt keinen Hamburger oder Nachtisch bestellen darf. Die goldene Regel beim Abnehmen heißt natürlich, mehr Energie zu verbrennen, als aufzunehmen. Zum Glück weiß ich inzwischen, dass es viele Möglichkeiten gibt, sein Ziel zu erreichen.

Nun habe ich selbst nie ernsthafte Schwierigkeiten mit meiner Ernährung gehabt. In meiner surinamisch-javanischen Familie hat Essen immer eine besondere Rolle gespielt; es verbindet die Menschen. Essen bedeutet bei uns Geselligkeit. Zum Glück habe ich auch nie erfahren müssen, was es bedeutet, nichts zu essen zu haben. Irgendetwas war immer im Haus. Ich höre meine Mutter noch sagen: „Dann esst halt einen Apfel!", wenn mein Bruder und ich meinten, es wäre nichts „Leckeres" da.

„MEINE GROSSE FRAGE WAR: WAS PASST ZU MIR ALS SPORTLERIN, ABER AUCH ALS PERSON?"

Ich bin immer auf der Suche nach Verbesserungen. Nach den letzten Olympischen Spielen habe ich nach neuen ernährungswissenschaftlichen Erkenntnissen gesucht. Meine große Frage war: Was passt zu mir als Sportlerin, aber auch als Person? Und darum geht es in diesem Buch. Ich wünsche allen Lesern viel Spaß bei der Lektüre und beim Kochen und viel Erfolg beim Verbessern ihrer Leistungen, gleichgültig, in welcher Sportart und auf welchem Niveau.

Ranomi Kromowidjojo,
dreifache Olympiasiegerin
Oktober 2017

ISS WIE EIN SPORTLER

Hole das Optimum aus dir heraus!

Es ist der Albtraum eines jeden Sportlers. Man hat einen Wettkampf, alles läuft prima, und dann, plötzlich, kommt der Moment. Der Mann mit dem Hammer schlägt zu. Man spürt, wie die Muskeln schlapp werden und sieht, wie andere Teilnehmer an einem vorbeiziehen. Das auch *Hungerast* genannte Phänomen hat oft enorme Folgen für einen Wettkampf. Dabei ist es überhaupt nicht nötig. Mit der richtigen Ernährung im täglichen Leben, in der wettkampfvorbereitenden Phase oder während einer Trainingseinheit lässt sich ein plötzlicher Leistungsabfall infolge eines Kohlenhydratmangels durchaus verhindern.

Die richtige Ernährung ist für jeden Sportler wichtig, beispielsweise, um Magen- und Darmprobleme bei Wettkämpfen zu vermeiden oder um das Wunschgewicht für eine Spitzenleistung oder eine bestimmte Gewichtsklasse zu erreichen. Mit ihr können Athleten bessere Leistungen erzielen, einen Hungerast vermeiden und sich nach Training oder Wettkampf schneller erholen. Die richtige Ernährung ist also essenziell. Doch wer als Sportler nach Informationen sucht, wie die richtige, auf ihn zugeschnittene Ernährung aussieht, verliert schnell den Überblick. Da gibt es Kochbücher für Sportler, geschrieben von Prominenten und bekannten Sportgrößen, Artikel mit zu allgemeinen Ratschlägen, mit denen man nichts anfangen kann, sowie allerlei wissenschaftliche Beiträge, deren Inhalt vielleicht stimmt, bei denen es jedoch schwerfällt, zu bestimmen, wie sich die Erkenntnisse in einen entsprechenden Ernährungsplan umsetzen lassen.

Wir haben dieses Buch geschrieben, um dem Leser einen praktischen Ratgeber an die Hand zu geben. Darin werden unter anderem folgende Fragen beantwortet: Was sollte ich vor dem Sport essen? Muss ich während des Trainings trinken und wenn ja, wie viel? Brauche ich Nahrungsergänzungsmittel? Unser Buch ist für jeden Sportler geeignet, unabhängig von Alter und Sportart oder davon, ob er einfach nur fit bleiben oder die Leistungsspitze erreichen möchte. Obwohl jugendliche Sportler diesem Buch viele nützliche Informationen entnehmen können, sind die zugrunde liegenden Richtlinien auf Erwachsene abgestimmt.

In *Eat like an Athlete* verbinden wir, alle selbst begeisterte Sportlerinnen, Wissenschaft und Praxis, so, wie wir es täglich bei unserer Arbeit tun. Dabei nutzen wir unsere Einsichten und Erfahrungen als ausgebildete (Sport-)Ernährungsberaterinnen (Vera, Titia, Saraï), Ernährungswissenschaftlerin (Vera), Bewegungswissenschaftlerin (Titia) und klinische Epidemiologin (Saraï), damit jeder Sportler das Optimum aus sich herausholen kann.

EIN GESUNDES ERNÄHRUNGSMUSTER ALS GRUNDLAGE

Wir sind davon überzeugt, dass ein gesundes Ernährungsmuster die Grundlage für die Leistungsverbesserung eines jeden Sportlers bildet, ungeachtet seines Niveaus. Zur Veranschaulichung dient die Ernährungspyramide für Sportler, die aus drei Ebenen besteht: den Grundnahrungsmitteln, der speziellen Sporternährung und den Nahrungsergänzungsmitteln. Jeder Sportler sollte zunächst für die richtige Grundernährung sorgen, ehe er mit sportspezifischer Ernährung und Nahrungsergänzungsmitteln beginnt. Nur so kann Ernährung optimal zur Leistungssteigerung beitragen.

Unsere Empfehlungen stützen sich auf wissenschaftliche Erkenntnisse. Bei den sportwissenschaftlichen Untersuchungen, auf die wir uns beziehen, handelt es sich in erster Linie um groß angelegte Studien. Darüber hinaus schenken wir auch kleineren, gut ausgeführten Studien Beachtung. Aufgrund von Realisierbarkeit und Durchführung wird im Sport oft mit kleinen Probandengruppen gearbeitet. Das kann zu weniger robusten Ergebnissen führen. Trotzdem lohnt sich ein Blick darauf. Denn auch der kleinste Effekt kann am Ende den Unterschied zwischen Sieg oder Niederlage ausmachen.

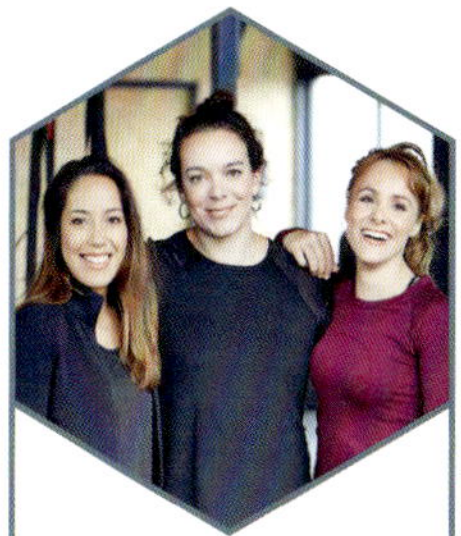

„Zucker?"

„Obwohl das Fundament aus unbearbeiteten Grundnahrungsmitteln bestehen sollte, brauchen Sportler unter bestimmten Bedingungen mehr Kalorien, Eiweiße oder Kohlenhydrate, um Spitzenleistungen erzielen zu können. Deshalb enthalten manche Rezepte und Empfehlungen extra Zucker oder Salz."

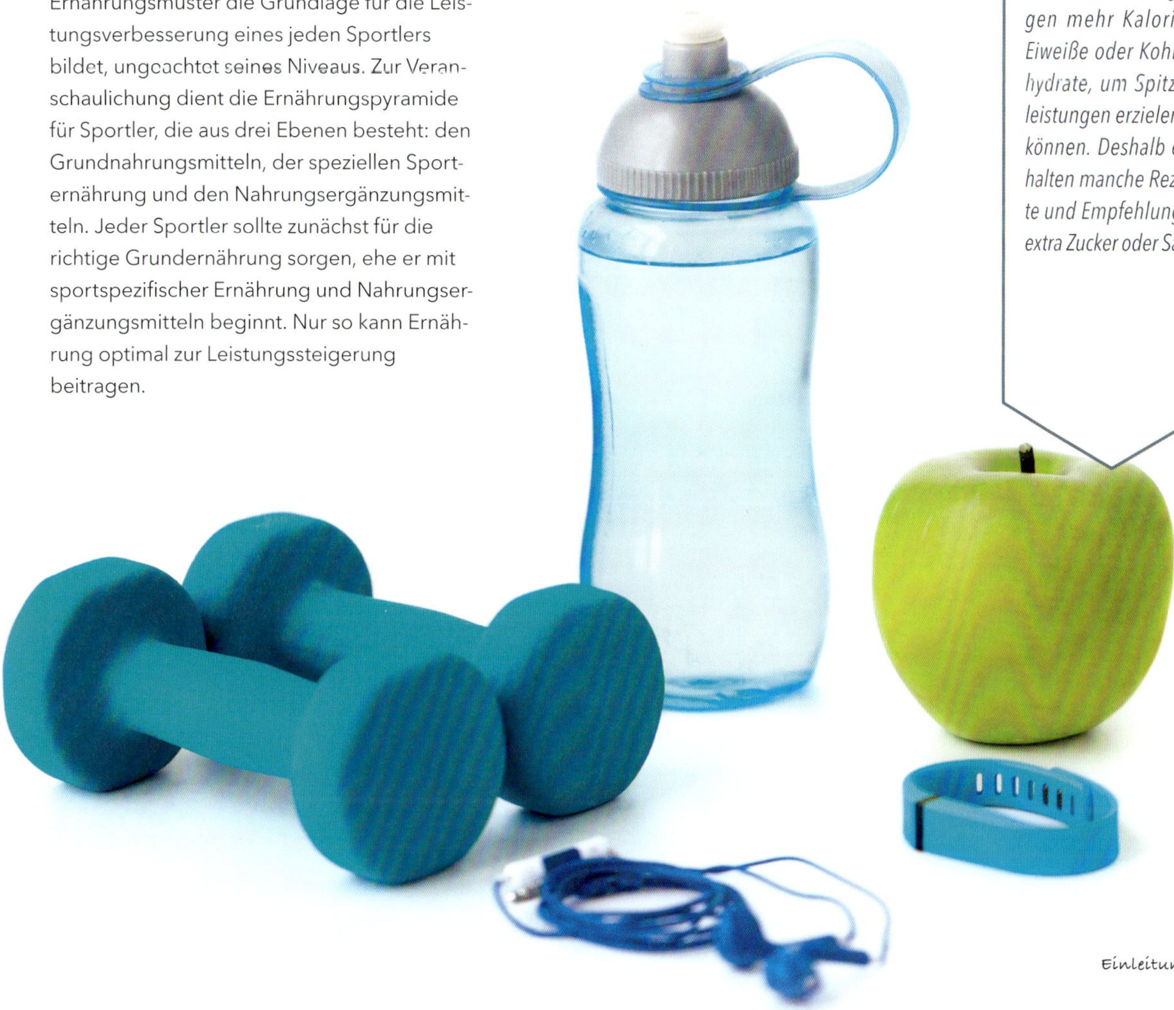

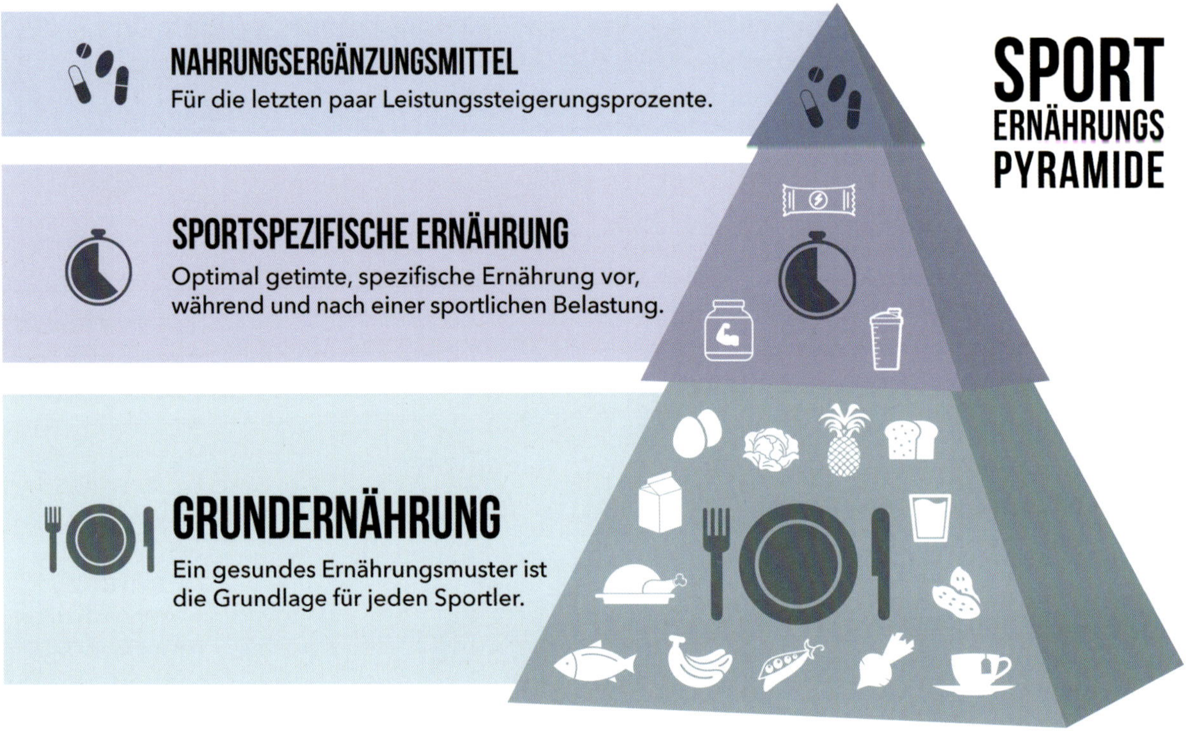
NAHRUNGSERGÄNZUNGSMITTEL
Für die letzten paar Leistungssteigerungsprozente.
SPORTSPEZIFISCHE ERNÄHRUNG
Optimal getimte, spezifische Ernährung vor, während und nach einer sportlichen Belastung.
GRUNDERNÄHRUNG
Ein gesundes Ernährungsmuster ist die Grundlage für jeden Sportler.
SPORT
ERNÄHRUNGS
PYRAMIDE

ABB. I: ERNÄHRUNGSPYRAMIDE FÜR SPORTLER

Die Ernährungspyramide für Sportler besteht aus drei Ebenen. Das Fundament bilden die Grundnahrungsmittel, die jeder Mensch benötigt. Dazu gehören u. a. Gemüse, Obst und Vollkorngetreide. Die mittlere Ebene ist die der sportspezifischen Ernährung (wann und was nimmt ein Sportler am besten vor, während oder nach einer Belastung zu sich). An der Spitze der Pyramide sind die Nahrungsergänzungsmittel angesiedelt.

DIE BASIS: DAS FUNDAMENT FÜR LEISTUNG UND GESUNDHEIT

Das Fundament der Ernährungspyramide für jeden erwachsenen Sportler, gleichgültig welchen Niveaus, bilden die Grundnahrungsmittel. Sie müssen dem Körper im richtigen Verhältnis zugeführt werden, damit er alle benötigten Nährstoffe, wie Eiweiße, Fette und Kohlenhydrate, erhält, um funktionieren zu können. Der Energiebedarf lässt sich natürlich auch mit einem täglichen Besuch im Fast-Food-Restaurant decken. Doch langfristig hält man seinen Körper mit Burgern und Fritten nicht fit und gesund. Ob Sportler oder Nichtsportler: Gemüse, Obst, Hülsenfrüchte, Nüsse, Vollkorngetreide, eiweißhaltige Lebensmittel, wie Molkereiprodukte, Fisch, Fleisch oder vegetarischen Ersatz, braucht jeder Mensch. Der Unterschied besteht unter anderem in der benötigten Menge. Da ein Sportler bei Training und Wettkampf zusätzlich Energie verliert, muss er seinem Körper mit Grundnahrungsmitteln auch vermehrt Energie – manchmal auch in einer anderen Zusammensetzung – wieder zuführen.

SPORTSPEZIFISCHE ERNÄHRUNG: WIE LÄSST SICH DIE LEISTUNG VERBESSERN?

In der mittleren Ebene der Ernährungspyramide für Sportler ist die sportspezifische Ernährung angesiedelt. Sie kommt in bestimmten Momenten im Rahmen von Trainingseinheiten und Wettkämpfen zum Einsatz. Man denke zum Beispiel an Eiweißshakes zur schnelleren Regeneration nach einem (Kraft-) Training, Sportgele, die Läufer während eines Marathons nutzen, oder isotonische Sportgetränke während einer Belastung, damit der Körper Flüssigkeit speichern und gleichzeitig seine Energiespeicher wieder auffüllen kann. Leider ist sportspezifische Ernährung nicht zwangsläufig gleichbedeutend mit gesund. Ein Gel kann während einer sechsstündigen Tour-de-France-Etappe sehr nützlich sein, damit der Fahrer das Ziel erreicht. Außerhalb des Sports wäre es jedoch ziemlich seltsam, würde einem die Ernährungsberaterin empfehlen, als Snack zwischendurch ein Produkt zu sich zu nehmen, das etwa vier Esslöffeln Marmelade entspricht. Manche Grundnahrungsmittel aus dem Fundament der Pyramide können auch als sportspezifische Ernährung dienen. Man denke zum Beispiel an ein Schälchen Quark zur schnelleren Regeneration nach einem Training oder an eine Banane zwischen zwei Tennissets. Eignen sich Grundnahrungsmittel für die sportspezifische Ernährung, ist es immer die beste Wahl. Schließlich ist eine Banane gesünder als ein Gel oder ein Sportgetränk. Manchmal ist es allerdings nicht effektiv oder praktisch. Man versuche nur mal, eine Mandarine zu schälen und sie auch noch zu essen, während man einen Berg hochradelt. Die Uhr bei der sportspezifischen Ernährung steht für *Timing*. Das heißt, wann sollte man etwas zu sich nehmen, damit man am besten von den Nährstoffen profitiert. Nicht zuletzt sollte man sich darüber im Klaren sein, dass spezielle Sporternährungsprodukte kein absolutes Muss sind. Solange man seine sportlichen Ziele mit Grundnahrungsmitteln erreicht, kann man Eiweißshakes, Proteinriegel, Sportgele etc. getrost links liegen lassen.

NAHRUNGSERGÄNZUNGSMITTEL: DIE SPITZE DER PYRAMIDE FÜR EINE SPITZENLEISTUNG

Nahrungsergänzungsmittel sind kein Ersatz für Nahrungsmittel, sondern, wie es der Name bereits sagt, lediglich eine Ergänzung. Unter Nahrungsergänzungsmittel fallen Vitamin- und Mineralstoffpräparate, aber beispielsweise auch Kreatin, Koffein oder Rote-Bete-Saft. Die Einnahme von Nahrungsergänzungsmitteln zur Leistungssteigerung ist wenig sinnvoll ohne ein gutes Fundament anhand von Grundnahrungsmitteln sowie eine individuell abgestimmte sportspezifische Ernährung im richtigen Moment. Reicht die Versorgung mit Grundnahrungsmitteln nicht aus und kommt es zu Mangelerscheinungen (z. B. Eisen- oder Vitamin-D-Mangel), können Nahrungsergänzungsmittel helfen. Auf der anderen Seite können sich einige von ihnen auch negativ auf Gesundheit und Leistung auswirken. Außerdem enthalten sie manchmal verbotene Substanzen.

NACHHALTIGKEIT UND GESUNDHEIT

„In diesem Buch berücksichtigen wir nachdrücklich den Gesundheits- und, so weit möglich, den Nachhaltigkeitsaspekt. So enthalten unsere Rezepte u. a. reichlich Gemüse. Außerdem verwenden wir möglichst wenig rotes Fleisch, da es im Vergleich zu Geflügel oder pflanzlichen Alternativen äußerst umweltbelastend ist. Darüber hinaus assoziieren wissenschaftliche Untersuchungen den übermäßigen Verzehr von rotem Fleisch (mehr als 500 g pro Woche) mit einem erhöhten Risiko für chronische Krankheiten."

Welcher Sportler passt am besten zu mir?

In diesem Buch haben wir Beispiele für 10 unterschiedliche, fiktive Sportler ausgearbeitet. Auf Grundlage von Sportart, Trainings- und Wettkampfhäufigkeit kann der Leser bestimmen, welcher Sportler am besten zu seinen eigenen sportlichen Aktivitäten passt.
Auf den Seiten 178-187 findet sich für jeden der 10 Sportler ein exemplarischer Ernährungsplan für einen Trainingstag.

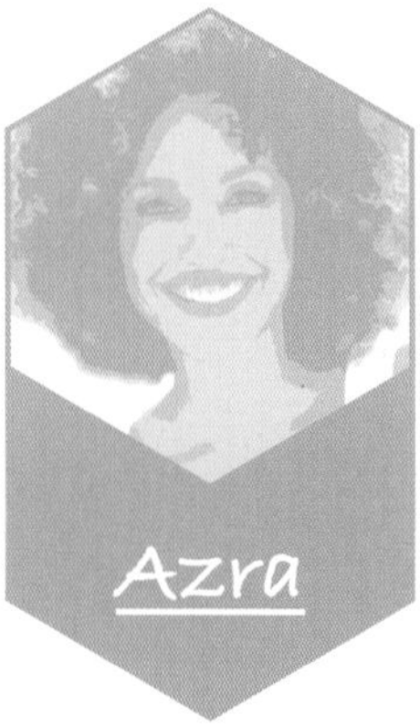

AZRA (22) STUDIERT VOLKSWIRTSCHAFT. IN IHRER FREIZEIT IST SIE EINE BEGEISTERTE GESELLSCHAFTSTÄNZERIN

Fünfmal pro Woche geht sie zum Tanztraining. Darüber hinaus nimmt sie regelmäßig an Turnieren teil. Eine optimale Sporternährung ist für sie mit einigen Herausforderungen verbunden. Als Vegetarierin hat sie oft Schwierigkeiten, ihren Bedarf an verschiedenen Nährstoffen (u. a. Eisen und Kalzium) zu decken. Außerdem hat sie oft wenig Zeit, sich eine Abendmahlzeit zu kochen und vor dem Sport noch zu essen. Nicht zuletzt strebt Azra einen möglichst geringen Körperfettanteil an. Schließlich ist Tanzen ein Jurysport!

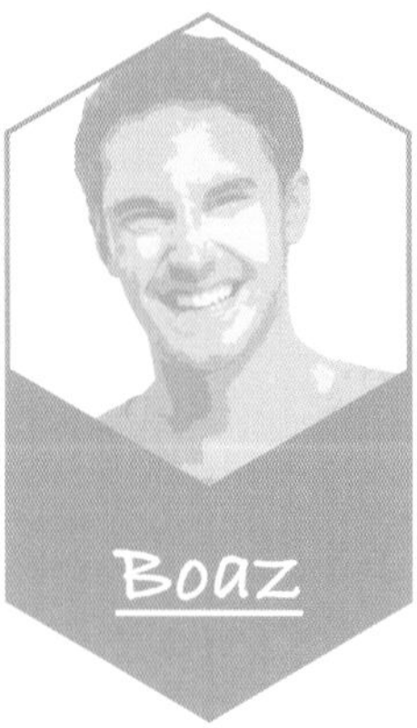

BOAZ (34) IST EIN CROSSFIT-ANFÄNGER, DER STÄRKER UND FITTER WERDEN WILL

Beruflich hat er einen stressigen Job als Vertreter. Bei vier CrossFit-Trainingseinheiten pro Woche ist es für ihn wichtig, seinen Körper mit ausreichend Energie zu versorgen. Außerdem braucht er für eine optimale Regeneration und den angestrebten Muskelzuwachs genügend Eiweiße. Zu viel Energie sollte er seinem Körper allerdings auch nicht zuführen, da seine Fettmasse sonst ebenfalls zunimmt. Auch ein Eiweißüberschuss hat keinen zusätzlichen Nutzen. Als Sportanfänger muss Boaz das richtige Gleichgewicht zwischen Sport und Ernährung finden.

FELINE (19) IST EINE SEHR TALENTIERTE SCHWIMMERIN

Am liebsten trainiert sie mindestens 10-mal pro Woche. Oft handelt es sich dabei um ein kombiniertes Training, bei dem der Schwimmeinheit noch eine Krafteinheit folgt. Feline hat ihr Fachabitur bereits in der Tasche. Jetzt will sie sich so viel wie möglich aufs Schwimmen konzentrieren, da sie die Weltspitze erreichen möchte. Nebenbei arbeitet Feline in einem Supermarkt. Für die Durchführung ihrer Trainingseinheiten und eine optimale Regeneration braucht sie viel Energie und Eiweiße. Als Vegetarierin ist es für sie eine Herausforderung, ihren Eiweiß-, Vitamin- und Mineralstoffbedarf (z. B. an Eisen) zu decken.

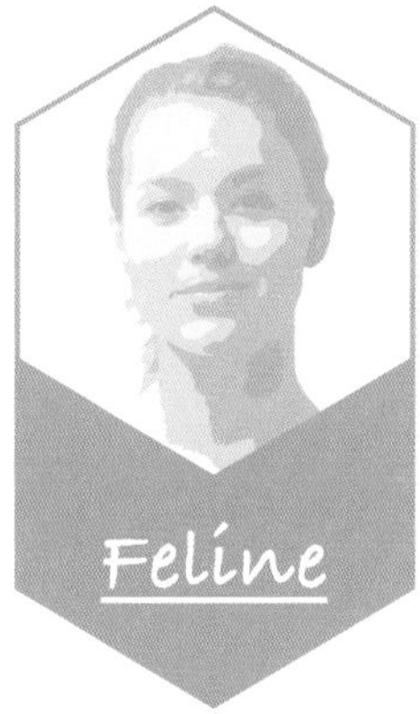

HAILEY (29) HAT EINEN STRESSIGEN BÜROJOB. NEBEN DER ARBEIT VERSUCHT SIE, SICH EIN- BIS ZWEIMAL WÖCHENTLICH IM SPORTSTUDIO ZU BETÄTIGEN

Wenn sie genug Zeit hat, nimmt sie jede Woche an einer Yoga- und einer Zumbastunde teil. Hailey ist keine besonders fanatische Sportlerin. Ihr ist es vor allem wichtig, ein gesundes Gewicht zu halten. Die Herausforderung besteht für sie darin, einerseits ausreichend zu essen, damit ihr Körper mit allen notwendigen Nährstoffen versorgt wird, andererseits aber nicht zu viel, da sie im Alltag nicht besonders viel Energie verbraucht.

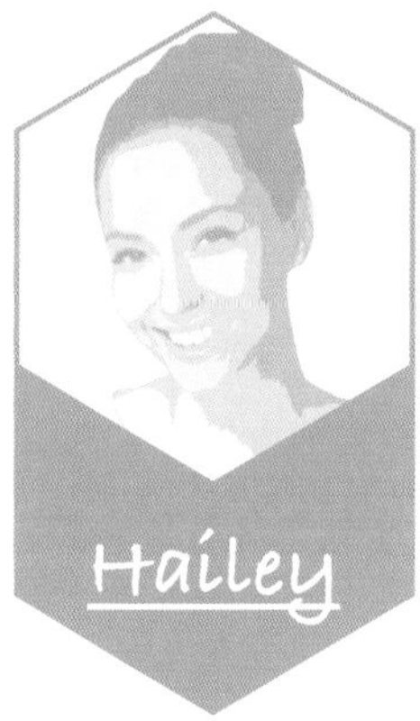

JILL (26) IST SCHON SEIT JAHREN STAMMTORHÜTERIN EINES HOCKEYTEAMS

Dreimal pro Woche hat sie abends Training und darüber hinaus während der Saison wöchentlich ein Spiel. Jill arbeitet als Verwaltungsangestellte; außerhalb des Sports bewegt sie sich recht wenig. Obwohl sie Torhüterin ist, verbraucht sie beim Training eine Menge Energie. Denn natürlich trainiert sie nicht nur die Schussabwehr, sondern nimmt auch am allgemeinen Konditionstraining teil. Jill liest viel über Ernährung, denn sie möchte das Optimale aus sich herausholen. Für sie ist es eine Suche nach der richtigen Ernährungsweise.

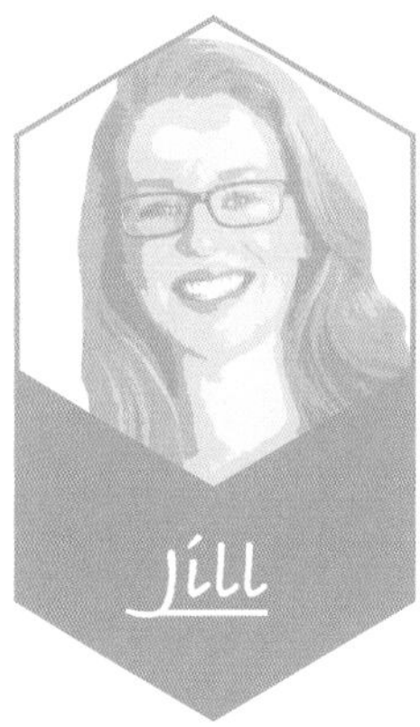

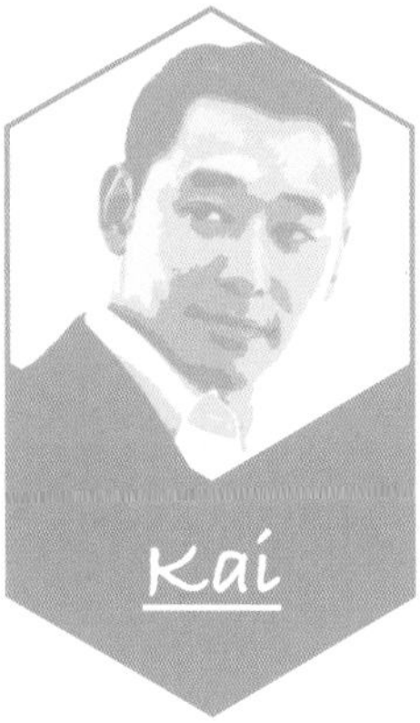

KAI (47) IST LAUFANFÄNGER

Er ist in der IT-Branche tätig und bewegt sich im Alltag recht wenig. Als er eines Tages schon beim Treppensteigen ins Schnaufen kam, war sein Entschluss gefasst: Ich will fitter werden! Kai weiß, dass er ein Ziel braucht, damit er etwas tut. Deshalb hat er sich vorgenommen, in sechs Monaten einen Halbmarathon zu laufen. Dafür trainiert er jetzt zwei- bis dreimal pro Woche. Da die Intensität seiner Laufeinheiten nicht besonders hoch ist, braucht er an seinen Trainingstagen nicht viel mehr Energie als an den trainingsfreien Tagen. Trotzdem sollte Kai bei seiner Ernährung ein paar Aspekte beachten, damit er sich gesund ernährt und sein Ziel erreicht.

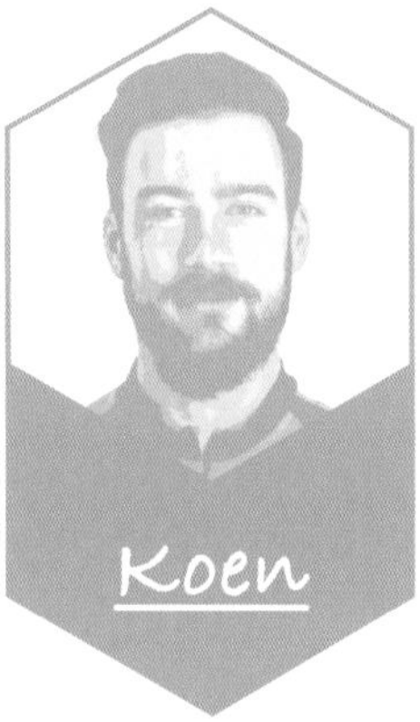

KOEN (39) BEGEISTERT SICH FÜR ZWEI SPORTARTEN: RADRENNFAHREN UND EISSCHNELLLAUFEN

Im Sommer sitzt er mindestens dreimal wöchentlich für eine zwei- bis vierstündige Ausfahrt auf dem Rennrad. Im Winter findet man ihn oft in der Eissporthalle, in der er für lange Eislauftouren von etwa 200 Kilometern trainiert. Als Architekt geht er vornehmlich einer sitzenden Tätigkeit nach. Da er dies durch seine sportlichen Aktivitäten jedoch reichlich kompensiert, braucht er viel Energie. Bei Koens Trainingseinheiten und Wettkämpfen handelt es sich oft um langzeitige Belastungen. Zudem finden sie manchmal unter extremen Bedingungen wie Kälte, Hitze und Höhe statt. Deshalb benötigt Koen spezifische Ernährungsstrategien.

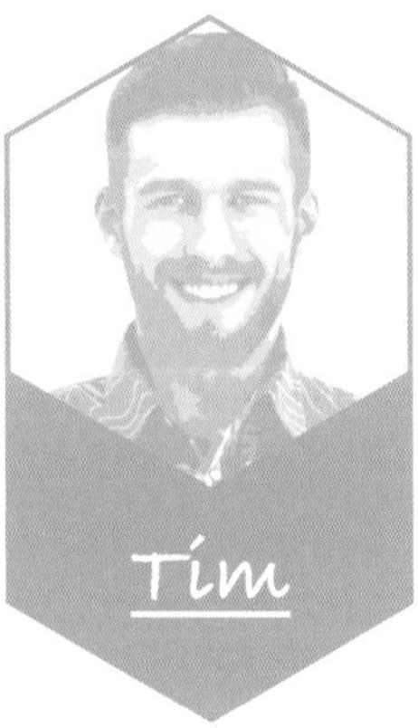

TIM (26) IST MITTELFELDSPIELER IN EINEM FUSSBALLVEREIN

An Ernährungsthemen ist er sehr interessiert, denn als Sportlehrer weiß er, dass sportliche Leistungen auch ernährungsabhängig sind. Leider vergisst Tim immer wieder, genug zu trinken. Dabei weiß er genau, dass ein Flüssigkeitsmangel seine Leistung beeinträchtigt. Und das will er nicht, denn dafür ist er viel zu ehrgeizig. Außerdem ist Fußball eine verletzungsanfällige Sportart, und auch Tim bleibt von Verletzungen nicht verschont. Wenn er seine Ernährung während einer Verletzungspause anpasst, kann er schnell wieder mitspielen.

▶ LUNA (21) MACHT EINE AUSBILDUNG ZUR PHYSIOTHERAPEUTIN. AUSSERDEM TRÄUMT SIE DAVON, IRGENDWANN EINMAL IN WIMBLEDON SPIELEN ZU KÖNNEN

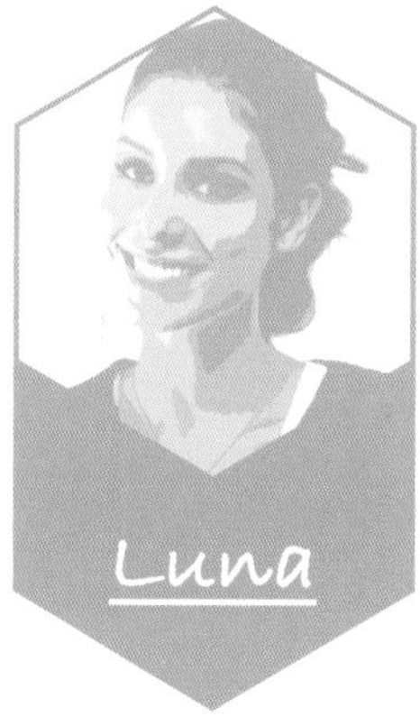

Dafür trainiert sie fanatisch, durchschnittlich fünfmal pro Woche. Darüber hinaus nimmt sie an Wettkämpfen und manchmal auch an mehrtägigen Turnieren teil, für die sie regelmäßig ins Ausland reist. Dort kann es bei den Spielen manchmal ziemlich heiß sein. Lunas Fokus liegt darauf, mit der richtigen Ernährungsstrategie nach dem Training optimal zu regenerieren. Außerdem muss sie während eines Wettkampfs ausreichend Flüssigkeit trinken, um einem Leistungsabfall vorzubeugen. Da Luna viel reist und nicht immer weiß, welche Nahrung ihr vor Ort zur Verfügung steht, ist es für sie wichtig, ihren Körper mit genügend Vitamin- und Mineralstoffen zu versorgen.

▶ XAVI (28) IST EIN MITTELSTRECKENLÄUFER (800 M, 1.500 M, ENGLISCHE MEILE) MIT SPANISCHEN WURZELN

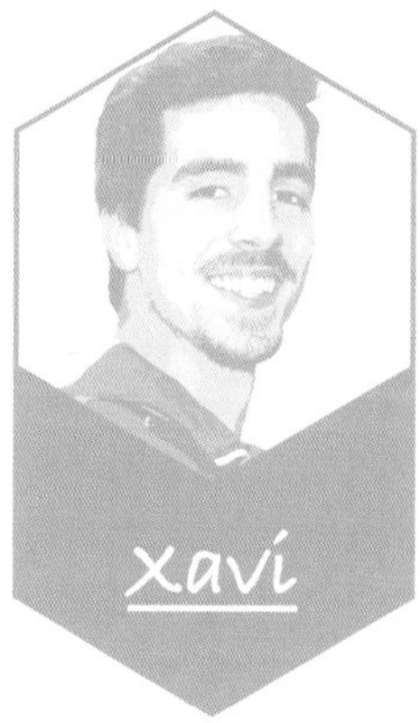

Er gehört zwar nicht zur Weltspitze, doch auf nationalem Niveau kann er prima mithalten. Durch Training und Wettkämpfe (einmal wöchentlich in der Sommersaison) sowie seine Arbeit als Nachrichtenfotograf ist sein Energiebedarf recht hoch. Mit der Ernährung möchte er seinem Körper die richtigen Brennstoffe sowie genügend Nährstoffe zur optimalen Regeneration zuführen. Xavi läuft regelmäßig Wettkämpfe in Spanien. Da es dort beträchtlich wärmer ist als in den Niederlanden, muss Xavi sein Trinkverhalten entsprechend anpassen.

DIE OPTIMALE ERNÄHRUNGSSTRATEGIE HÄNGT VON DER BELASTUNGSHÄUFIGKEIT, -DAUER UND -INTENSITÄT AB

Vielleicht erkennt sich der Leser ja in einem unserer fiktiven Sportler. Ansonsten lässt sich die passende Ernährungsstrategie über den Anstrengungsgrad der eigenen Aktivitäten bestimmen. Dieser wird von Intensität, Dauer und Häufigkeit der sportlichen Belastungen bestimmt.

Bei einer geringen Intensität, beispielsweise beim ruhigen Radeln, Wandern oder Schwimmen, muss man sich kaum oder nur wenig anstrengen. Eine derartige Belastung kann man oft lange durchhalten. Zu den intensiven Belastungen zählen Aktivitäten, bei denen der Herzschlag so hoch ist, dass man sich dabei nicht mehr unterhalten kann, etwa bei einer taffen Spinningstunde, einem 1.500-m-Rennen oder einem leidenschaftlichen Fußball-,

Tennis- oder Hockeyspiel. Oft handelt es sich dabei um Aktivitäten, die man nur eine begrenzte Zeit durchhalten kann.
Bei der Belastungsdauer unterscheiden wir zwischen *kurz-* und *langzeitigen Belastungen*. Unter *kurzzeitigen* Belastungen verstehen wir sportliche Aktivitäten, die ein paar Sekunden bis einige Minuten dauern. Dazu zählen zum Beispiel ein 50-m-Schwimmen, ein 400-m-Lauf oder ein Ruderrennen. Zu den *langzeitigen* Belastungen gehören sportliche Aktivitäten, die länger als anderthalb Stunden dauern, beispielsweise ein Marathonlauf oder eine lange Radtour.
Im Sport gibt es alle möglichen Mischformen, aus denen sich der Gesamtanstrengungsgrad ableitet. So ist eine halbstündige Joggingrunde, bei der man gemütlich mit seinem Laufpartner plaudert, weder langzeitig noch intensiv belastend. Oft fallen kurzzeitige und intensive Belastungen zusammen. Man denke zum Beispiel an einen 400-m-Lauf, bei dem man sich überhaupt nicht mehr unterhalten kann. Eine Fahrradtour in den Bergen wiederum ist sowohl langzeitig als auch intensiv belastend. In diesem Buch verwenden wir regelmäßig die Begriffe „kurzzeitig intensiv" und „langzeitig intensiv", wobei Herzfrequenz sowie Dauer der Belastung als Maßstab dienen. Anhand von Tab. 1 auf Seite 16 kann der Leser selbst bestimmen, welche Variante auf seine eigenen sportlichen Aktivitäten zutrifft.

TAB. 1

BELASTUNGSHÄUFIGKEIT, -DAUER UND -INTENSITÄT

„EGAL, IN WELCHER FORM DER LESER SELBST SPORT TREIBT, NACH DER LEKTÜRE DIESES BUCHES WIRD ES IHM SICHER NICHT MEHR SCHWERFALLEN, DIE RICHTIGEN ENTSCHEIDUNGEN HINSICHTLICH SEINER ERNÄHRUNG ZU TREFFEN. ISS WIE EIN SPORTLER!"

BELASTUNGSINTENSITÄT UND -HÄUFIGKEIT	DAUER PRO TRAININGSEINHEIT	BEISPIELE	PERSONEN
Geringe Intensität	> 1 Stunde	Wandern, ruhiges Radeln, Pilates, Yoga, Golf	Hailey
Mäßige Intensität und/oder Intervall, maximal dreimal wöchentlich	1-2 Stunden	Tennis, Hockey, Basketball, Tanzen, Rugby, Fechten, Krafttraining, Joggen, Fußball, CrossFit,	Jill, Azra, Kai, Tim
Mäßige bis hohe Intensität, mehr als dreimal wöchentlich	> 2 Stunden	Tennis, Hockey, Basketball, Tanzen, Rugby, Fechten, Krafttraining, Joggen, Fußball, CrossFit	Boaz, Luna
Hohe Intensität und/oder Intervall, maximal dreimal wöchentlich	1-2 Stunden	Rudern, Inlineskaten, Rennradfahren, Laufen, Squash, Schwimmen (Kraulen)	Xavi
Hohe Intensität und/oder Intervall, mehr als dreimal wöchentlich	> 2 Stunden	Rudern, Inlineskaten, Rennradfahren, Laufen, Squash, Schwimmen (Kraulen)	Feline
Langzeitig, mäßig intensiv, maximal dreimal wöchentlich	2 Stunden	Langstreckenlauf, Triathlon, Mountainbiken, Boxen, Skilanglauf, Rennradfahren, Eisschnelllaufen	-
Langzeitig, hochintensiv, mehr als dreimal wöchentlich	> 2 Stunden	Langstreckenlauf, Triathlon, Mountainbiken, Boxen, Skilanglauf, Rennradfahren, Eisschnelllaufen	Koen

DIE BASIS: DAS FUNDAMENT FÜR LEISTUNG UND GESUNDHEIT

DIE BASIS: DAS FUNDAMENT FÜR LEISTUNG UND GESUNDHEIT

Ausreichend Nahrung ist essenziell

Wenn man Sport treibt, brauchen die Muskeln Brennstoff, um immer wieder aktiv zu werden, und Baustoffe, damit sie sich von dieser Tätigkeit erholen können. Deshalb ist es für eine optimale Leistung und Regeneration, zur Vorbeugung eines Verlusts von Muskelmasse und -kraft, von Ermüdungserscheinungen, Konzentrationsverlust und Nährstoffmangel sowie für einen ausgeglichenen Hormonhaushalt und ein funktionierendes Immunsystem unerlässlich, ausreichend Nahrung aufzunehmen (1). Ein Radprofi braucht am Tag einer Tour-de-France-Etappe mindestens drei- bis viermal so viel Kalorien wie ein Nichtsportler (2, 3). Natürlich befindet sich ein Radrennfahrer, der mehrere steile Berge bewältigen muss, in einer Extremsituation. Wer nicht so oft und intensiv Sport treibt, braucht nicht so viel mehr Kalorien als ein Nichtsportler. Zu wenig Energie kann aber auch ihm schaden. Zu uns kam mal eine Fußballspielerin, die zu wenig aß. Als Angreiferin musste sie oft schnell sprinten. Da ihr zu wenig Energie zur Verfügung stand, hielt sie das nicht lange durch. Die Folge? Sie verlor ein paarmal den Ball, brauchte Zeit, um sich nach einem Angriff zu erholen, und nach der ersten Spielhälfte nahm ihr Trainer sie vom Platz. Es ist also für jeden Sportler, der regelmäßig und/oder intensiv Sport treibt, wichtig zu wissen, wie viel Energie er benötigt.

DAS RICHTIGE GLEICHGEWICHT

Führt man seinem Körper über die Nahrung genauso viel Energie zu, wie man für seine täglichen Aktivitäten, inklusive Sport, verbraucht, ist man im Energiegleichgewicht. Es ist nicht immer leicht, dieses Gleichgewicht zu finden, erst recht nicht, wenn man Wettkampfsport betreibt. Dabei muss man sich auf so unterschiedliche Situationen wie Wettkampfsaison, Ruhephasen, intensive Trainingsperioden oder Verletzungspausen einstellen. Wie viel Energie der Körper benötigt und wie viel man ihm zuführt, kann unter Umständen beträchtlich voneinander abweichen. Wird mehr Energie zugeführt, als man verbraucht, ist die Energiebilanz positiv; wird weniger Energie zugeführt, ist sie negativ. Ob eine Gewichtszunahme oder -abnahme vorteilhaft ist, hängt vom jeweiligen Ziel ab. Ein Kraftsportler, für den es leistungsförderlich ist, wenn er an (Muskel-)Masse zulegt, will nicht abnehmen. Ein Triathlet dagegen ist wenig daran interessiert, zusätzliche Kilos beim Wettkampf mitschleppen zu müssen. Wer verletzt ist, läuft Gefahr, durch eine positive Energiebilanz zuzunehmen (4, 5). Denn viele Sportler essen während einer Verletzungspause oder in Ruhephasen genauso viel oder aus Langeweile sogar mehr als in trainingsintensiven Zeiten, obwohl ihr Körper jetzt weniger Energie benötigt. Tipps, wie man sein Ernährungsmuster in solchen Phasen am besten anpasst, finden sich auf Seite 162. Ist eine Gewichtsabnahme erwünscht oder ein Sportler verletzt, ist es besonders wichtig, genügend Eiweiße zu sich zu nehmen, damit Muskelmasse und Kraft erhalten bleiben (4). Mehr hierzu auf Seite 162.

FORTGESCHRITTENE

ATP, DIE ULTIMATIVE ENERGIEQUELLE FÜR DIE ERSTEN SEKUNDEN

Ehe der Körper aus der Nahrung Energie, das heißt Kohlenhydrate, Fette und in begrenztem Maße Eiweiße, bereitstellen kann, muss diese in den Körperzellen erst in das Molekül Adenosintriphosphat (ATP) umgewandelt werden. ATP ist eine superschnelle Brennstoffquelle. Leider steht davon nur ein Minivorrat direkt zur Verfügung, der bereits nach einigen Sekunden maximaler Belastung aufgebraucht ist (6). Deshalb muss der Körper ATP immer wieder neu herstellen. Dafür stehen verschiedene Systeme zur Verfügung, die alle unterschiedliche Eigenschaften haben. Welches System der Körper wählt, hängt von der Belastungsintensität ab. Während eines zweistündigen Dauerlaufs mit geringer Intensität schaltet der Körper vornehmlich das aerobe Energiesystem ein, bei dem Energie unter Sauerstoffverbrauch freigesetzt wird. Wegen der geringen Belastungsintensität muss der Körper das ATP nicht besonders schnell herstellen. Die Mitochondrien, das heißt die kleinen Energiefabriken, die sich in allen Körperzellen befinden, haben so genügend Zeit, mithilfe von Sauerstoff Fette und Kohlenhydrate in ATP umzuwandeln. Denn es dauert eine Weile, bis der eingeatmete Sauerstoff über die Blutbahn an die Muskeln weitergeleitet worden ist und dort dazu benutzt werden kann, Energie freizusetzen. Bei »

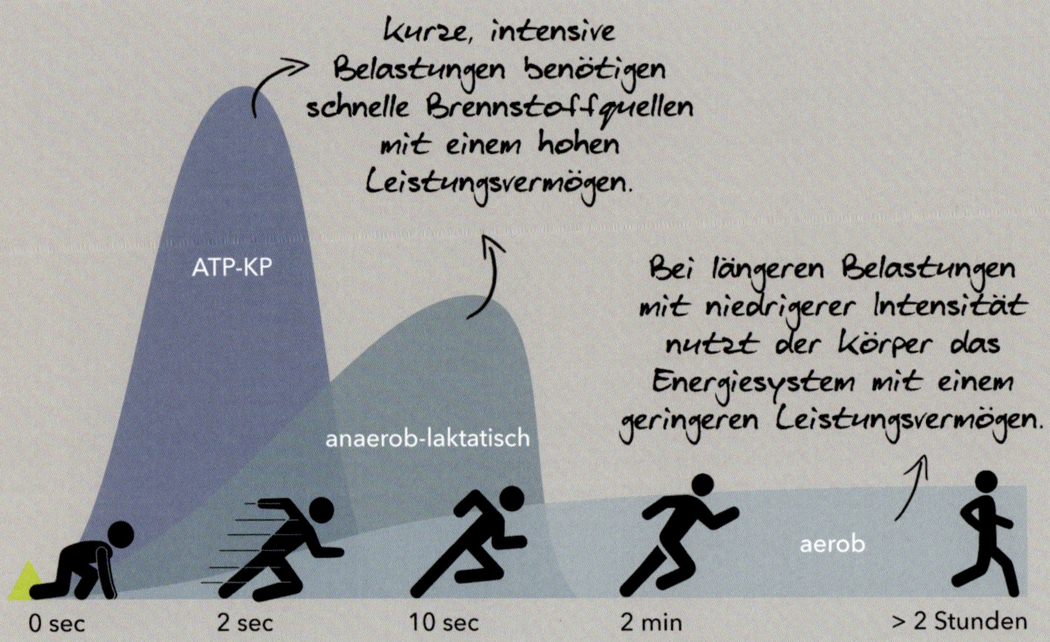

ABB. 2: DIE DREI ENERGIESYSTEME UND IHRE AUFGABEN

» einem 100-m-Sprint verhält es sich ganz anders. Hier ist die Belastungsintensität so hoch, dass der Körper keine Zeit hat, Sauerstoff zur Herstellung von ATP zu verwenden. Zum Glück verfügt der Körper noch über das Kreatinphosphatsystem (ATP-KP-System), das ATP blitzschnell herstellen kann. Dieses anaerobe System, bei dem Energie ohne Sauerstoffverbrauch freigesetzt wird, kann eine explosive Belastung bis zu etwa 10 Sekunden verlängern – genug Zeit, um das Ziel eines 100-m-Sprints zu erreichen. Da hier kein Sauerstoff benötigt wird, kann der Körper das System schnell einschalten. Darüber hinaus gibt es noch das anaerob-laktische System, das die Hauptrolle bei Maximalbelastungen zwischen 10 Sekunden und circa zwei Minuten spielt. Man denke dabei zum Beispiel an ein 1.000-m-Zeitfahren, ein 100-m-Rennen im Schwimmsport oder einen 400-m-Lauf (7). Beim anaerob-laktischen System wandelt der Körper Kohlenhydrate ohne Sauerstoff in ATP um. Das geht zwar schneller als mit Sauerstoff, hat jedoch den Nachteil, dass der Körper Laktat (Milchsäure) bildet. Laktat ist ein Stoffwechselzwischenprodukt, das der Körper mithilfe von Sauerstoff wieder in Kohlenhydrate umwandeln kann.
Je mehr Laktat vorhanden ist, desto mühsamer arbeitet die Muskulatur. Die hohe Belastungsintensität und die Laktatbildung sorgen dafür, dass eine Aktivität nur wenige Minuten durchgehalten werden kann. Danach schreit die Muskulatur nach Sauerstoff, damit sie das Laktat wieder in Kohlenhydrate umwandeln kann. Wer einmal sechs Treppen hintereinander hochgelaufen ist, kennt in etwa das Gefühl, das viele Sportler *Übersäuerung* nennen.
Jedes der drei Energiesysteme besitzt also unterschiedliche Fähigkeiten und Aufgaben. Während das aerobe System

ein geringes Leistungsvermögen hat, aber lange arbeiten kann, ist es bei den anaeroben Systemen umgekehrt. Bei fast allen Belastungen arbeiten die drei Energiesysteme in unterschiedlichen Prozentsätzen zusammen. Der Körper schaltet also nicht zuerst die Systeme mit einem begrenzten Leistungsvermögen ein, ehe er auf das nächste System umschaltet. Die Art der Belastung, ihre Dauer und der damit verbundene Energiebedarf bestimmen das dominante Energiesystem. Mit der Ernährung lässt sich das nicht oder kaum beeinflussen. Für eine optimale Sporternährung sollte man jedoch wissen, welches Energiesystem bei einer bestimmten Belastung vornehmlich benutzt wird. So braucht man bei einem 100-m-Sprint beispielsweise weniger Energie – und demzufolge weniger Kohlenhydrate und Fette – als bei einer sechsstündigen Ausfahrt mit dem Rad.

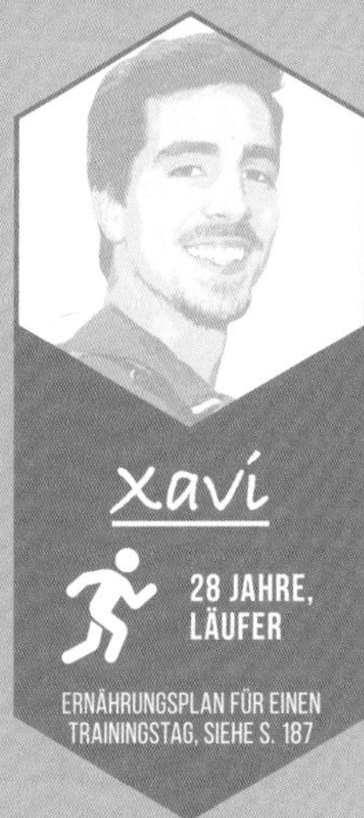

AUF WELCHE ENERGIESYSTEME GREIFT XAVI WÄHREND EINES WETTKAMPFS ZURÜCK?

Xavi ist Mitglied in einem Leichtathletikverein. Dort trainiert er dreimal wöchentlich für die Mittelstrecken. Am liebsten läuft er die 1.500 m. Seine persönliche Bestzeit auf dieser Distanz beträgt 4:02 min, das entspricht mehr als 22 km/h. Damit gehört Xavi zwar nicht zur Weltspitze, aber auf nationalem Niveau kann er prima mithalten. Während eines 1.500-m-Laufs schaltet sein Körper alle Energiesysteme ein. Um sich aus dem Gedränge herauszuhalten, zieht Xavi beim Start kurz an. Hierbei ist das ATP-KP-System nützlich. Anschließend läuft er eine Weile in demselben Tempo. Dabei greift sein Körper auf das aerobe und das anaerob-laktische System zurück, da die Belastungsintensität viel zu hoch ist, um nur mit Sauerstoff Energie zu produzieren. Das würde ja auch Zeit kosten, und Xavi will so schnell wie möglich das Ziel erreichen. Die letzten 200 m setzt Xavi zum Endspurt an, bei dem hauptsächlich das anaerob-laktische System arbeitet. Da Xavis Körper während des Rennens hauptsächlich auf das anaerobe System zurückgreift, sind Kohlenhydrate für ihn eine wichtige Brennstoffquelle. Drei große Nudelportionen wären allerdings übertrieben, denn ein 1.500-m-Lauf ist keine langzeitige, intensive Belastung. Eine kohlenhydratreiche Mahlzeit (z. B. das Thai-Curry mit Huhn auf Seite 121) 2-3 Stunden vor dem Rennen spendet mehr als genug Energie für den gesamten Lauf einschließlich Warm-up. »

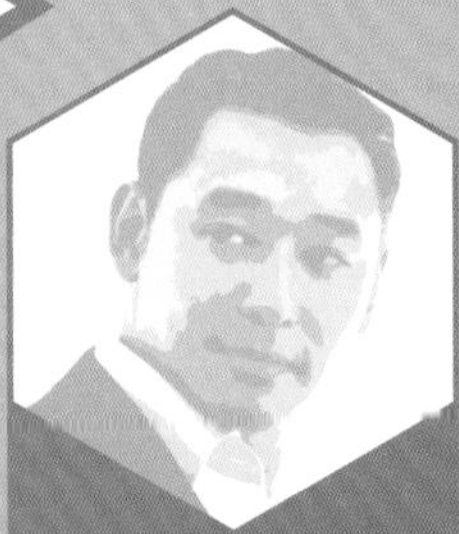

Kai

47 JAHRE, LÄUFER

ERNÄHRUNGSPLAN FÜR EINEN TRAININGSTAG, SIEHE S. 183

AUF WELCHE ENERGIESYSTEME GREIFT KAI WÄHREND EINES TRAININGS ZURÜCK?

Kai will endlich wieder fit werden. Deshalb hat er gerade mit dem Lauftraining angefangen. Zwei- bis dreimal pro Woche trainiert er in ruhigem Tempo für sich allein. Im Schnitt läuft er 8 km/h bei einer Trainingsdauer zwischen 30 und 60 Minuten. Bei dem Tempo könnte sich Kai noch problemlos unterhalten. Da die Belastungsintensität nicht hoch ist und genug Zeit bleibt, um Sauerstoff für die Energiegewinnung zu verwenden, schaltet sich bei Kai hauptsächlich das aerobe Energiesystem ein. Dabei werden zu ungefähr gleichen Teilen Fette und Kohlenhydrate verbrannt. Von beiden Nährstoffen hat Kai für seine Trainingsbelastungen mehr als genug vorrätig.

KILOKALORIEN UND KILOJOULES

Der Energiegehalt eines Lebensmittels wird in Kalorien berechnet. Auf Verpackungen werden sie in Kilokalorien (kcal) und Kilojoules (Kj) angegeben. Das lässt sich wie folgt umrechnen:

1 kcal = 4,2 Kj
1 Kj = 0,24 kcal

AUCH WENN MAN SICH NICHT BEWEGT, VERBRENNT MAN KALORIEN

Vor allem wer regelmäßig und intensiv Sport treibt, sollte wissen, wie viel Energie er braucht. Sowohl ein Mangel als auch ein Überschuss können Leistung und Gesundheit beeinträchtigen. Auch wenn man sich nicht bewegt, verbraucht der Körper Energie. So müssen Organe wie Herz und Gehirn ständig mit Brennstoff versorgt werden. Wie viel Energie man an einem Tag benötigt, hängt von drei Faktoren ab (s. Abb. 3):

- **Grundumsatz:** Die Energie, die der Körper braucht, um am Leben zu bleiben.
- **Thermischer Effekt unserer Nahrung:** Die Energie, die der Körper braucht, um Nahrung zu verdauen (8, 9).
- **Leistungsumsatz:** Die Energie, die notwendig ist, um den Körper in Bewegung zu bringen.

Die Energiemenge (kcal), die der Körper in 24 Stunden bei völliger Ruhe benötigt, wird *Grundumsatz* genannt. Der *Ruheumsatz* beinhaltet außer dem Grundumsatz auch den thermischen Effekt unserer Nahrung. Damit spiegelt er die Menge an Energie wider, die der Körper für die wichtigsten Körperfunktionen, wie Atmung, Aufrechterhaltung der Körpertemperatur, Herzschlag und Verdauung, braucht. Das sind etwa 70-85 % des Gesamtenergieverbrauchs. Die restlichen 15-30 %, *Leistungsumsatz* genannt, werden für jegliche Art von körperlicher Aktivität benötigt. Der tägliche Gesamtenergiebedarf (*Gesamtumsatz*) ergibt sich aus Ruheumsatz plus Leistungsumsatz. Bei einem Leistungssportler kann sich der Gesamtenergiebedarf um das Drei- bis Vierfache des Ruheumsatzes erhöhen. Der Ruheumsatz lässt sich mittels direkter oder indirekter Kalorimetrie mit einer speziellen Apparatur oder anhand von Formeln, die auf Größe, Gewicht, Alter und Muskelmasse basieren, bestimmen. Die Schätzwerte der Formeln sind zwar nicht so präzise wie die Ergebnisse einer Kalorimetrie, in der Praxis ist diese Methode jedoch schneller, billiger und einfacher in der Anwendung (10, 11).

KALORIEN IN LEBENSMITTELN

Kohlenhydrate, Fette und Eiweiße liefern Energie. Die darin enthaltenen Kalorien variieren je nach Nährstoff.

1 g Fett = 9 kcal
1 g Eiweiß = 4 kcal
1 g Kohlenhydrate = 4 kcal

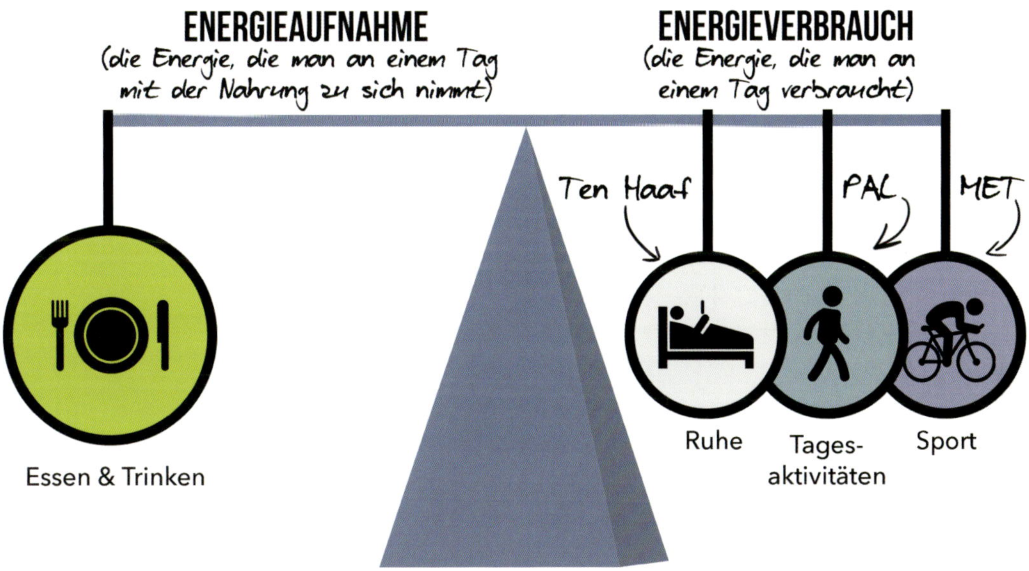

ABB. 3: DIE ENERGIEBILANZ

BERECHNUNG DES ENERGIEBEDARFS

Zur Bestimmung des Ruheumsatzes gibt es verschiedene Formeln. In diesem Buch verwenden wir die von *ten Haaf*, da sie sich zur Berechnung des Energiebedarfs von Sportlern eignet. Von der Formel gibt es zwei Varianten: eine, bei der man zunächst seine fettfreie Körpermasse ermitteln muss, und eine, bei der das nicht nötig ist. Als *fettfreie Körpermasse* bezeichnet man das Körpergewicht (-masse) abzüglich der Masse des Körperfetts. Wie sich Körperfettmasse und

Körperfettanteil bestimmen lassen, ist auf Seite 151 beschrieben. Ist keiner der beiden Werte bekannt, bietet sich die zweite Variante an (12). Wer sich bewegt, verbraucht natürlich mehr Energie als jemand, der den ganzen Tag im Bett liegt. Deshalb muss man die Formel, mit der man seinen Ruheumsatz berechnet hat, mit dem jeweiligen *Physical Activity Level*, kurz PAL-Wert genannt, multiplizieren. Dieser Wert beschreibt den mittleren Energieverbrauch aller Tagesaktivitäten, einschließlich sportlicher Bewegung (13, 14). Die Formeln liefern allerdings nur Schätzwerte. Sie sind nützlich, weichen möglicherweise jedoch vom tatsächlichen Energiebedarf ab. Vor allem bei intensiven sportlichen Aktivitäten ist die Rechnung „Ruheumsatz x *Physical Activity Level* (PAL)" häufig nicht präzise genug. Darüber hinaus führen die Standard-PAL-Werte in der Praxis oft zu einer Überschätzung des tatsächlichen Energiebedarfs, wenn man sie mit dem Ruheumsatz multipliziert. In der unten stehenden Tabelle haben wir sowohl die Standardwerte als auch die Werte aufgeführt, die wir aufgrund unserer Erfahrungen für realistischer halten. Im Anschluss daran findet sich eine konkrete Energiebedarfsberechnung am Beispiel von Jill.

TIPP:
Der Energiebedarf lässt sich auch einfach über iamafoodie.nl/tenhaaf berechnen.

FORMELN VON TEN HAAF

Variante 1: mit fettfreier Körpermasse: Ruheumsatz in kcal/Tag = (22.771 x fettfreie Körpermasse in kg) + 484.264

Variante 2: ohne fettfreie Körpermasse: Ruheumsatz in kcal/Tag = (11.936 x Gewicht in kg) + (587.728 x Größe in m) - (8.129 x Alter in Jahren) + (191.027 x Geschlecht (m = 1, w = 0)) + 29.279

TAB. 2

PAL-WERTE

	PAL-WERTE (WHO/EFSA)	GESCHÄTZTE PAL-WERTE (PRAXIS)
INAKTIV (SITZENDER LEBENSSTIL, KÖRPERLICH KAUM AKTIV IN FREIZEIT UND BERUF)	1,4 - 1,7	1,2 - 1,4
MÄSSIG AKTIV (SITZENDER LEBENSSTIL, KÖRPERLICH AKTIV IN FREIZEIT ODER BERUF)	1,7 - 2,0	1,4 - 1,6
AKTIV (SEHR AKTIVER LEBENSSTIL, TÄGLICH HÄUFIG/INTENSIV KÖRPERLICH AKTIV)	2,0 - 2,4	> 1,6

Die PAL-Werte (Physical-Activity-Level-Werte), die WHO (World Health Organization) und EFSA (European Food Safety Authority) angeben, führen in der Praxis oft zu einer Überschätzung des tatsächlichen Energiebedarfs. Aufgrund unserer Erfahrungen halten wir zur Bestimmung des täglichen Gesamtenergiebedarfs die PAL-Werte in der zweiten Spalte für geeigneter.

WIE VIEL ENERGIE BRAUCHT JILL?

Jill ist Torhüterin in einem Hockeyteam. Sie trainiert dreimal wöchentlich. Außerdem hat sie jedes Wochenende ein Spiel. Abgesehen von ihren sportlichen Aktivitäten bewegt sie sich im Alltag recht wenig. Sie hat einen Bürojob, fährt mit dem Auto zur Arbeit und an ihren trainings- und wettkampffreien Abenden sieht sie meist fern. Jill ist 26 Jahre alt, wiegt 77 kg und misst 1,75 m. Wie hoch ist ihr Energiebedarf?

Nach der Formel von *ten Haaf* beträgt Jills Grundumsatz: (11.936 x 77 kg) + (587.728 x 1,75 m) - (8.129 x 26) + (191.027 x 0) + 29.279 = 1.766 kcal.

Gemäß obiger Formel beträgt Jills durchschnittlicher Energiebedarf (Ruheumsatz x PAL) an einem Tag ohne sportliche Aktivitäten: 1.766 kcal x 1.3 = 2.296 kcal. An einem Trainings- oder Wettkampftag ist ihr Energiebedarf höher. Wie sich dies berechnen lässt, zeigen wir auf Seite 27 am Beispiel von Azra.

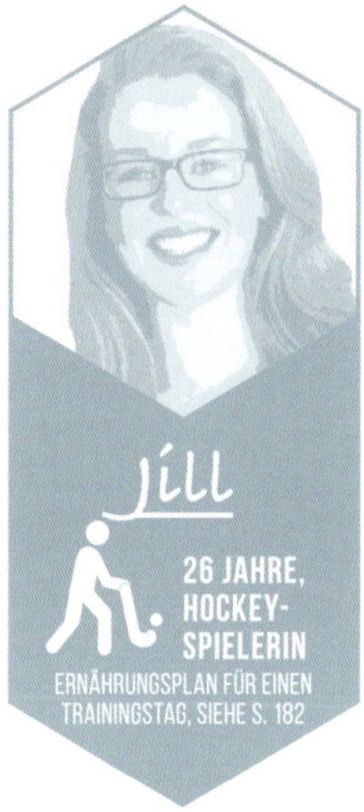

MET-WERT: EINE GENAUERE BERECHNUNG DES ENERGIEBEDARFS

Je mehr Sport man treibt, desto schwieriger wird es, den Energiebedarf auf Basis einer allgemeinen Formel wie der von *ten Haaf* x PAL zu ermitteln. Schließlich ist jede Belastung anders, wodurch der Energieverbrauch pro Tag ziemlich variieren kann. Die MET-Werte von Aktivitäten bieten eine Lösung für das Problem (s. Tab. 3). MET steht für *Metabolic Equivalent*. Es ist ein Maß für die Menge an Energie, die eine Aktivität benötigt und leitet sich aus der Sauerstoffmenge ab, die dabei verbraucht wird. Je intensiver eine Belastung ist, desto mehr Sauerstoff wird benötigt, und desto höher ist der MET-Wert (7, 15). Indem man den MET-Wert der Aktivitäten einsetzt, lässt sich der Energiebedarf genauer berechnen, wie am Beispiel von Azra auf Seite 27 zu sehen ist (15).

MET

Der Energiebedarf für eine Aktivität pro Stunde in kcal = MET-Wert x 3,5 x Gewicht in kg/200 x 60 min.

1 MET entspricht dem Ruheumsatz beziehungsweise einem Sauerstoffverbrauch von 3,5 ml/kg Körpergewicht pro Minute.

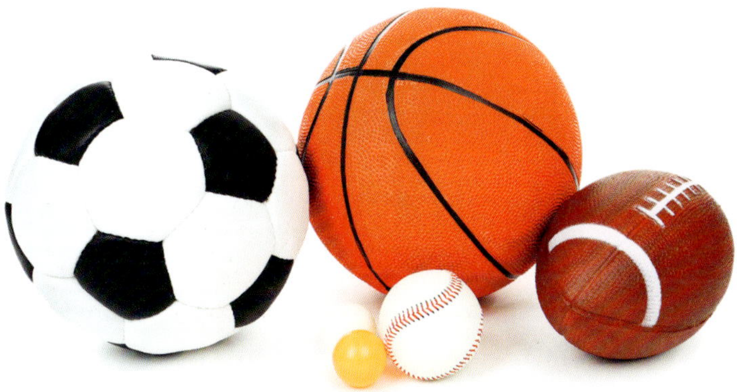

TAB. 3

DIE MET-WERTE UNTERSCHIEDLICHER AKTIVITÄTEN

Intensität	MET	Aktivitäten
GERINGE INTENSITÄT 1-2 MET	1 MET	Fernsehen, Lesen
	2 MET	Musizieren, Angeln
	3 MET	Bowlen, Pilates
MÄSSIGE INTENSITÄT 3-6 MET	4 MET	Tischtennis, Golfen
	5 MET	Gesellschaftstanz, Krafttraining
	6 MET	Joggen *(6-7 km/h)*, Fechten
HOHE INTENSITÄT >6 MET	7 MET	Basketball, Tennis
	8 MET	Hockey, Rugby
	9 MET	Rudern, Springreiten
	10 MET	Radfahren *(22-26 km/h)*, Inlineskaten
	11 MET	Laufen *(11-12 km/h)*, Squash
	12 MET	Seilspringen
	13 MET	Skilanglauf
	14 MET	Schwimmen (Schmetterling)
	15 MET	Treppe hochlaufen

AZRAS ENERGIEBEDARF

Azra ist Tänzerin. Im Durchschnitt trainiert sie anderthalb Stunden pro Tag. Außerdem nimmt sie zweimal im Monat an einem Tanzturnier teil. Azra ist 22 Jahre alt und wiegt 55 kg bei einer Größe von 1,63 m. Ihrem Tanzsport entspricht ein ME-Wert von 5 (für eine Übersicht der MET-Werte, die in der Infografik nicht aufgenommen sind, siehe iamafoodie.nl/met-waarden). Als Studentin sitzt Azra viel hinter ihrem Laptop und in Seminarräumen. Wie Jill bewegt sie sich außerhalb ihrer sportlichen Aktivitaten kaum.

Azras Grundumsatz beträgt nach der Formel von *ten Haaf*: (11.936 x 55 kg) + (587.728 x 1,63 m) - (8.129 x 22) + (191.027 x 0) + 29.279 = 1.464 kcal.

An einem sportfreien Tag entspricht ihr durchschnittlicher Energiebedarf (Grundumsatz x PAL):

1.464 kcal x 1.3 = 1.903 kcal.

An einem durchschnittlichen Trainingstag verbraucht sie:

5,0 MET x 3,5 x 55 kg / 200 x 90 Minuten = 433 kcal durch ihre sportlichen Aktivitäten.

Mit einer Addition von 1.903 kcal + 433 würde man Azras Energiebedarf allerdings überschätzen. Schließlich beinhalten die 1.903 kcal auch ihren Grundumsatz über 24 Stunden, innerhalb derer sie 90 Minuten Sport treibt. Auf diese Weise würde der Grundumsatz doppelt berechnet.

Die richtige Berechnung sieht folgendermaßen aus:

1.903 kcal / 24 Stunden = 79,3 kcal pro Stunde.

79,3 kcal x 22,5 Stunden = 1.784 kcal pro Tag (ohne ihr Tanztraining).

1.784 kcal + 433 kcal = 2.217 kcal pro Tag (einschließlich ihres Tanztrainings).

Azra

22 JAHRE, TÄNZERIN

ERNÄHRUNGSPLAN FÜR EINEN TRAININGSTAG, SIEHE S. 178

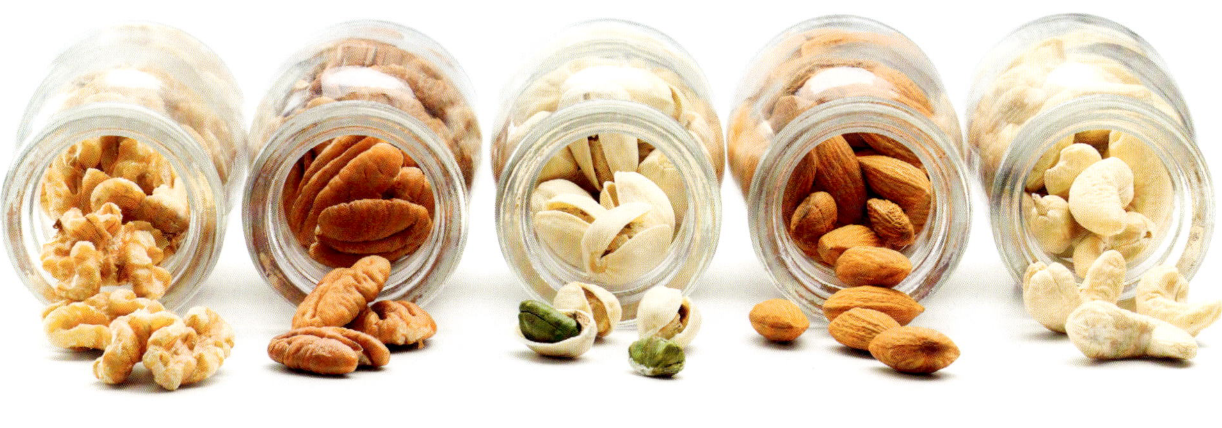

▶ FORTGESCHRITTENE

ACTIVITY TRACKER: EIN ANHALTSPUNKT, MEHR ABER AUCH NICHT

Die heutige Generation von *Activity Trackern*, zum Beispiel Modelle von Jawbone, Fitbit und Garmin, ist nicht besonders zuverlässig bei der Einschätzung des Energieverbrauchs (16-18). Ein *Tracker* bestimmt den Energieverbrauch anhand von persönlichen Daten und Herzschlagfrequenz. Wie diese Daten genau in den Energieverbrauch umgerechnet werden, unterscheidet sich pro *Tracker* (8). Wahrscheinlich geben deshalb zwei unterschiedliche *Tracker* bei derselben Aktivität einen voneinander abweichenden Wert an. Eine Reihe von *Trackern* überschätzt den täglichen Energieverbrauch, andere werden ungenauer, wenn die Belastungsintensität steigt (17, 19). Trotzdem sind *Activity Tracker* mitunter ganz nützlich, da sich mit ihnen die täglichen Unterschiede ganz gut ermitteln und aufzeichnen lassen (8). Außerdem werden Schrittanzahl und zurückgelegte Distanz oft recht genau wiedergegeben (20). Ferner sind sie hilfreich, wenn man sich bestimmte Ziele gesetzt hat und eine Rückmeldung über sein Bewegungsverhalten erhalten möchte (21). Schließlich gibt es auch Hinweise, dass sie zu mehr Bewegung anspornen (21, 22).

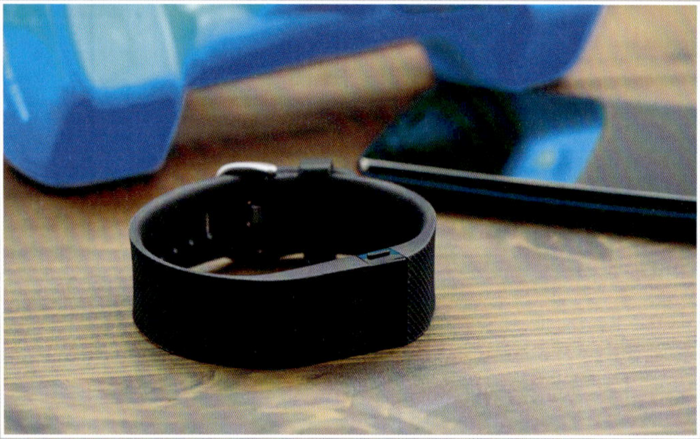

„WENN MAN SICH BESTIMMTE ZIELE GESETZT HAT UND EINE RÜCKMELDUNG ÜBER SEIN BEWEGUNGSVERHALTEN ERHALTEN MÖCHTE, SIND ACTIVITY TRACKER EIN GUTES HILFSMITTEL."

Mit anderen Worten: nützliche Hilfsmittel für verschiedene Zwecke, zur Bestimmung des Energieverbrauchs jedoch nicht präzise genug.

Grundnahrungsmittel für eine gute sportliche Leistung und Regeneration

Wer die Nahrungsmenge vernünftig auf seine täglichen Bedürfnisse abstimmt, der kommt meist sehr gut mit den Grundnahrungsmitteln aus der untersten Ebene der Sporternährungspyramide aus. Dabei handelt es sich vor allem um Obst, Gemüse, Hülsenfrüchte, Nüsse, Vollkorngetreide, (flüssige) pflanzliche Öle, Milcherzeugnisse, Fisch, Fleisch sowie vegetarische Alternativen. Bei diesen Nahrungsmitteln wurde nachgewiesen, dass sie gesundheitsförderlich und/oder nährstoffreich sind. Sportler und Nichtsportler profitieren von dieser Ernährungsweise gleichermaßen. Allerdings benötigen Sportler oft größere Mengen, weil sie mehr Energie verbrauchen. Im Allgemeinen liefern die Grundnahrungsmittel ausreichend Energie und Nährstoffe für gute sportliche Leistungen und eine schnelle Regeneration. In bestimmten Fällen, zum Beispiel vor, während oder nach hochintensiven oder langzeitigen Belastungen, können zusätzliche Produkte erforderlich sein. Mehr dazu in Kap. 2.

Die verschiedenen Brennstoffe für den Körper

Grundnahrungsmittel wie (Vollkorn-) Reis, Hafer, (Vollkorn-)Brot, (Vollkorn-) Nudeln, Müsli, (Vollkorn-)Cracker, Linsen, Bohnen und Kartoffeln bestehen vorwiegend aus Kohlenhydraten. Eine ausführliche Liste mit kohlenhydratreichen (Grund-)Nahrungsmitteln findet sich auf iamafoodie[5].nl/favorietenlijst-eet-als-een-atleet. Öl, Nüsse, Körner, Avocado und Fisch liefern gesunde Fette. Kohlenhydrate und Fette – sowie eine geringe Menge Eiweiße – sind die Brennstoffe, die Sportler während einer Belastung brauchen. Bei langzeitigen oder hochintensiven sportlichen Aktivitäten sind vor allem Kohlenhydrate wichtig (23). Denn je höher der Puls, desto schwieriger wird es für den Körper, aus Fetten mithilfe von Sauerstoff Energie freizusetzen. Kohlenhydrate kann der Körper dagegen auch ohne Sauerstoff verbrennen. Damit sind Kohlenhydrate bei einer intensiven Belastung eine ideale Brennstoffquelle. Bei einer geringen Intensität und einer längeren Dauer verbraucht man außer Kohlenhydraten relativ mehr Fette. Da diese nur mithilfe von Sauerstoff in Energie umgewandelt werden können, sind sie eine langsamere Brennstoffquelle (6, 7). Man könnte den menschlichen Körper auch mit einem Auto vergleichen, das mit zwei Tanks ausgestattet ist: einem großen Tank mit langsamem Dieselöl, ähnlich den Fetten, auf die der Körper bei geringer Belastung zurückgreift und die nur mithilfe von

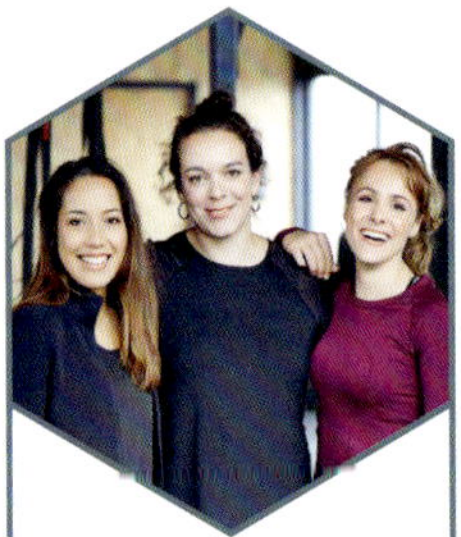

BRENNSTOFF EFFIZIENT NUTZEN

„Regelmäßiges Training und eine sportgerechte Ernährung sorgen nicht nur für einen größeren Glykogenspeicher (Kohlenhydratspeicher), sondern auch für eine effizientere Fettnutzung. Wenn man mehr trainiert, erhöht sich die Kapazität der Mitochondrien, das heißt der kleinen Energiefabriken in den Zellen. So wird der Sauerstoff bei einer Belastung besser genutzt. Ein trainierter Sportler kann bei gleicher Anstrengung mehr Fett in Energie umsetzen als eine untrainierte Person (25-28).“

Sauerstoff verbrannt werden können, und einem kleineren Tank mit Turbosprit, ähnlich den Kohlenhydraten, die vor allem bei intensiveren Belastungen eingesetzt werden und die sich sowohl mit als auch ohne Sauerstoff verbrennen lassen. Durch ein Wohngebiet fährt man vor allem mit Dieselöl (Fetten), auf der Autobahn hauptsächlich mit Turbosprit (Kohlenhydraten) und über eine Landstraße mit einer Kombination von beiden. In der Sporternährung hängt die ideale Brennstoffmischung deshalb auch von Belastungsdauer und -intensität ab.

NICHT ALLE KOHLENHYDRATE SIND GLEICH

Es gibt schnelle und langsame Kohlenhydrate. Der Unterschied zwischen beiden besteht vor allem darin, wie schnell der Körper sie aufnehmen, verarbeiten und als Brennstoff verwerten kann. Schnelle Kohlenhydrate werden innerhalb von 10-30 Minuten in die Blutbahn aufgenommen. Sie sind unter anderem in Obst und Fruchtsäften, Sportgetränken und -gelen enthalten und zum Beispiel sinnvoll, wenn man während einer sportlichen Belastung rasch Energie benötigt. Langsame Kohlenhydrate brauchen mehr Zeit, um vom Körper aufgenommen zu werden. Sie sind unter anderem in Vollkornbrot, Kartoffeln, Hülsenfrüchten und Vollkornnudeln enthalten. Außerhalb des Sports sind Lebensmittel mit langsamen Kohlenhydraten günstig. Sie geben ein volleres Gefühl, da sie mehr Ballaststoffe enthalten, und spenden länger Energie.

DREI WOCHEN MIT DEM KÖRPEREIGENEN FETTVORRAT WANDERN

Vor allem bei langzeitigen oder geringen Belastungen liefert die Fettverbrennung einen wichtigen Beitrag zur Energiegewinnung. Fette werden im Körper in Glycerol und freie Fettsäuren aufgespalten. Anschließend wird das Glycerol (Glyzerin) in Glukose umgewandelt. Die freien Fettsäuren können nur mithilfe von viel Sauerstoff in ATP, die primäre Brennstoffquelle, umgewandelt werden.
Deshalb liefern sie langsamer Energie. Der Körper speichert Fette unter der Haut und im Fettgewebe zwischen den Organen. Insgesamt ist der Fettvorrat so groß, dass man damit wochenlang wandern könnte (24).

DIE OPTIMALE KOHLENHYDRAT- UND FETTMENGE

Die optimale tägliche Kohlenhydratmenge hängt von der Belastungsintensität, -häufigkeit und -dauer der sportlichen Aktivitäten ab. Unsere Umsetzung der heutigen Richtlinien ist in Tab. 4 wiederzufinden. Minimal 20-35 % der Energie sollten aus Fetten bezogen werden (29). Koen, unser Radrennfahrer, ist ein Sportlertyp, der vor allem von einer hohen Kohlenhydrataufnahme profitiert. Außerdem nutzt er während einer Belastung eine beträchtliche Menge Fett als Energiequelle. Hailey braucht für ihre Yoga- und Zumbastunden viel weniger Brennstoff. Wie unsere beiden Sportler ihre unterschiedlichen Bedürfnisse in ihrem Ernährungplan berücksichtigen können, ist auf den Seiten 33/34 zu lesen.

TAB. 4

KOHLENHYDRATBEDARF UNSERER FIKTIVEN SPORTLER:

Kohlenhydratbedarf in Abhängigkeit von Belastungsintensität, -häufigkeit und -dauer (30)

DAUER UND HÄUFIGKEIT	INTENSITÄT DER BELASTUNG (IN MET)	BEISPIELE FÜR SPORTLICHE AKTIVITÄTEN	PERSONEN	DURCHSCHNITTLICHER KOHLENHYDRATBEDARF PRO TAG*
1-2 Stunden pro Trainingseinheit, 2-3-mal pro Woche	1-4**	Wandern, ruhiges Radfahren, Pilates, Yoga, Golf	Hailey	2-3 g pro kg Körpergewicht
2 oder mehr Stunden pro Trainingseinheit, mehr als 3-mal pro Woche	1-4**	Wandern, ruhiges Radfahren, Pilates, Yoga, Golf	-	3 g pro kg Körpergewicht
1-2 Stunden pro Trainingseinheit, 2-3 Stunden pro Woche	5-8	Tennis, Hockey, Basketball, Tanzen, Rugby, Fechten, Krafttraining, Joggen, Fußball	Jill, Azra, Kai, Tim	3-5 g pro kg Körpergewicht
2 oder mehr Stunden pro Trainingseinheit, mehr als 3-mal pro Woche	5-8	Tennis, Hockey, Basketball, Tanzen, Rugby, Fechten, Krafttraining, Joggen, Fußball	Boaz, Luna	5-7 g pro kg Körpergewicht
1-2 Stunden pro Trainingseinheit, 2-3-mal pro Woche	9-12	Rudern, Inlineskaten, Radrennfahren, Laufsport, Squash, Kraulschwimmen	Xavi	5-7 g pro kg Körpergewicht
2 oder mehr Stunden pro Trainingseinheit, mehr als 3-mal pro Woche	9-12	Rudern, Inlineskaten, Radrennfahren, Laufsport, Squash, Kraulschwimmen	Feline	6-10 g pro kg Körpergewicht
1-2 Stunden pro Trainingseinheit, 2-3-mal pro Woche	> 12	Langstreckenlauf, Triathlon, Mountainbiken, Boxen, Skilanglauf, Radrennfahren, Eisschnelllaufen	-	6-10 g pro kg Körpergewicht
2 oder mehr Stunden pro Trainingseinheit, mehr als 3-mal pro Woche	> 12	Langstreckenlauf, Triathlon, Mountainbiken, Boxen, Skilanglauf, Radrennfahren, Eisschnelllaufen	Koen	8-12 pro kg Körpergewicht

*Diese Angaben sind Mittelwerte und gelten sowohl für Trainings- als auch für Pausentage. An Pausentagen kann man jedoch ohne Weiteres etwas weniger Kohlenhydrate als die empfohlene Menge zu sich nehmen.
**Wer eine sportliche Aktivität mit einem MET-Wert unter 5 ausübt oder sich nicht mehr als einmal wöchentlich sportlich betätigt, braucht keine spezielle Ernährungsstrategie. In diesem Fall reichen die Kohlenhydrate aus der Grundernährung.

DIE FETTMENGE RICHTIG BERECHNEN

Angenommen, man hat einen Gesamtenergiebedarf von 2.500 kcal und ein Viertel davon soll aus Fetten bezogen werden, dann lässt sich die Fettmenge wie folgt berechnen: 25 % von 2.500 kcal = 0,25 x 2.500 = 625 kcal aus Fetten. 1 g Fett liefert 9 kcal, d. h. 625 kcal / 9 kcal = 69 g Fett

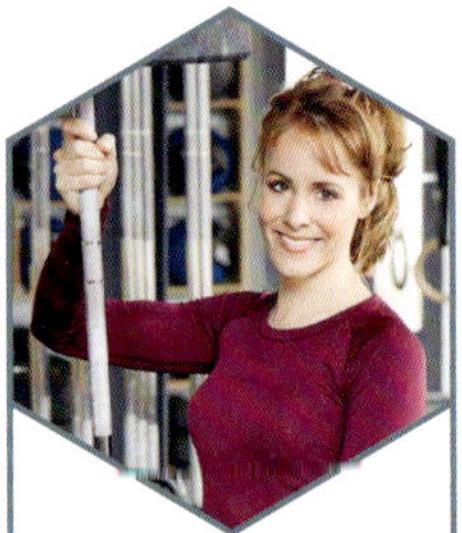

Titia

WENN DER ATEM NACH AMMONIAK STINKT ...

„Manchmal rieche ich schon im Sprechzimmer, dass jemand mehr Kohlenhydrate braucht. Dann stinken Schweiß und Atem nach Ammoniak, ein Zeichen, dass der Körper zur Energiegewinnung Eiweiße verbrennt. Die Abfallprodukte erzeugen einen ammoniakartigen Geruch."

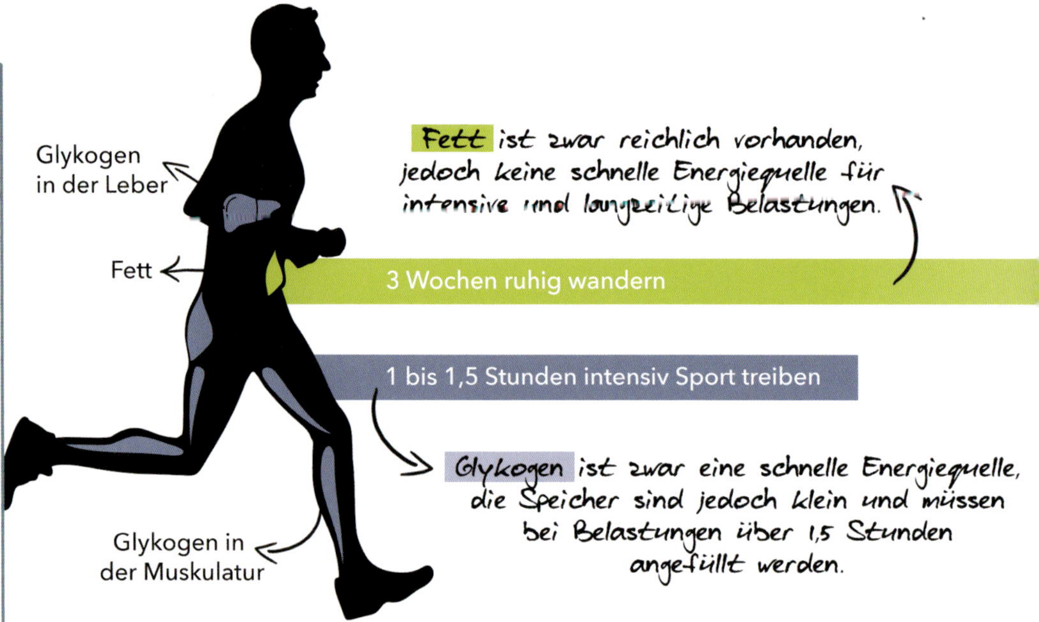

ABB. 4: KÖRPEREIGENE ENERGIESPEICHER

EIN KLEINER KOHLENHYDRATSPEICHER FÜR SPÄTER

Einen Kohlenhydratmangel kann man tatsächlich riechen. So weiß ein Ernährungsberater sofort Bescheid, wenn der Atem eines Sportlers nach Ammoniak stinkt. Der Geruch wird freigesetzt, wenn der Körper zur Energiegewinnung Eiweiße verbrennt. Wer nach Ammoniak stinkt, erhält sofort den Rat, mehr Kohlenhydrate zu essen. Der Körper kann Kohlenhydrate sehr gut speichern, um sie später als Energiequelle zu nutzen. Wenn man eine kohlenhydratreiche Mahlzeit verzehrt, zum Beispiel eine große Portion Nudeln, gelangt nicht sofort die gesamte Glukosemenge in die Blutbahn. Da Glukose ein direkt verwertbarer Brennstoff ist, würde sich der Blutzuckerspiegel dadurch zu sehr erhöhen, und das wäre für die Blutgefäße schädlich. Deshalb speichert der Körper Kohlenhydrate in Form von Glykogen in Muskulatur und Leber. Dieser kleine Vorrat sorgt dafür, dass man nicht alle paar Minuten einen Zuckerwürfel essen muss, damit ausreichend Energie in der Blutbahn zirkuliert. Bei sportlichen Belastungen wird Glykogen wieder in verwertbaren Brennstoff, das heißt, in Glukose umgewandelt. Mit gut gefüllten Glykogenspeichern kann man 45-90 Minuten intensiv Sport treiben (24, 31). Untrainierten Personen steht ein Vorrat von circa 80-120 g Leberglykogen und 450 g Muskelglykogen zur Verfügung. Das reicht für knapp eine Stunde bei maximaler Belastung. Ein gut trainierter Sportler kann bis zu 800 g Glykogen in der Muskulatur speichern (6). Je größer der Glykogenvorrat ist, desto länger kann eine intensive Belastung durchgehalten werden. Durch Training und Ernährung lassen sich die Glykogenspeicher vergrößern. Auf diese Weise steht dem Sportler während einer Belastung mehr schneller Brennstoff zur

Verfügung. Der Vorrat lässt sich unter anderem aufstocken, indem man die Speicher zuerst durch eine langzeitige oder intensive Belastung ausschöpft und sie anschließend mit einer kohlenhydratreichen Mahlzeit wieder auffüllt (32). Ausführlichere Informationen zu Trainingsbelastungen mit geringem Glykogenvorrat sowie Tipps zur Optimierung der Glykogenspeicher finden sich auf Seite 68. Es hilft übrigens nicht, mehr Kohlenhydrate zu essen, wenn die Glykogenspeicher bereits maximal gefüllt sind und bei einer kurzzeitigen, wenig intensiven Belastung nicht in Anspruch genommen werden. Kohlenhydrate sind unverzichtbar bei körperlichen Belastungen, ein endloses Anhäufen ist jedoch überflüssig und in den meisten Fällen sogar wenig zielführend. Denn ob es sich nun um Kohlenhydrate, Fette oder Eiweiße handelt: Was auch immer dem Körper im Übermaß zugeführt wird, das speichert er als Fett. Und das schlägt sich schließlich in einer Gewichtszunahme nieder (24).

▶ KOENS TAGESBEDARF AN KOHLENHYDRATEN UND FETTEN

Koen wiegt 70 kg. Er ist ein begeisterter Radsportler, der durchschnittlich sieben Stunden pro Woche trainiert, verteilt auf drei Einheiten von 2-3 Stunden. An Sommerwochenenden fährt er außerdem oft noch ein Rennen, das häufig länger als drei Stunden dauert. Das bedeutet, dass Koen im Training und Wettkampf seinen Glykogenvorrat anspricht und manchmal sogar erschöpft. Deshalb muss er seinem Körper mit der Nahrung entsprechend viele Kohlenhydrate zuführen. Gemäß den Richtlinien sind das 6 g x 70 kg = 420 g bis 10 g x 70 kg = 700 g Kohlenhydrate pro Tag. Zu diesem Zweck nimmt Koen am besten kohlenhydratreiche Lebensmittel wie Vollkornbrot, Obst, Vollkornnudeln, Couscous, Quinoa, Kartoffeln und Vollkornreis zu sich. So könnte er an einem Tag zum Beispiel sieben Scheiben Brot mit hauptsächlich süßem Belag, vier Früchte, ein Schälchen Haferflocken mit Honig und eine ordentliche Portion Nudeln essen. Koens Gesamtenergiebedarf beträgt ungefähr 4.000 kcal pro Tag. Wenn er jede Scheibe Brot dünn mit fettarmer Margarine bestreicht, zu den Nudeln etwas Hühnchenfilet in Öl brät und zwischendurch noch zwei Löffel Nüsse isst, deckt er außerdem seinen minimalen Fettbedarf von circa 20 % der täglichen Gesamtenergiemenge. 20 % von 4.000 kcal = 800 kcal. 800 / 9 kcal = 88 g Fett. In Tab. 5 findet sich ein konkretes Beispiel, wie Koen seinen Tagesbedarf an Fetten und Kohlenhydraten decken kann. Dabei hat er innerhalb seines Gesamtenergiebedarfs noch genügend Spielraum, um mehr als die angegebenen Mindestmengen zu sich zu nehmen.

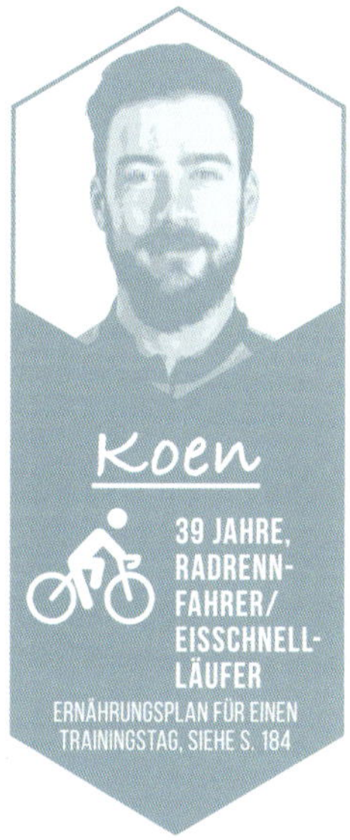
Koen
39 JAHRE, RADRENN-FAHRER/ EISSCHNELL-LÄUFER
ERNÄHRUNGSPLAN FÜR EINEN TRAININGSTAG, SIEHE S. 184

TAB. 5

EIN BEISPIEL, WIE KOEN SEINEN TAGESBEDARF AN FETTEN UND KOHLENHYDRATEN DECKEN KANN

PRODUKT	MENGE	FETT (G)	KOHLENHYDRATE (G)
Vollkornbrot	7 Scheiben (à 35 g)	5,6	95,6
Fettarme Margarine	8 für 1 Scheibe (à 6 g)	16,8	0,5
Banane	2 große (à 165 g)	1	68
Apfel mit Schale	1 (à 135 g)	0,3	17,6
Birne mit Schale	1 (à 225 g)	0,7	26,3
Marmelade	2 für 1 Scheibe (à 20 g)	0	24,5
Honig	2 für 1 Scheibe (à 15 g)	0	24
Anisstreusel	2 für 1 Scheibe (à 15 g)	0	29,5
Müslibrötchen	1 (à 60 g)	4	26,3
Milch, halbfett	2 Becher (à 250 ml)	7,5	23,5
Käse, 30+	1 für 1 Scheibe (20 g)	3,7	0
Haferflocken	10 Esslöffel (50 g)	3,6	30,4
Nüsse, gemischt, ungesalzen	2 Löffel (à 20 g)	37,6	3,4
Hühnchenfilet, unzubereitet	1 Filet (à 125 g)	2,2	0
Öl, alle Sorten	1 Esslöffel (à 10 g)	10	0
Gemüse, gekocht	5 Servierlöffel (à 50 g)	1,2	9
Vollkornnudeln, gekocht	6 Servierlöffel (à 50 g)	2,4	62,6
	INSGESAMT	**86,6**	**441,2**

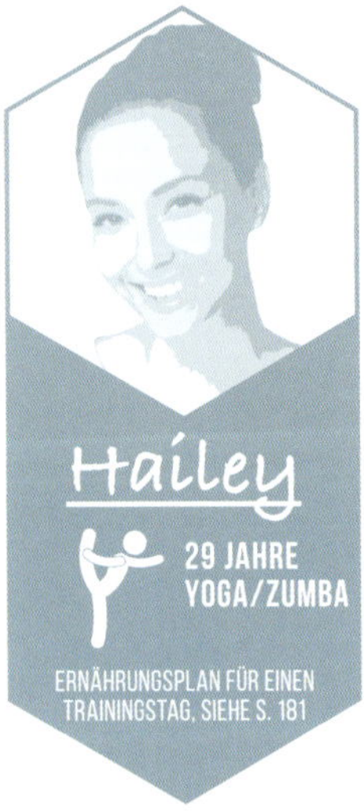

Hailey

29 JAHRE
YOGA/ZUMBA

ERNÄHRUNGSPLAN FÜR EINEN TRAININGSTAG, SIEHE S. 181

HAILEYS TAGESBEDARF AN KOHLENHYDRATEN UND FETTEN

Hailey wiegt 60 kg. Einmal wöchentlich nimmt sie an einem Zumbakurs teil und, wenn möglich, auch an einer Yogastunde. Damit ist sie weniger aktiv als Koen und ihr Glykogenbedarf entsprechend deutlich geringer. Da sie seltener Sport treibt, führt sie ihrem Körper mit einer gesunden Ernährungsweise, die Grundnahrungsmittel in einem ausgewogenen Verhältnis von Kohlenhydraten und Fetten beinhaltet, bereits genügend Energie zu. An einem Tag isst Hailey ungefähr vier Scheiben Brot mit hauptsächlich herzhaftem Belag, 2-3 Obstportionen, ein Schälchen Yoghurt mit zwei Esslöffeln Müsli und eine kleine Portion Nudeln. Die daraus resultierenden 184 g Kohlenhydrate (3 g/kg Körpergewicht) und 54 g Fett (30 % ihres Gesamtenergiebedarfs von 1.600 kcal) sind für sie ausreichend. Da ihre Trainingseinheiten nicht allzu intensiv sind und ihre Glykogenspeicher nur minimal angesprochen werden, käme Hailey auch problemlos mit etwas weniger Kohlenhydraten aus, ohne dass ihre sportlichen Leistungen beeinträchtigt würden.

TAB. 6

EIN BEISPIEL, WIE HAILEY IHREN TAGESBEDARF AN FETTEN UND KOHLENHYDRATEN DECKEN KANN

PRODUKT	MENGE	FETT (G)	KOHLENHYDRATE (G)
Vollkornbrot	4 Scheiben (à 35 g)	3,2	54,6
Fettarme Margarine	4 für 1 Scheibe (à 6 g)	8,4	0,3
Apfel mit Schale	1 (à 135 g)	0,3	17,6
Birne mit Schale	1 (à 225 g)	0,7	26,3
Milch, halbfett	1 Becher (à 250 ml)	3,8	11,8
Käse, 30+	1 für 1 Scheibe (à 20 g)	3,7	0
Öl, alle Sorten	1 Esslöffel (à 10 g)	10	0
Gemüse, gekocht	5 Servierlöffel (à 50 g)	1,2	9
Vollkornnudeln, gekocht	3 Servierlöffel (à 50 g)	1,2	31,3
Vegetarischer Schinken	1 für 1 Scheibe (à 20 g)	2,5	1,5
Hummus, natur	2 für 1 Scheibe (à 20 g)	10,4	4,4
Vegetarisches Hackfleisch, unzubereitet	1 Portion (à 90 g)	5,1	8,7
Joghurt, halbfett	1 Schälchen (à 150 g)	2,2	6,4
Müsli, ohne Zuckerzusatz	2 Esslöffel (à 10 g)	0,9	12,2
	INSGESAMT	53,6	184,1

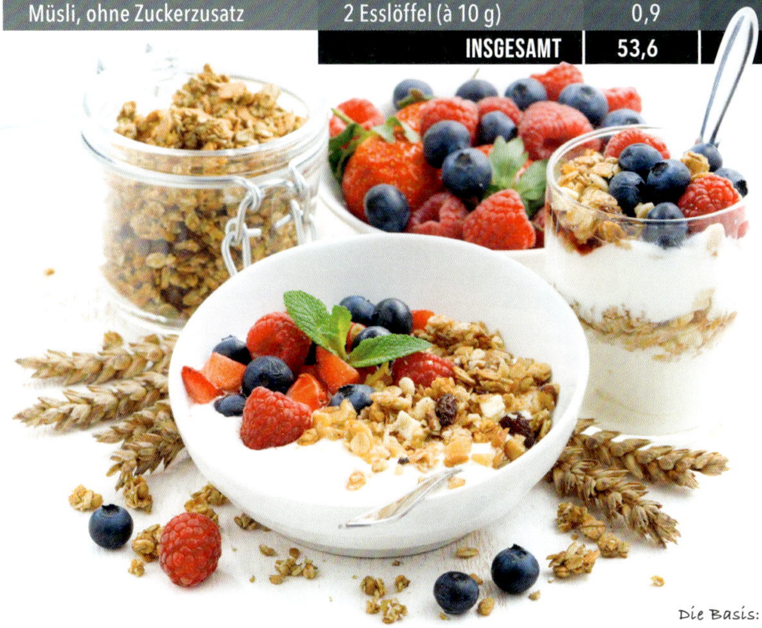

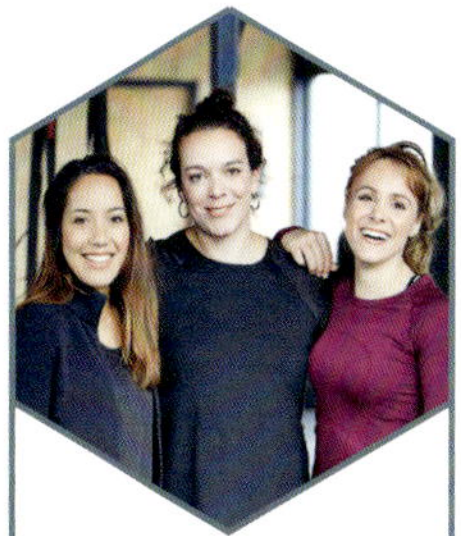

IST EINE GEWICHTSABNAHME DURCH EINE VERRINGERTE KOHLENHYDRATZUFUHR LEISTUNGSFÖRDERND?

„Eine Gewichtszunahme ist oft unerwünscht. Ein Gewichtsverlust durch eine verringerte Kohlenhydratzufuhr ist jedoch ebenso wenig leistungsfördernd. Glykogen speichert viel Flüssigkeit, ungefähr 3 g pro Gramm Glykogen. Wer vorübergehend weniger Kohlenhydrate zu sich nimmt, wird feststellen, dass er aufgrund kleinerer Glykogenspeicher und damit geringerer Wassermengen im Körper kurzfristig abnimmt. Nimmt man anschließend wieder mehr Kohlenhydrate zu sich, nimmt man auch im Handumdrehen wieder zu. Kohlenhydrate vom Speiseplan zu verbannen, hat also nur einen geringen, zeitlich begrenzten Effekt und ist nicht leistungsfördernd."

Der Eiweißbedarf

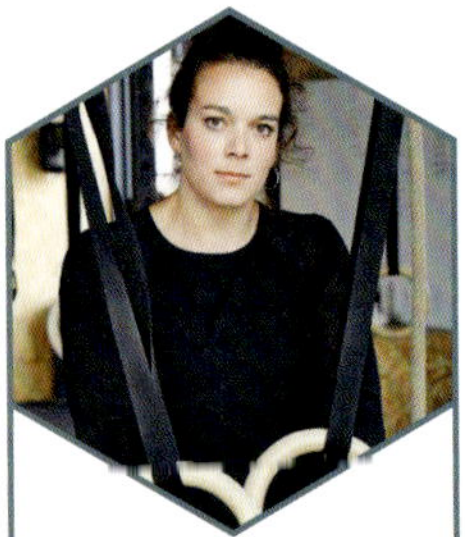

Vera

EIWEISSPRÄPARATE

„Eiweiße, der Hype um sie scheint nicht abzuflauen. Dabei sind es einfach nur Eiweiße, Baustoffe, die der Körper braucht. Es gibt keinen Beweis, dass eine über den tatsächlichen Bedarf hinausgehende Eiweißzufuhr mehr Muskelmasse oder -kraft erzeugt. Deshalb sollte man nicht nur Eiweiße, sondern gesunde Kost in den Mittelpunkt seiner Ernährung stellen. Nur in ganz bestimmten Situationen ist es sinnvoll, den Speiseplan mit Eiweißpräparaten zu ergänzen. Viele Sportler sind sich nicht bewusst, wie sehr sie bereits von einer ausgewogenen, abwechslungsreichen Grundernährung und dem richtigen Timing profitieren."

Wer sich Fitnesswebsites anschaut, könnte meinen, Eiweiße seien das Wundermittel schlechthin, eine magische Quelle für mehr Muskelmasse und -kraft. In dieser Hinsicht müssen wir den Leser leider etwas enttäuschen. Es gibt keinen Beweis, dass Muskelmasse und -kraft zunehmen, wenn dem Körper mehr Eiweiße als nötig zugeführt werden. Wohl stimulieren Nahrungseiweiße die Bildung körpereigenen Eiweißes (Muskeln), sie verhindern den Abbau von Muskelmasse, und sie sorgen dafür, dass sich die Muskulatur nach einer Belastung erholen kann. Mehr ist jedoch nicht unbedingt besser. Tatsächlich fehlen dem Körper bei einer sehr eiweißreichen Ernährung eventuell sogar Kohlenhydrate und Fette für optimale sportliche Leistungen. Eiweiße sind reichlich in Fleisch, Geflügel, Fisch, Eiern, Hülsenfrüchten, Nüssen und Milchprodukten enthalten und in geringen Mengen in Gemüse. Einige Getreide sind ebenfalls eiweißreich. Wer Sport treibt, braucht etwas mehr Eiweiß als Nichtsportler, doch auch dann sollte man es nicht übertreiben. Die meisten Niederländer (Anmerkung: Für die meisten Deutschen trifft dies ebenfalls zu.) decken ihren Eiweißbedarf mehr als ausreichend, ohne darauf zu achten. Fünf Eiweißshakes am Tag sind deshalb ziemlich nutzlos und außerdem unnötig teuer.

EIWEISSE IM KÖRPER: VERHINDERE, DASS DER KÖRPER DEINE MUSKELN AUFFRISST

Eiweiße, die man aus der Nahrung bezieht, werden im Körper zu Eiweißbausteinen, den sogenannten *Aminosäuren*, abgebaut. Die Aminosäuren braucht der Körper, um neue Eiweiße herzustellen, zum Beispiel Hormone, Enzyme oder den Sauerstofftransporter Hämoglobin. Wenn körpereigenes Eiweiß, etwa Muskelgewebe, abgebaut wird, werden auch Aminosäuren freigesetzt. Diese Aminosäuren sind zwar eine Brennstoffquelle, aber es bedeutet auch, dass sich der Körper selbst auffrisst. Damit Eiweiße nicht zur Energiegewinnung eingesetzt werden, ist es wichtig, genügend Kohlenhydrate und Fette als Brennstoff zur Verfügung zu haben. Deckt die Kohlenhydrat- und Fettaufnahme den Energiebedarf, können Nahrungseiweiße als Baustoff für den Eiweißaufbau, die sogenannte *Eiweißsynthese*, eingesetzt werden.

WARUM SPORTLER GENÜGEND EIWEISSE ZU SICH NEHMEN SOLLTEN

Es gibt drei Gründe, warum Sportler ihrem Körper genügend Eiweiße zuführen sollten:

- Eiweiße sind wichtig, damit wir mehr Muskelmasse und damit Kraft entwickeln. Der Großteil aller körpereigenen Eiweiße befindet sich in der Skelettmuskulatur (60-75 %). Im Körper wird ständig Eiweiß auf- und abgebaut. Dieser Prozess, der mithilfe von Eiweißen aus der Nahrung sowie körpereigenen Eiweißen (z. B. Muskeln) stattfindet, wird *Eiweißumsatz* genannt (6). Der Körper recycelt also gewissermaßen Eiweiße, und das ist ganz normal. Letztendlich wollen wir jedoch mehr Auf- als Abbau, und deshalb brauchen wir zusätzlich Eiweiße aus der Nahrung.
- Der Körper verwendet Eiweiße zur Reparatur von Muskelschäden, die man sich während einer intensiven und/oder längeren körperlichen Belastung zuzieht (6). Die Schäden äußern sich als kleine Risse in der Muskulatur. Der Reparaturprozess verläuft schneller, wenn man seinem Körper mit der Nahrung genügend Eiweiße zuführt (siehe Tab. 7).
- Schließlich verfügt ein Sportler als Ergebnis seines Trainings durchschnittlich über

mehr Muskelmasse als ein Nichtsportler. Für den Erhalt der Muskelmasse braucht der Körper genügend Eiweiße aus der Nahrung.

WIE VIEL EIWEISS BRAUCHE ICH?

In den Niederlanden (Anmerkung: Das Gleiche gilt für Deutschland.) wird für Erwachsene eine tägliche Eiweißzufuhr von 0,8 g Eiweiß pro Kilogramm Körpergewicht empfohlen (33). Das ergibt 56 g Eiweiße für eine Person von 70 kg. Unter normalen Umständen nimmt fast jeder Niederländer bei Weitem mehr als die empfohlene Menge über die Nahrung auf. So nehmen Frauen durchschnittlich mehr als 70 g Eiweiß und Männer circa 100 g Eiweiß pro Tag zu sich (34). Internationale Richtlinien vorschläge geben für Sportler eine tägliche Menge von 1,2-2,0 g Eiweiß pro Kilogramm Körpergewicht an (24). Der Eiweißbedarf eines Sportlers hängt unter anderem von der Art der sportlichen Aktivität, der Trainingshäufigkeit sowie vom Trainingszustand ab (7, 24, 35). Sportanfänger brauchen mehr Eiweiß, da sie erst einmal Muskelmasse aufbauen müssen. Für Ausdauersportler gelten andere Empfehlungen als für Kraftsportler (siehe Tab. 7). Für Spiel- und Intervallsportler gibt es noch keine internationalen Richtlinien. Sportarten wie Tennis, Hockey, Volleyball und Fußball enthalten oft Elemente von Kraft- und Ausdauersportarten. Abhängig von der jeweiligen Gewichtung – mehr Ausdauersport (z. B. Fußball) oder mehr Kraftsport (z. B. Judo) – liegt der Eiweißbedarf zwischen 1,2 und 1,8 g pro Kilogramm Körpergewicht. Für Sportler, die bewusst abnehmen oder die Körperzusammensetzung verbessern wollen, sind 2,0 g Eiweiß pro Kilogramm Körpergewicht empfehlenswert, um die Muskelmasse zu schonen (24, 36).

Tab. 7

WIE VIEL EIWEISS BRAUCHE ICH?

NICHTSPORTLER	0,8 g pro kg Körpergewicht täglich
AUSDAUERSPORTLER, Z. B. LÄUFER UND RADRENNFAHRER	1,2-1,4 g pro kg Körpergewicht täglich
KRAFTSPORTLER, Z. B. FITNESS UND BOXEN	1,5-1,8 g pro kg Körpergewicht täglich

Sportanfänger brauchen etwas mehr Eiweiße als trainierte Sportler. So benötigt ein Kraftsportler in der Anfangsphase 2,0 g Eiweiß pro Kilogramm Körpergewicht.

BEI DER MUSKEL-EIWEISSSYNTHESE WIRD MUSKELEIWEISS PRODUZIERT

WELCHER ZEITPUNKT EIGNET SICH AM BESTEN ZUR EIWEISSAUFNAHME?

Nimmt man eiweißreiche Lebensmittel über den Tag verteilt zu sich, profitiert man maximal von der Produktion von Muskeleiweißen, auch *Muskeleiweißsynthese* genannt (37). Häufig werden in einschlägigen Artikeln und auf Fitnesswebsites 4-5 Mahlzeiten mit minimal 20 g Eiweiß empfohlen. Das ist jedoch sehr allgemein (38-40). Besser ist es, pro Mahlzeit mindestens 0,3-0,4 g Eiweiß pro Kilogramm Körpergewicht, verteilt auf 4-5 Mahlzeiten pro Tag, anzustreben (30, 41, 42), da hierbei das individuelle Körpergewicht berücksichtigt wird. Beim Abendessen fällt es den meisten Sportlern nicht schwer, die erwünschte Eiweißmenge zu konsumieren. Beim Frühstück und Mittagessen sieht es dagegen anders aus (37, 43). Eine Studie unter niederländischen Sportlern ergab unter anderem, dass sie beim Abendessen durchschnittlich 38 g Eiweiß zu sich nehmen, während es beim Frühstück und Mittagessen nur 19 bzw. 25 g Eiweiß sind (43). Durch den Unterschied zwischen den einzelnen Mahlzeiten kann der Körper nicht optimal von der Eiweißsynthese im Körper profitieren, da diese am besten funktioniert, wenn die empfohlene Tagesmenge gleichmäßig auf alle Mahlzeiten verteilt wird. Das größte Problem ist allerdings die Nacht, in der über einen längereren Zeitraum kein Eiweiß aufgenommen wird. Ein Snack mit 20-40 g Eiweiß kurz vor dem Schlafengehen stimuliert die Muskeleiweißsynthese während der Nacht und verhindert, dass man im Schlaf Muskelmasse verliert (44, 45).

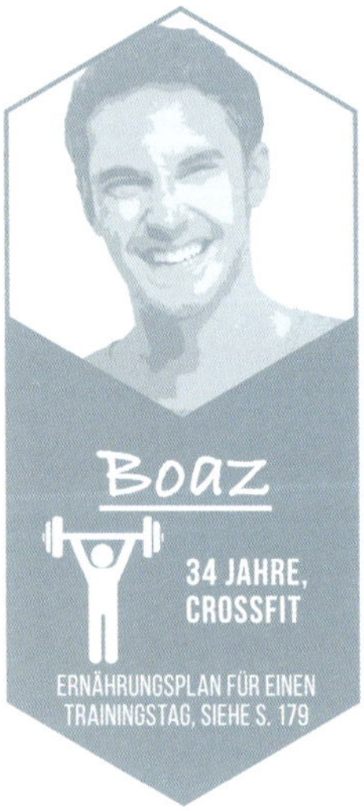
Boaz
34 JAHRE, CROSSFIT
ERNÄHRUNGSPLAN FÜR EINEN TRAININGSTAG, SIEHE S. 179

BOAZ' EIWEISSBEDARF

Boaz hat vor ein paar Wochen mit CrossFit angefangen. Inzwischen trainiert er durchschnittlich viermal pro Woche. Mit dieser Art von Krafttraining hat er kaum Erfahrung. Momentan wiegt er 70 kg. In der Anfangsphase ist sein Eiweißbedarf höher, da sich sein Körper erst an die ungewohnte Belastung gewöhnen muss. So benötigt Boaz zu Beginn täglich 2,0 g Eiweiß pro Kilogramm Körpergewicht, das heißt 140 g. Sobald sich sein Körper an die neue Trainingsbelastung gewöhnt hat, braucht er weniger Eiweiß, da sein Körper mit dem Eiweißauf- und -abbau jetzt effizienter umgehen kann. Sein Körper wird stärker. Nach einigen Monaten liegt Boaz' täglicher Eiweißbedarf nur noch bei circa 1,8 g pro Kilogramm Körpergewicht, das heißt bei 126 g. Am besten verteilt Boaz diese Eiweißmenge gleichmäßig über den Tag. So kann er zum Beispiel jede Hauptmahlzeit mit 25 g Eiweiß versehen und zwischendurch noch ein paar eiweißreiche Snacks essen (43). Eine Liste mit eiweißreichen Lebensmitteln findet sich auf iamafoodie.nl/favorietenlijst-eet-als-een-atleet.

TAB. 8

BOAZ EIWEISSBEDARF

		EIWEISS (G)
FRÜHSTÜCK	250 ml griechischer Joghurt (0 % Fett), 5 EL Müsli und 25 g ungesalzene Nüsse	28
ZWISCHEN-MAHLZEIT	2 Scheiben Vollkornbrot mit jeweils 20 g Hummus; 250 ml Magermilch	20
LUNCH	2 Scheiben Vollkornbrot mit 60 g Hummus und 2 Scheiben Vollkornbrot mit 30 g Roastbeef	28
ZWISCHEN-MAHLZEIT	2 Reiswaffeln mit 20 g Erdnussbutter pro Waffel und 2 Reiswaffeln mit 20 g Hüttenkäse pro Waffel	17
ABENDMAHLZEIT	300 g gekochte Kartoffeln, 250 g Gemüse und 125 g Hühnchenfilet	36
KURZ VOR DEM SCHLAFENGEHEN	250 ml Magerquark und eine Portion Obst	22
	INSGESAMT	144

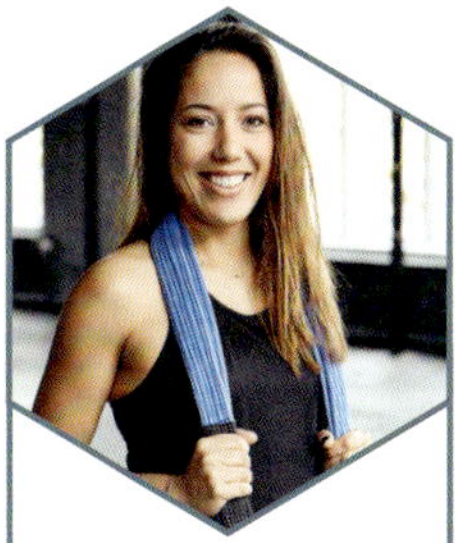

Saraï

JEDEN TAG HÜHNCHENFILET?

„Leider meinen Sportler oft tatsächlich, sie müssten ihr Brot jeden Tag mit Hühnerfilet belegen. Schade, denn es gibt noch so viele Alternativen, zum Beispiel Hummus, Hüttenkäse, ein Omelett oder einfach mal etwas anderes als Brot, etwa ein Gemüsegericht oder Wraps mit Bohnen."

EIWEISSQUALITÄT: NICHT ALLE EIWEISSE SIND GLEICH

Nahrungseiweiße unterscheiden sich in der Aminosäurenzusammensetzung. Deshalb sind nicht alle Eiweiße gleich. Insgesamt gibt es 20 Aminosäuren (Bausteine). Davon sind neun *essenziell*. Das bedeutet, dass der Körper sie nicht selbst herstellen kann. Die übrigen 11 Aminosäuren kann der Körper zwar produzieren, aber nur mithilfe der essenziellen Aminosäuren (9). Für Sportler ist insbesondere eine Gruppe der essenziellen Aminosäuren interessant, die *'Branched Chain Amino Acids'*, auch BCAAs genannt. Diese Gruppe mit einer speziellen Form von Aminosäuren, die den Muskelaufbau fördern, besteht aus den Aminosäuren Leucin, Isoleucin und Valin. Nimmt man mit der Nahrung zu wenig davon auf, verlaufen Regeneration und Muskelaufbau nicht optimal. Im Durchschnitt enthält die heutige Ernährung der Niederländer viel Eiweiß, sowohl tierischer (Fleisch, Fisch, Huhn, Ei, Milcherzeugnisse) als auch pflanzlicher Herkunft (Getreide, Hülsenfrüchte und Nüsse). Die Eiweißqualität lässt sich über die Menge verdaulicher essenzieller Aminiosäuren mit dem *Digestible Indispensable Amino Acid Score* (DIAAS) bestimmen (46). Tierische Eiweiße enthalten mehr essenzielle Aminosäuren, unter anderem BCAAs, als pflanzliche Eiweiße. Das Ganze lässt sich mit einer Perlenkette vergleichen. Ein tierisches Eiweiß ähnelt dem körpereigenen Eiweiß und besteht aus 20 verschiedenen Perlenarten, den Aminosäuren. Die Kette ist groß und vollständig, da alle essenziellen Aminosäuren vorhanden sind. Ein pflanzliches Eiweiß besteht aus weniger Perlenarten. Die Kette ist kleiner und unvollständiger, da mindestens eine essenzielle Aminosäure jeweils fehlt. Wenn die Nahrung sowohl tierisches als auch pflanzliches Eiweiß enthält, ist die Eiweißqualität nicht so wichtig, da man seinem Körper damit genügend essenzielle Aminosäuren im richtigen Verhältnis zuführt. Stehen keine oder weniger tierische Produkte auf dem Speiseplan, empfiehlt es sich, auf die Eiweißqualität zu achten. Indem man täglich verschiedene eiweißreiche pflanzliche Lebensmittel wie Vollkorngetreide, Hülsenfrüchte und Nüsse verzehrt, nimmt der Körper unterschiedliche Aminosäuren im richtigen Verhältnis auf (siehe Kap. 4). Auf diese Weise geht eine rein pflanzliche Ernährung nicht zulasten von Muskelerholung und Leistung.

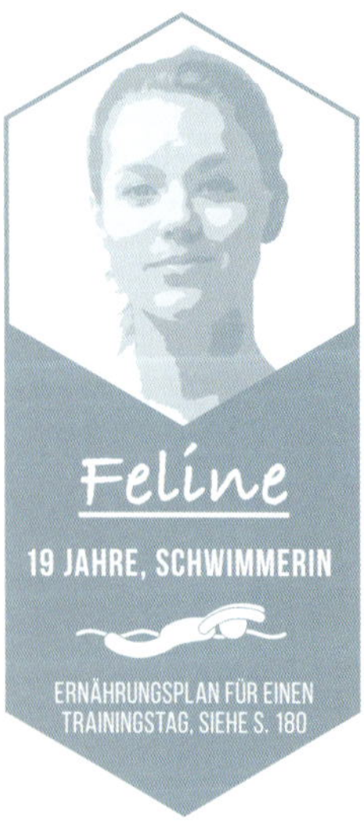

Feline

19 JAHRE, SCHWIMMERIN

ERNÄHRUNGSPLAN FÜR EINEN TRAININGSTAG, SIEHE S. 180

FELINES EIWEISSBEDARF

Feline ist eine talentierte Schwimmerin. Sie hat 10-mal pro Woche Schwimmtraining, viermal pro Woche Landtraining, wobei der Schwerpunkt auf Mobilität, Flexibilität und Stabilität liegt, und dreimal pro Woche Krafttraining. Momentan wiegt sie 60 kg. Feline ist schon seit gut zwei Jahren Ovo-Lakto-Vegetarierin. Das bedeutet, dass sie auf Fleisch, Fisch und Geflügel verzichtet, tierische Produkte wie Eier und Milcherzeugnisse aber zu sich nimmt. Da Feline oft mehrmals am Tag sowie mehrere Tage hintereinander trainiert, liegt ihr Eiweißbedarf zwischen 1,5 und 1,8 g pro Kilogramm Körpergewicht. Das entspricht 90-108 g Eiweiß pro Tag.

TAB. 9

FELINES EIWEISSBEDARF

		EIWEISS (G)
ERSTES FRÜHSTÜCK (KURZ VOR DEM ERSTEN SCHWIMMTRAINING)	1 Scheibe Vollkornbrot mit 20 g Marmelade	4
ZWEITES FRÜHSTÜCK (NACH DEM ERSTEN SCHWIMMTRAINING)	250 ml Magerquark mit 1 Banane	28
ZWISCHENMAHLZEIT	Eine Portion Obst	1
MITTAGSMAHLZEIT	2 Scheiben Vollkornbrot mit 40 g Hummus und 2 Scheiben Vollkornbrot mit 2 gekochten Eiern	29
ZWISCHENMAHLZEIT (KURZ VOR DEM NACHMITTAGSTRAINING)	1 Scheibe Vollkornbrot mit 20 g Hummus	6
ABENDMAHLZEIT	Knuspriges Tempeh aus dem Ofen, siehe Rezept Seite 170	37
KURZ VOR DEM SCHLAFENGEHEN	150 ml Skyr-Joghurt	17
	INSGESAMT	120

IST ZU VIEL EIWEISS SCHÄDLICH?

Eine übermäßige Eiweißzufuhr ist unnötig und kann sogar zulasten anderer Nährstoffe gehen. Würde man zum Beispiel nur Quark essen, gäbe es keinen Platz mehr für Gemüse oder Getreideerzeugnisse wie Vollkornbrot. Am besten ist es, wenn der tägliche Speiseplan eine ausgewogene, abwechslungsreiche Mischung aller energiespendenden Nährstoffe enthält. Wenn man dem Körper zu viel Eiweiß zuführt, verwendet er es als Brennstoff. Dabei ist es während einer Belastung wesentlich effizienter, die Energie aus Kohlenhydraten und Fetten zu beziehen (42). Verzehrt man mehr Eiweiß als nötig und hat deshalb weniger Platz für Kohlenhydrate und Fette, kann die sportliche Leistung durch einen Brennstoffmangel beeinträchtigt werden. Obwohl eine übermäßige Eiweißzufuhr sicher nicht empfehlenswert ist, stimmt es andererseits auch nicht, dass ein Überschuss den Nieren schadet. Der Zusammenhang zwischen einer hohen Eiweißaufnahme und Nierenschäden stammt vor allem aus Tierstudien und Untersuchungen mit Patienten, die bereits Nierenschäden hatten. Auf gesunde Menschen lassen sich die Ergebnisse nicht ohne Weiteres übertragen (47, 48).

Inspiration: Fünf Vorschläge für ein eiweißreiches Frühstück

Studien belegen, dass niederländische Sportler im Durchschnitt beim Frühstück wenig Eiweiße zu sich nehmen. Die folgenden Vorschläge tragen mit mindestens 20 g Eiweiß pro Portion zur empfohlenen Menge bei.

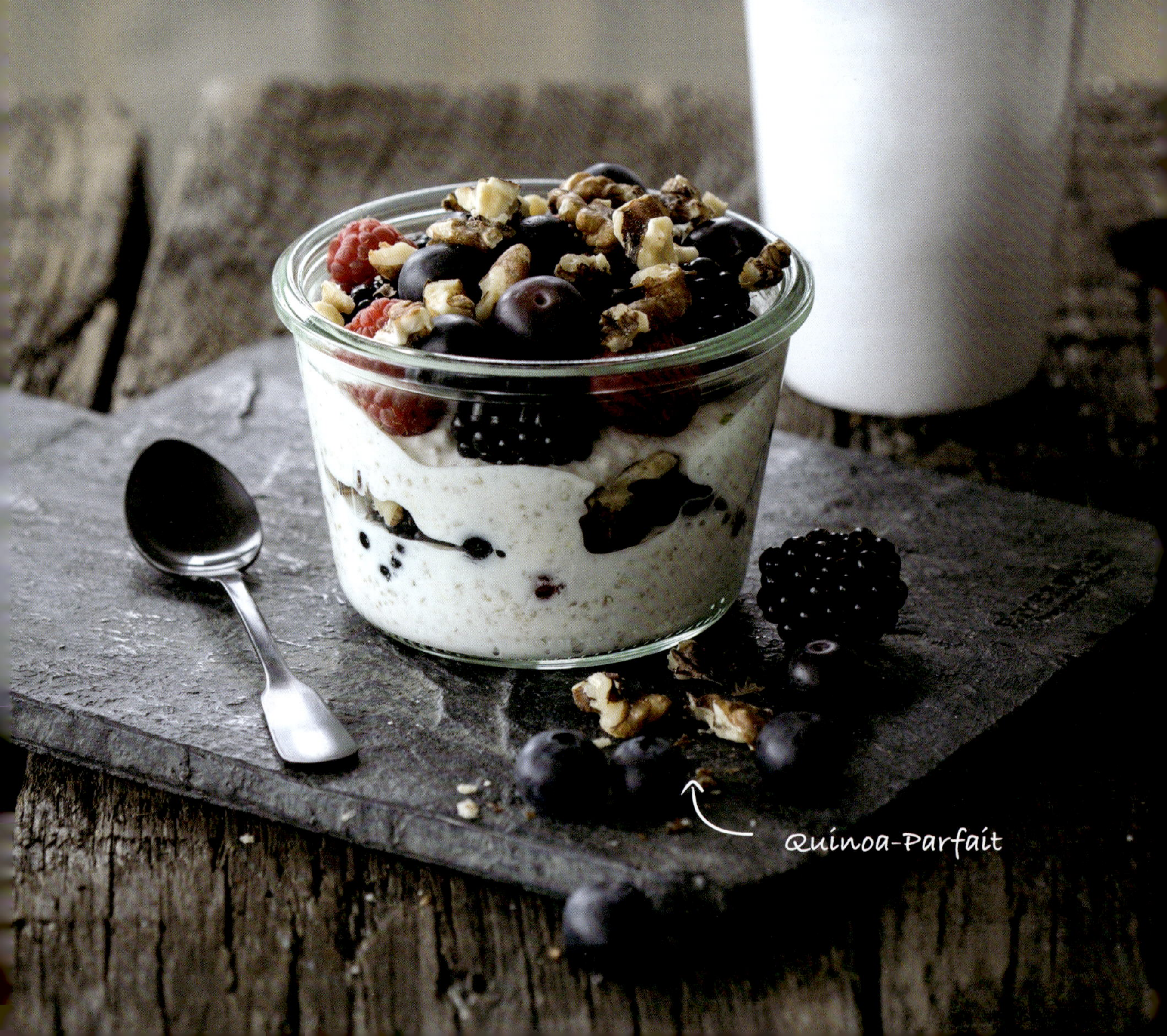

Quinoa-Parfait

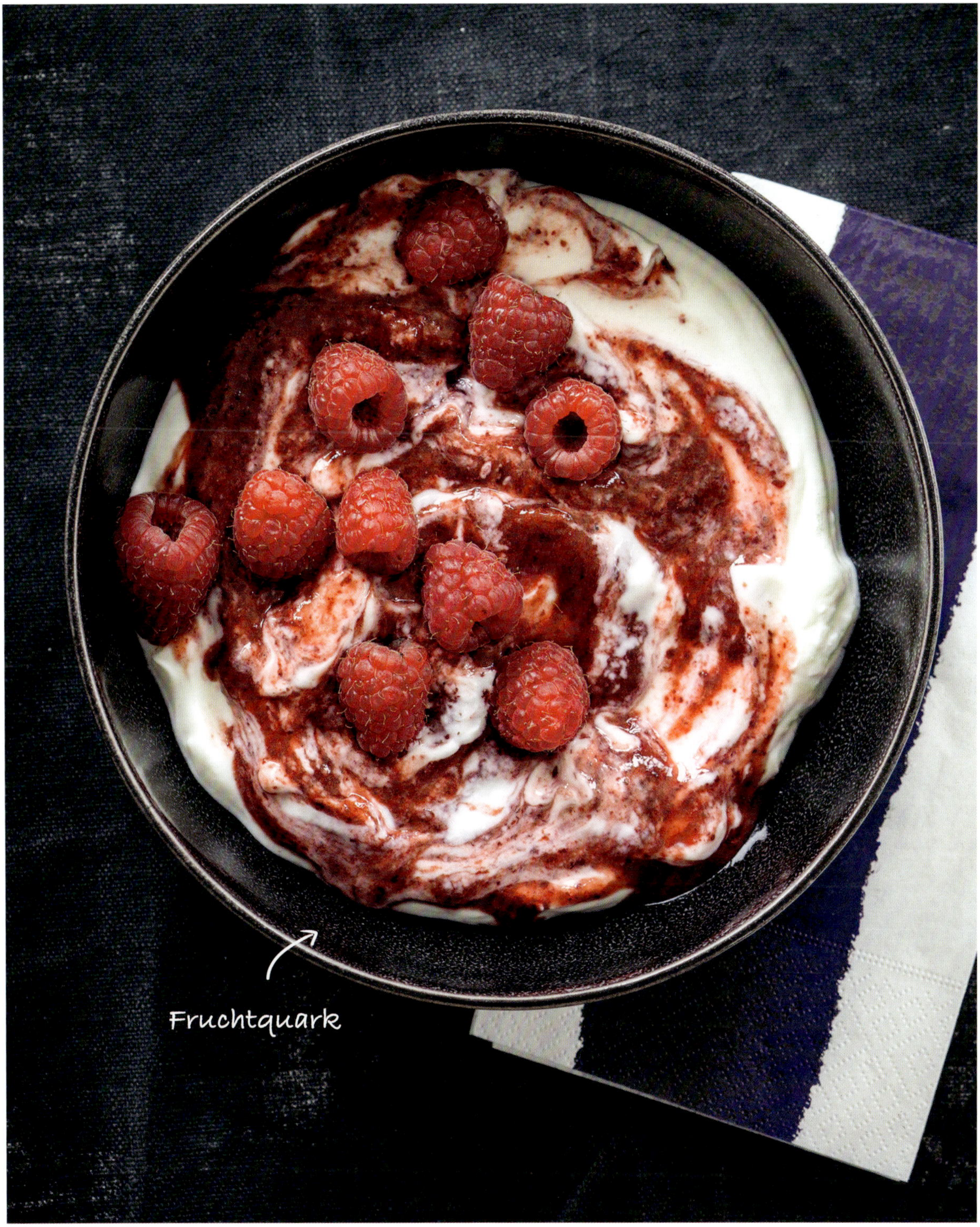
Fruchtquark

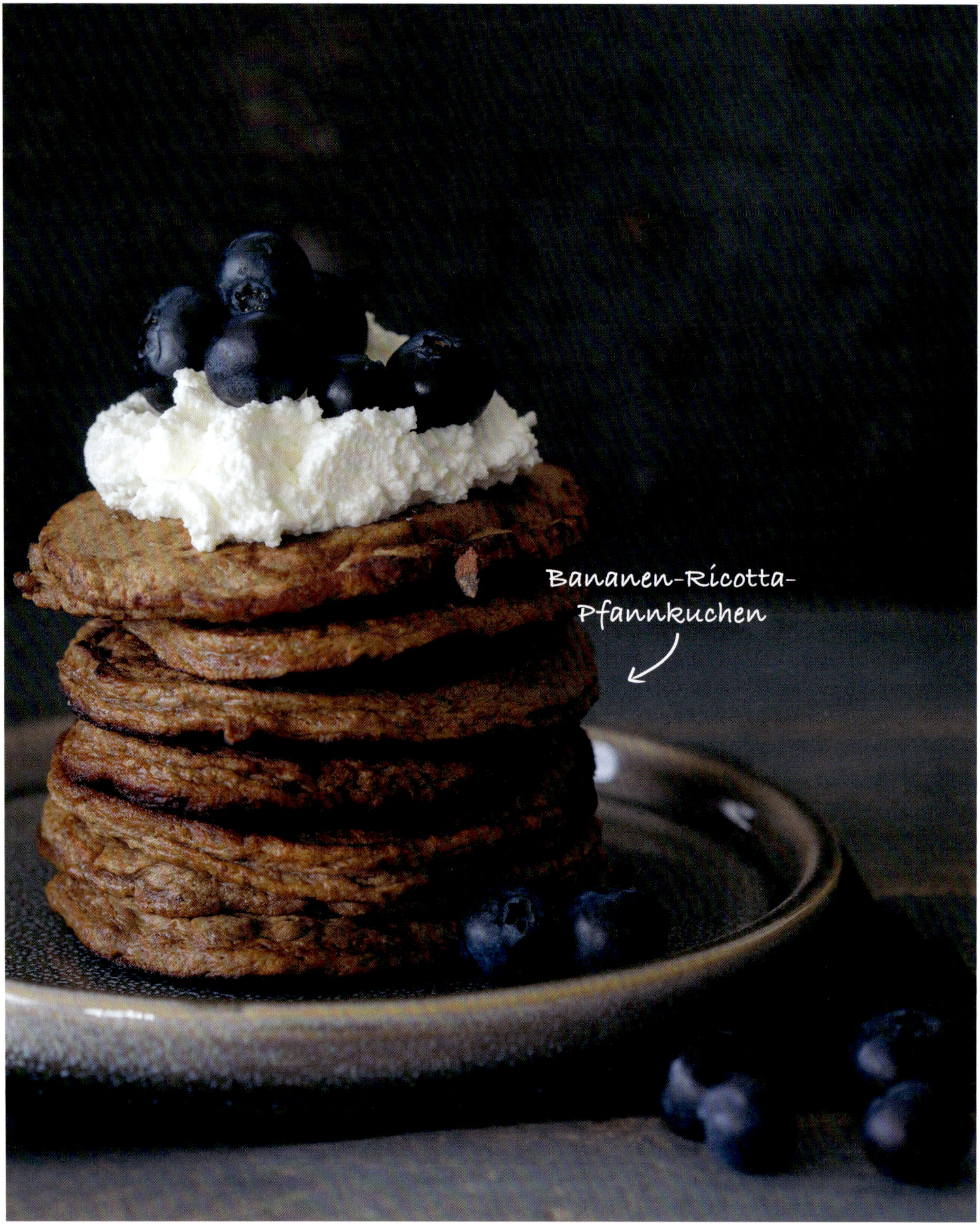
Bananen-Ricotta-
Pfannkuchen

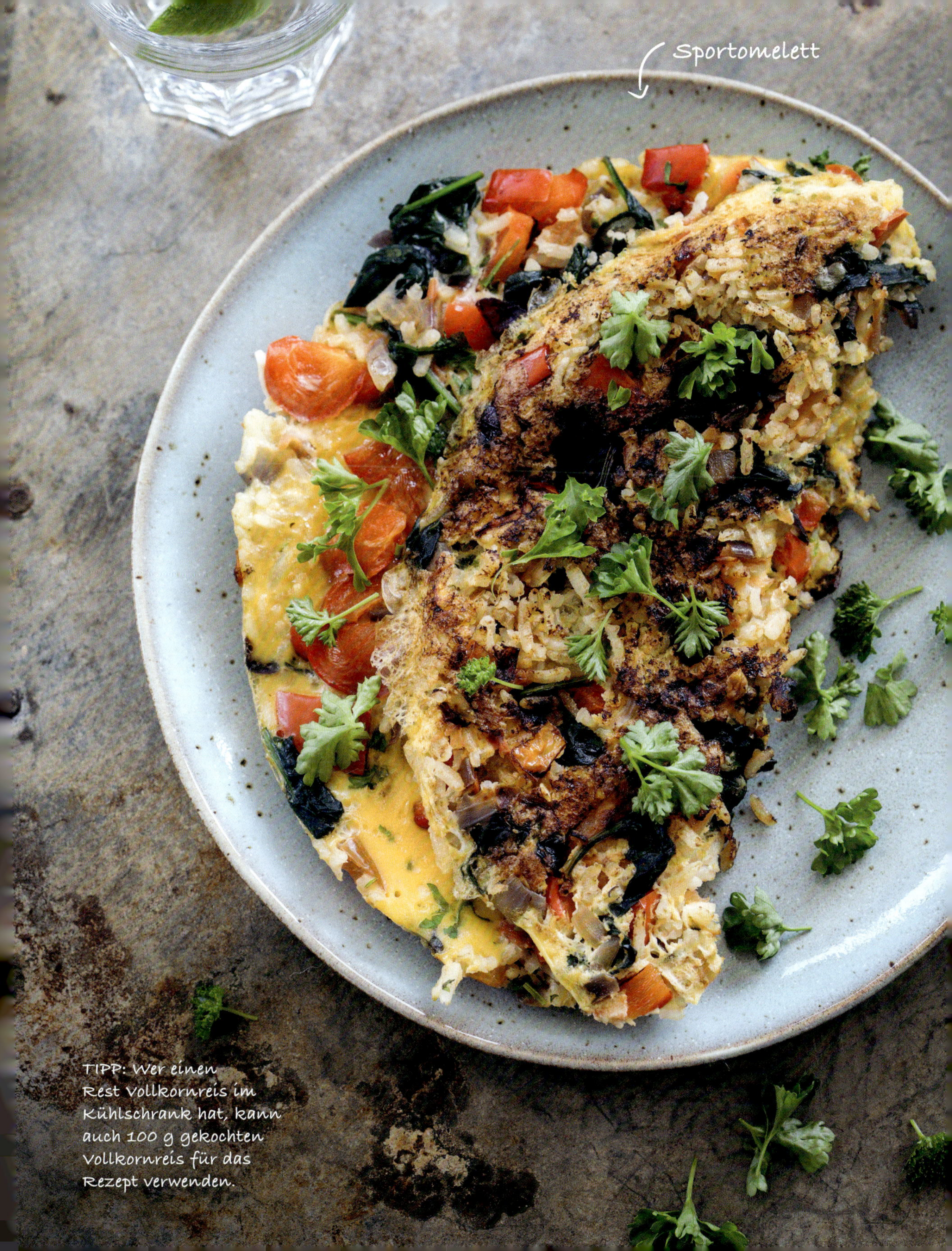

Sportomelett

TIPP: Wer einen Rest Vollkornreis im Kühlschrank hat, kann auch 100 g gekochten Vollkornreis für das Rezept verwenden.

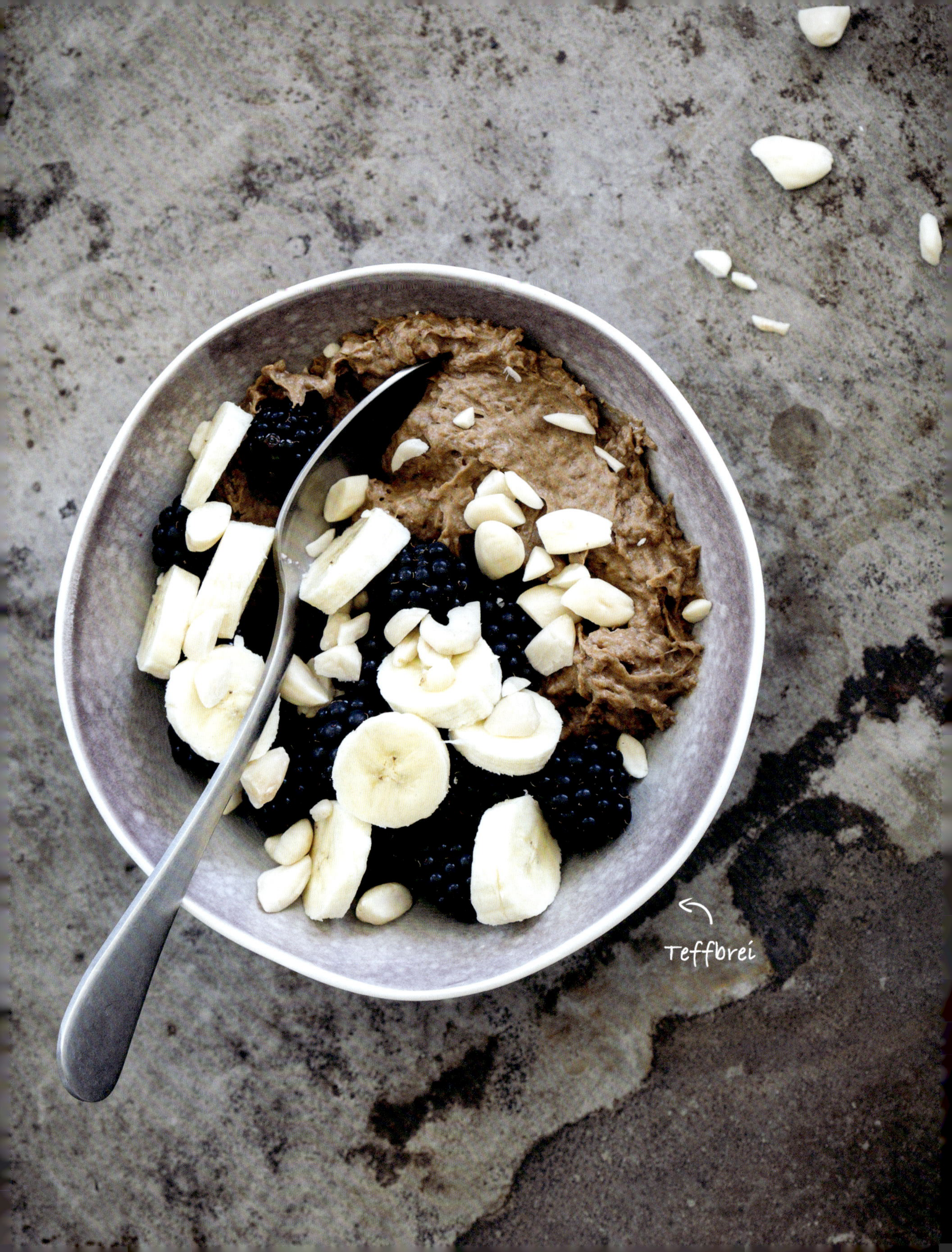
Teffbrei

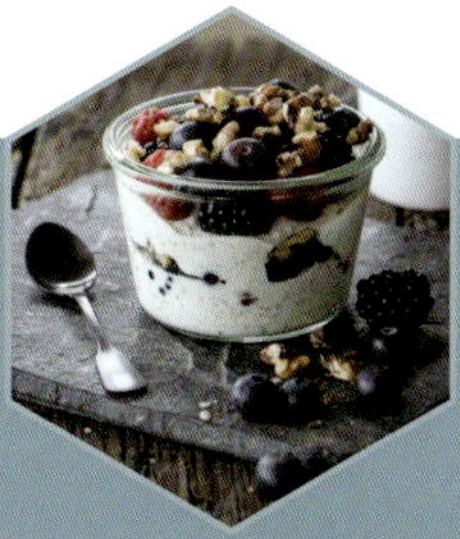

QUINOA-PARFAIT

FÜR 1 PERSON
Zubereitungszeit: 5 Minuten, wenn der Quinoa bereits gekocht ist

Zutaten

- √ *30 g Quinoa, gekocht und abgekühlt*
- √ *200 ml griechischer oder bulgarischer Joghurt 0 % Fett*
- √ *½ TL Vanillepulver*
- √ *½ TL Zimt*
- √ *75 g Obst nach Wahl*
- √ *10 Walnüsse, gehackt*

Zubereitung

Den Quinoa mit Joghurt, Vanillepulver und Zimt vermischen. Die Hälfte der Quinoamischung in ein großes Glas geben, mit jeweils einer Lage Obst und Walnüssen bedecken, diese Reihenfolge noch einmal wiederholen.

Nährwerte pro Portion

kcal *318*
Kohlenhydrate *36*
Eiweiß *23*
Fette *9*
Ballaststoffe *4*
Allergene: Milch, Laktose, Nüsse.

VARIATION: Den griechischen oder bulgarischen Joghurt durch eine pflanzliche Joghurt- oder Quarkalternative ersetzen.

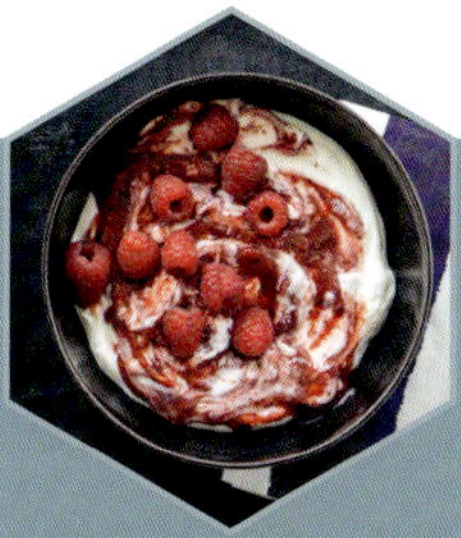

FRUCHTQUARK

FÜR 1 PERSON
Zubereitungszeit: 5 Minuten

Zutaten

- √ 100 g rote Früchte, frisch oder tiefgefroren
- √ 250 g Magerquark, mit einem Eiweißgehalt von minimal 9 g Eiweiß pro 100 g
- √ 1 EL Honig oder Ahornsirup

Zubereitung

Drei Viertel der Obstmischung im Standmixer pürieren, bis eine homogene Masse entsteht. Quark und Honig hinzufügen und mit einem Löffel gut verrühren. Mit dem restlichen Obst garnieren.

Nährwerte pro Portion

kcal *187*
Kohlenhydrate *21*
Eiweiß *22*
Fette *1*
Ballaststoffe *1*
Allergene: Milch, Laktose.

VARIATION: Das Obst durch 2 EL Aprikosenkompott ersetzen.

TIPP: Kein Standmixer im Haus? Man kann auch eine Küchenmaschine oder einen Pürierstab verwenden.

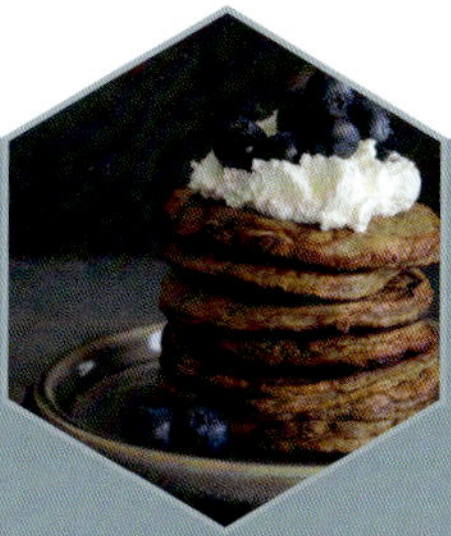

BANANEN-RICOTTA-PFANNKUCHEN

FÜR 1 PERSON
Zubereitungszeit: 10 Minuten

Zutaten

- √ *1 reife Banane*
- √ *3 Eier*
- √ *1 EL Zimt*
- √ *1 EL Spekulatiusgewürz*
- √ *1 EL Olivenöl*
- √ *2 EL Ricotta*
- √ *1 Handvoll Blaubeeren*

Zubereitung

Die Banane zerdrücken, die Eier verquirlen und beides zusammen mit den Gewürzen vermischen. Olivenöl in einer Pfanne erhitzen und aus der Bananen-Eier-Mischung kleine Pfannkuchen backen. Die Pfannkuchen aufeinanderstapeln und als Topping Ricotta und Blaubeeren daraufgeben.

Nährwerte pro Portion

kcal *529*
Kohlenhydrate *39*
Eiweiß *25*
Fette *31*
Ballaststoffe *4*
Allergene: Ei, Milch.

VARIATION: Den Ricotta durch griechischen Joghurt mit 0 % Fettgehalt ersetzen.

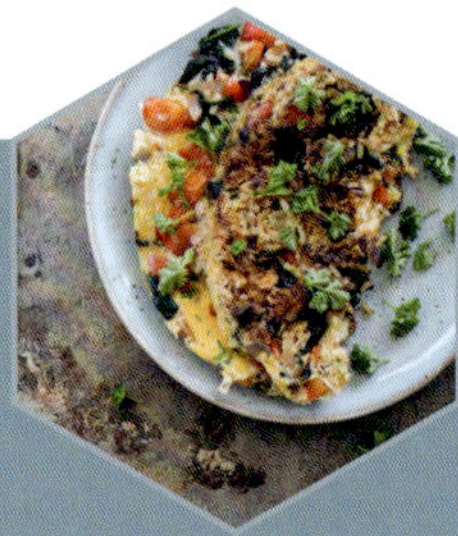

SPORTOMELETT

FÜR 1 PERSON
Zubereitungszeit: 15 Minuten

Zutaten

- √ *40 g Vollkornreis*
- √ *3 Eier*
- √ *1 EL Olivenöl*
- √ *½ rote Zwiebel, fein gehackt*
- √ *½ rote Paprika, gewürfelt*
- √ *1 Tomate, gewürfelt*
- √ *2 Handvoll frischer Spinat*
- √ *2 Petersilienstängel, fein gehackt*
- √ *Pfeffer und Salz nach Belieben*

Zubereitung

Den Vollkornreis nach Packungsanweisung kochen. Die Eier in einer Schüssel verquirlen und zur Seite stellen. Das Olivenöl in einer Pfanne erhitzen. Zwiebel, Paprika, Tomate und Spinat hinzufügen, drei Minuten leicht anbraten. Die Eiermischung, den Reis und die Petersilie hinzufügen. Die Hitze reduzieren und einen Deckel auf die Pfanne legen. Nach fünf Minuten die Pfanne vom Feuer nehmen, schräg halten und das Omelett zusammenfalten. Die Pfanne auf die Herdplatte zurückstellen, den Deckel darauflegen und das Omelett noch eine Minute durchgaren.

Nährwerte pro Portion

kcal	529
Kohlenhydrate	40
Eiweiß	28
Fette	28
Ballaststoffe	6

Allergene: Ei.

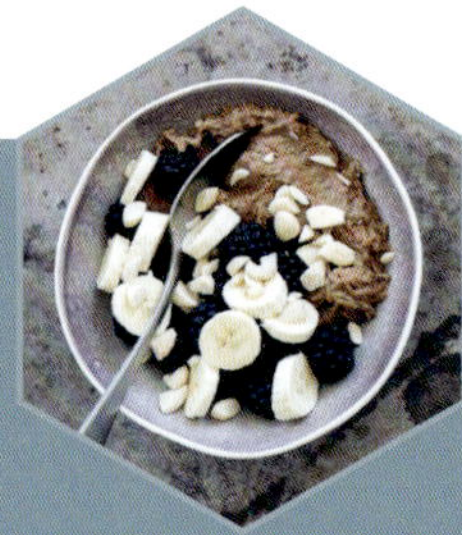

TEFFBREI

FÜR 1 PERSON
Zubereitungszeit: 30 Minuten

Zutaten

- √ *200 ml Sojadrink*
- √ *½ TL Vanillepulver*
- √ *1 Prise Salz*
- √ *15 ml Wasser*
- √ *1 TL Zimt*
- √ *4-5 EL Teffmehl*
- √ *50 g frisches Obst, gewürfelt*
- √ *25 g Mandeln, gehackt*

Zubereitung

Milch, Wasser, Vanillepulver, Salz und Zimt im Topf zum Kochen bringen. Das Teffmehl hinzugeben und den Topf vom Herd nehmen.
Die Masse gut verrühren und den fertigen Brei mit frischem Obst und Mandelstückchen servieren.

Nährwerte pro Portion

kcal	410
Kohlenhydrate	43
Eiweiß	20
Fette	18
Ballaststoffe	8

Allergene: Nüsse, Soja.

HINWEIS: Wer statt des Sojadrinks einen anderen pflanzlichen Milchersatz oder Milch verwendet, nimmt unter Umständen mehr bzw. weniger Eiweiß zu sich.

Der Körper kommt nicht lange ohne Flüssigkeit aus

Während man geraume Zeit ohne feste Nahrung auskommt, überlebt man maximal einige Tage ohne Flüssigkeit. Wer durch Austrocknung mehr als 7 % seines Körpergewichts verliert, verliert schnell das Bewusstsein (9). Bei einer Person, die 70 kg wiegt, entsprechen 7 % einem Gewichtsverlust von 4,9 kg. Da man täglich über Nieren, Darm, Haut und Lunge etwa 2,5 l Flüssigkeit ausscheidet, würden die 4,9 kg schon nach zwei Tagen überschritten. Flüssigkeit ist zur Regulierung fast aller Körperprozesse notwendig, unter anderem zur Nährstoffaufnahme, zum Nährstoff- und Abfallstofftransport sowie zur Aufrechterhaltung der Körpertemperatur. Das gilt für Nichtsportler ebenso wie für Sportler. Der Unterschied zwischen beiden Gruppen besteht zum einen darin, dass Sportler im Allgemeinen mehr essen und dadurch mit der Nahrung automatisch etwas mehr Flüssigkeit aufnehmen. Gleichzeitig verliert ein Sportler im Durchschnitt mehr Flüssigkeit, da er schwitzt, wenn er sich anstrengt. An einem sportfreien Tag benötigt man circa 2,2 l Flüssigkeit, die man beim Trinken, aber auch beim Essen aufnehmen kann. So besteht das meiste Gemüse zu mehr als 95 % (!) aus Wasser (9, 49). Selbst durch Lebensmittel wie Kartoffeln, Brot und Fisch führt man seinem Körper Flüssigkeit zu. 1,5 l Flüssigkeit pro Tag sind eine gute Richtlinie, um einem Flüssigkeitsmangel vorzubeugen. Das gilt auch für Sportler (6). Selbstverständlich gibt es individuelle Unterschiede. Doch solange man bei Durst trinkt und der Urin nicht dunkelgelb gefärbt ist, muss man sich keine Sorgen machen. Empfehlungen zur Flüssigkeitszufuhr an einem Trainingstag finden sich auf den Seiten 83-96.

WIE VIEL WASSER ENTHÄLT DER MENSCHLICHE KÖRPER?

Der menschliche Körper besteht zu 40-70 % aus Wasser (50). Die genaue Menge ist abhängig von Alter, Geschlecht und Körperfettmasse (9).

WIE WEISS TIM, OB ER GENUG TRINKT?

Tim ist ein begeisterter Fußballer. Als Mittelfeldspieler trainiert er dreimal wöchentlich 60-90 Minuten. Außerdem hat er jede Woche ein Spiel. An trainingsfreien Tagen trinkt er durchschnittlich insgesamt 1 l Wasser, Tee und Kaffee. Ist das zu wenig? Es gibt ein einfaches Mittel, um das herauszufinden. Je heller Tims Urin ist, desto besser ist sein Körper mit Flüssigkeit versorgt. Wäre sein Urin dunkelgelb gefärbt, hätte er bereits circa 2 % seines Körpergewichts an Flüssigkeit verloren (siehe Abb. 5) (51). In diesem Fall wäre es keine gute Idee, Sport zu treiben. Obwohl verschiedene Lebensmittel wie Rote Beete die Urinfarbe beeinflussen können, hat sich der Urincheck in der Praxis als einfache und ziemlich verlässliche Methode erwiesen (52, 53). Wie Tim seinen Flüssigkeitsbedarf an Trainingstagen bestimmen kann, wird auf den Seiten 86 und 97 beschrieben.

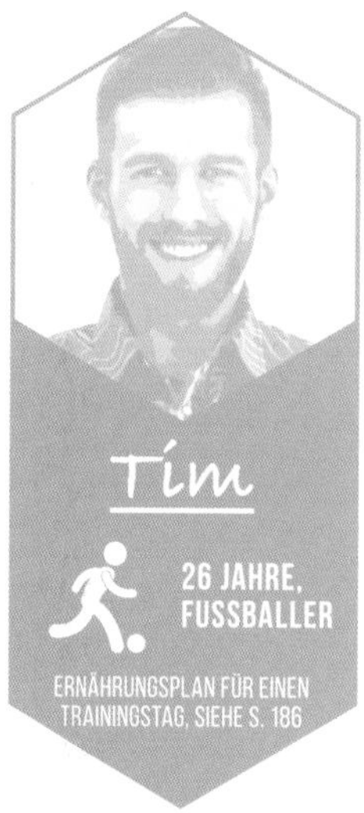

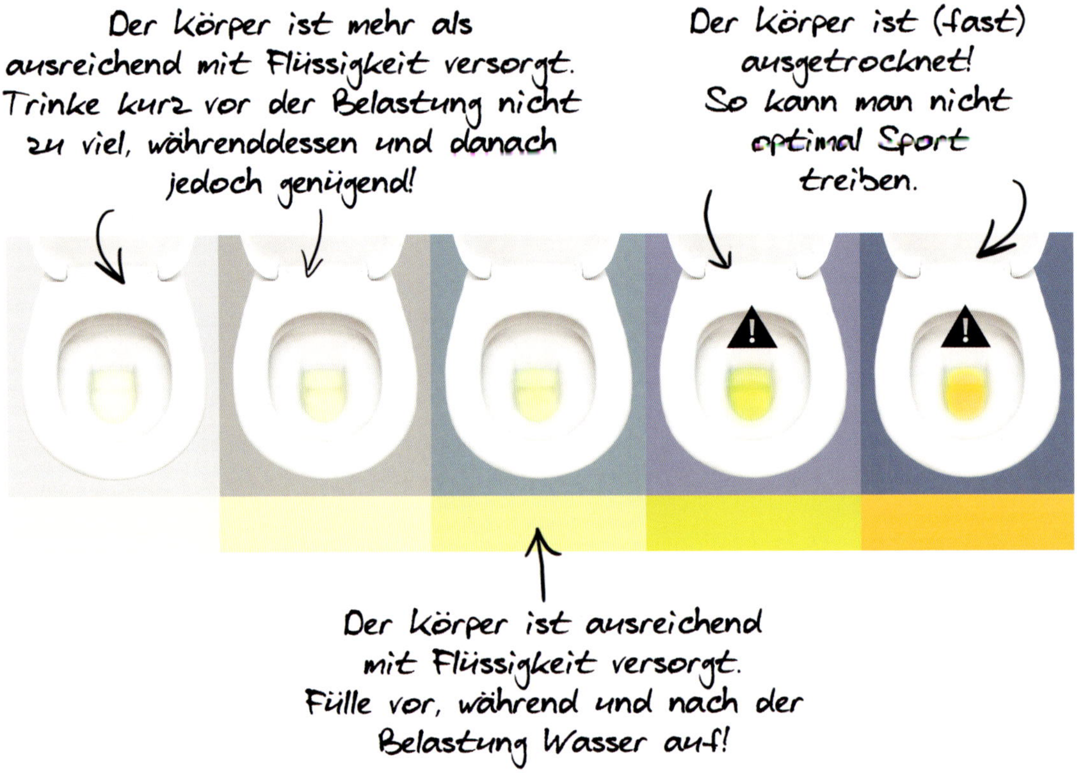

ABB. 5: GENUG GETRUNKEN? DIE URINFARBE VERRÄT ES.

TRINKE WASSER, KAFFEE ODER TEE

Manchmal ist vor, während oder nach einer sportlichen Belastung ein kohlenhydrat- und/oder mineralstoffreiches Getränk sinnvoll (siehe auch Seite 98). Außerhalb des Sports sollte man zuckerarme Getränke wie Wasser, Kaffee oder Tee vorziehen. Obwohl Sportler relativ mehr Energie und Kohlenhydrate brauchen als Nichtsportler, wäre es unvernünftig, den zusätzlichen Bedarf mit süßen Getränken wie Sport- und Erfrischungsgetränken, Energydrinks, zuckerhaltigen Milchgetränken, Säften oder Smoothies zu decken. Sie liefern nicht nur leere Kalorien, sondern verursachen auch Karies. Ausdauersportler, die bei Training und Wettkampf Sportgetränke zu sich nehmen, haben ein viel größeres Risiko für Zahnerosion als Sportler, die darauf verzichten (56). Zurzeit wird dem Einfluss eines erhöhten Konsums gesüßter Getränke auf die Mundgesundheit von Sportlern noch wenig Beachtung geschenkt (57, 58). Studien deuten darauf hin, dass eine schlechte Mundgesundheit die sportliche Leistung infolge erhöhter Entzündungswerte negativ beeinflusst. Hier sind allerdings noch weitere Untersuchungen erforderlich, um den Zusammenhang zu erhärten (57-60). Getränke mit kalorienlosen Süßstoffen wie Sorbitol und Aspartam sind keine Alternative. Sie enthalten zwar keinen Zucker, jedoch Säuren, die den Zahnschmelz angreifen. Wer nicht jeden Monat im Zahnarztstuhl sitzen will, sollte lieber auf Wasser, Kaffee, Tee oder andere ungesüßte Getränke zurückgreifen, um seinen Flüssigkeitsbedarf zu decken (Rezepte siehe Seite 53).

GENAUERE BERECHNUNG DES FLÜSSIGKEITSBEDARFS

Der tägliche Flüssigkeitsbedarf bei normalen Umständen – das heißt keine sportlichen Aktivitäten, keine tropischen Temperaturen – lässt sich mit folgenden Formeln berechnen: 40 ml/kg Körpergewicht oder 1-1,5 ml/kcal (54, 55). Angenommen, jemand wiegt 70 kg und nimmt 2.500 kcal am Tag zu sich. Nach der ersten Formel benötigt er dann 40 ml x 70 kg = 2.800 ml Flüssigkeit, nach der zweiten 1,25 ml x 2.500 kcal = 3.000 ml

FAKT ODER FABEL

ENTZIEHT KAFFEE DEM KÖRPER WASSER?

Kaffee und/oder Koffein entziehen dem Körper kein Wasser. Zu diesem Schluss kommen diverse umfangreiche Studien. So ergab eine Metaanalyse, dass der Konsum von Getränken mit insgesamt 300 mg Koffein - das entspricht etwa 3-4 Tassen Kaffee - den Flüssigkeitsverlust über die Nieren kaum erhöhte, insbesondere, wenn die Probanden anschließend Sport trieben, wodurch sich die Urinproduktion ohnehin verringert (61). Zudem zeigten sich Auswirkungen vor allem bei denjenigen, die seit Längerem kein Koffein mehr konsumiert hatten (61, 62). Kurzum, es ist überhaupt kein Problem, vor dem Sport eine oder mehrere Tassen Kaffee zu trinken. Man trocknet dadurch weder aus noch beeinträchtigt es die Leistung. Tatsächlich ist bei diesen geringen Mengen ein positiver Effekt auf die Leistung (siehe Kap. 3, Seite 73) wahrscheinlicher (63).

Inspiration:
Vier gesunde Getränke für Sportler

Keine Lust auf Wasser? Dann sind diese erfrischenden Getränke eine leckere Alternative. Wegen der frischen Früchte sollte man sie nicht länger als zwei Tage im Kühlschrank lagern.

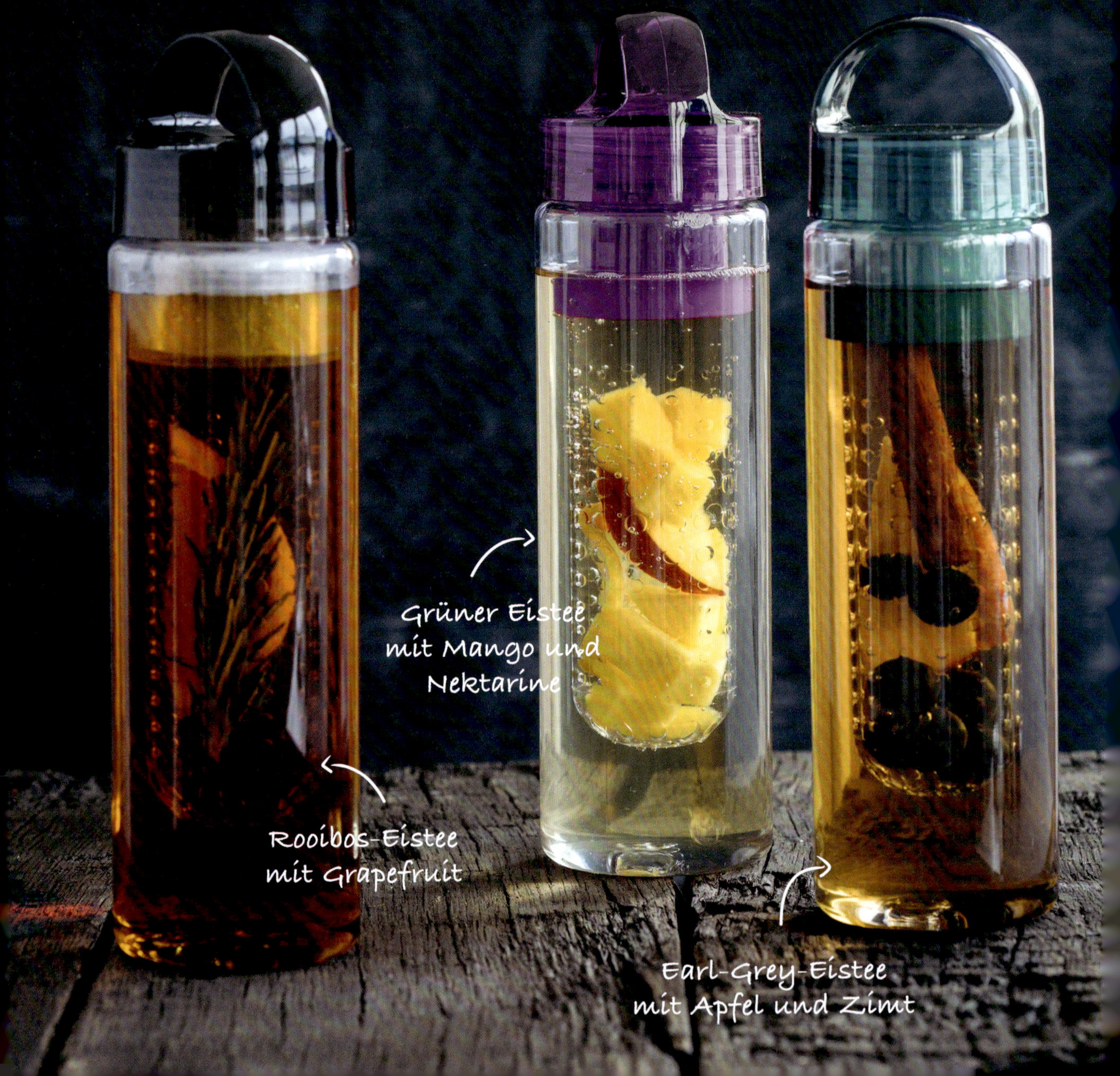

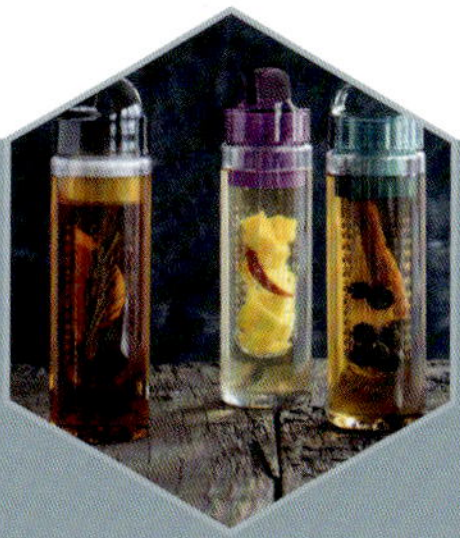

ROOIBOS-EISTEE MIT GRAPEFRUIT

FÜR 1 KARAFFE
À 1,5 L

Zutaten

- √ *1,5 l Wasser*
- √ *4 Beutel Rooibos-Tee*
- √ *¼ Grapefruit, ungeschält, in Stücke geschnitten*
- √ *1 Zweig Rosmarin*

Zubereitung

Die Teebeutel mit kochendem Wasser übergießen und ca. fünf Minuten ziehen lassen. Den fertigen Tee auf Zimmertemperatur abkühlen lassen und in eine Karaffe füllen. Grapefruit und Rosmarin hinzufügen. Das Getränk zum weiteren Abkühlen in den Kühlschrank stellen. Den Rosmarinzweig nach 1-2 Stunden entfernen. Eventuell mit Eiswürfeln servieren.

HINWEIS: Wegen der Früchte ist das Getränk maximal zwei Tage im Kühlschrank haltbar!

GRÜNER EISTEE MIT MANGO UND NEKTARINE

FÜR 1 KARAFFE
À 1,5 L

Zutaten

- √ *1,5 l Wasser*
- √ *4 Beutel grüner Tee*
- √ *1 Nektarine, ungeschält und gewürfelt*
- √ *¼ Mango, geschält und gewürfelt*
- √ *½ Zitrone, ausgepresst*

Zubereitung

Das Wasser aufkochen und auf ca. 80° C abkühlen. Den Tee damit übergießen und ca. fünf Minuten ziehen lassen. Anschließend auf Zimmertemperatur abkühlen und in eine Karaffe füllen. Nektarine, Mango und Zitronensaft hinzufügen und das Getränk in den Kühlschrank stellen. Eventuell mit Eiswürfeln servieren.

HINWEIS: Wegen der Früchte ist das Getränk maximal zwei Tage im Kühlschrank haltbar!

EARL-GREY-EISTEE MIT APFEL UND ZIMT

FÜR 1 KARAFFE
À 1,5 L

Zutaten

- √ *1,5 l Wasser*
- √ *3 Beutel Earl-Grey-Tee*
- √ *1 Zimtstange*
- √ *¼ Apfel*
- √ *25 g Blaubeeren*

Zubereitung

Die Teebeutel mit nicht mehr kochendem Wasser übergießen und 3-4 Minuten ziehen lassen. Den fertigen Tee auf Zimmertemperatur abkühlen lassen und in eine Karaffe füllen. Den Apfel in kleine Würfel schneiden und zusammen mit der Zimtstange und den Blaubeeren in den Tee geben. Das Getränk zum weiteren Abkühlen in den Kühlschrank stellen. Nach maximal zwei Stunden die Zimtstange entfernen. Eventuell mit Eiswürfeln servieren.

HINWEIS: Wegen der Früchte ist das Getränk maximal zwei Tage im Kühlschrank haltbar!

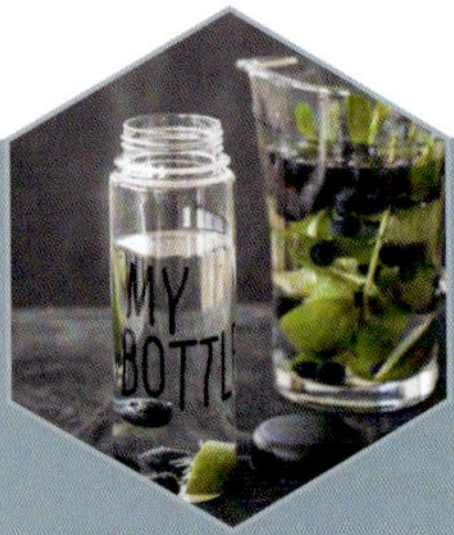

INFUSED WATER

FÜR 1 KARAFFE À 1,5 L

Zutaten

- *1,5 l Wasser*
- *1 Limone, in Scheiben geschnitten*
- *100 g Blaubeeren*
- *5 Minzstängel*

Zubereitung

Wasser in eine Karaffe füllen, Limonenscheiben, Blaubeeren und Minzstängel dazugeben. Die Karaffe in den Kühlschrank stellen und das Getränk mindestens zwei Stunden ziehen lassen.

HINWEIS: Wegen der Früchte ist das Getränk maximal zwei Tage im Kühlschrank haltbar!

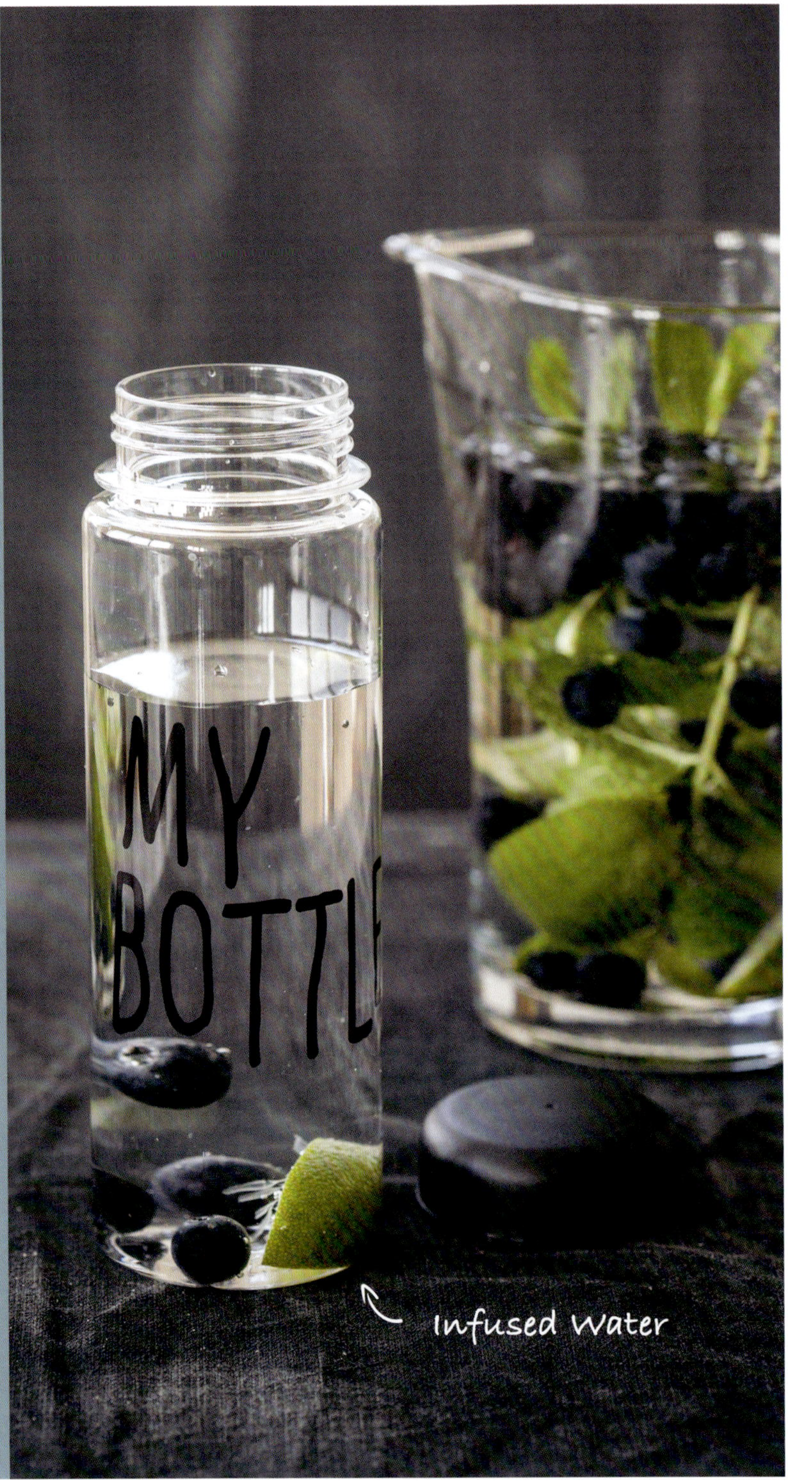

SPORTSPEZIFISCHE ERNÄHRUNG: WIE LÄSST SICH DIE LEISTUNG MIT SPORTSPEZIFISCHER NAHRUNG OPTIMIEREN?

SPORTSPEZIFISCHE ERNÄHRUNG: WIE LÄSST SICH DIE LEISTUNG MIT SPORTSPEZIFISCHER NAHRUNG OPTIMIEREN?

Für sportliche Aktivitäten braucht man die richtige Nahrung

In diesem Kapitel beschäftigen wir uns mit der Frage, wie Sportler ihre Ernährung über die richtige Grundernährung hinaus optimieren können. Dabei wenden wir uns auch Produkten aus der zweiten Ebene der Sporternährungspyramide zu, der sportspezifischen Nahrung. Diese wird in besonderen Fällen zu bestimmten Zeiten rund um Training und Wettkampf eingesetzt. Man denke zum Beispiel an Eiweißshakes nach einem (Kraft-) Training zur Förderung von Muskelaufbau und Regeneration, Sportgele bei einem Marathonlauf zum Auffüllen der Glykogenspeicher oder Elektrolytgetränke, um die ausgeschwitzten Mineralstoffe zu ersetzen.

Essen vor dem Sport

MIT GUT GEFÜLLTEM TANK AM START

Kennt der Leser das Gefühl, wenn bei einer längeren Belastung, etwa einem Halbmarathon, Triathlon oder Radrennen, plötzlich sämtliche Energie wie weggeblasen ist? Man hat keine Kraft mehr und ist nur noch halb so schnell? Gut möglich, dass man dann dem berüchtigten „Mann mit dem Hammer" begegnet ist, oder anders ausgedrückt: es fehlte der nötige Brennstoff. Deshalb ist es wichtig, bei der Wettkampfvorbereitung mit der entsprechenden Nahrung dafür zu sorgen, dass man mit einem gut gefüllten Tank am Start steht. Schließlich braucht der Körper bei längeren Belastungen Fette und Kohlenhydrate als Energiequelle. Während die Fettspeicher in der Regel ausreichen, um sich tagelang mit geringer Intensität zu bewegen, sind die Kohlenhydratspeicher schon nach 45-90 Minuten intensiver Belastung aufgebraucht (1). Bei einer längeren, intensiven Belastung fehlen einem also als Erstes Kohlenhydrate. Hat man nun mehrere Tage hintereinander nur geringe Mengen davon zu sich genommen, sind die Kohlenhydratspeicher (Glykogenspeicher) nicht besonders voll. Der Glykogenvorrat in Leber und Muskulatur ist dann so klein, dass man vielleicht nur 20 Minuten laufen oder radfahren kann, ohne dem „Mann mit dem Hammer" zu begegnen. Es können sogar mehr Muskelschäden als üblich entstehen, da der Körper Muskeleiweiße als Energiequelle verwendet, wenn ihm nicht genügend schneller Brennstoff zur Verfügung steht.

KOHLENHYDRATEMPFEHLUNG

Deshalb wird empfohlen, vor langzeitigen und intensiven Belastungen 1-4 g Kohlenhydrate pro Kilogramm Körpergewicht zu sich zu nehmen (1, 2). Die genaue Menge hängt von der Art der sportlichen Belastung ab. Bei einem einstündigen, intensiven Fitnesstraining sollte es minimal 1 g Kohlenhydrate pro Kilogramm Körpergewicht sein. Bei einem intensiven Lauftraining von zweieinhalb Stunden braucht man bereits 2-3 g Kohlenhydrate pro Kilogramm Körpergewicht, und bei einem vierstündigen Radrennen sind 4 g Kohlenhydrate pro Kilogramm Körpergewicht empfehlenswert. Der Kohlenhydratbedarf hängt also stark davon ab, wie man sich belastet und wie viel man verbraucht. Die obigen Empfehlungen gelten übrigens nicht für alle sportlichen Aktivitäten. Bei einem traditionellen anderthalbstündigen Krafttraining mit vielen Pausen zwischen den Wiederholungen kann sogar bis zu 70 % der gesamten Trainingszeit keine wirkliche Belastung enthalten (3). Deshalb werden hierfür weniger Kohlenhydrate benötigt, als man aufgrund von Belastungsdauer und -intensität annehmen könnte. Kohlenhydratreiche (Zwischen-)Mahlzeiten vor dem Training sind in diesem Fall also überflüssig. Dasselbe gilt für ruhige oder kurze Belastungen, wie eine Stunde Yoga, Pilates, Golfen oder Wandern. Durch eine kohlenhydratreiche Grundernährung sind die Glykogenspeicher für diese sportlichen Aktivitäten in der Regel ausreichend gefüllt. Manche fühlen sich allerdings wohler, wenn sie vorher trotzdem ein paar Kohlenhydrate zu sich genommen haben, damit sie nicht zittrig oder benommen werden, wenn der Blutzuckerspiegel etwas sinkt.

WANN SOLLTE ICH ETWAS ESSEN?

Es ist sicher keine gute Idee, vor einer intensiven Belastung, beispielsweise einem Basketballspiel, eine große Portion Nudeln zu vertilgen. Zum einen ist es unangenehm, mit vollem Bauch zu springen. Zum anderen ist die Mahlzeit so schnell noch gar nicht verdaut, das heißt, man kann die Energie nicht direkt nutzen. Außerdem ist der Körper, solange sich die Nahrung noch im Magen befindet, mit der Verdauung beschäftigt. Da auch die Muskulatur jetzt vermehrt sauerstoffreiches Blut benötigt, bleibt weniger für die Verdauungsorgane übrig. Das kann zu Verdauungsproblemen wie Aufstoßen, Sodbrennen, Übelkeit oder sogar Erbrechen führen. Deshalb empfiehlt es sich, die letzte Mahlzeit 1-4 Stunden vor dem Training oder Wettkampf einzunehmen. Je mehr

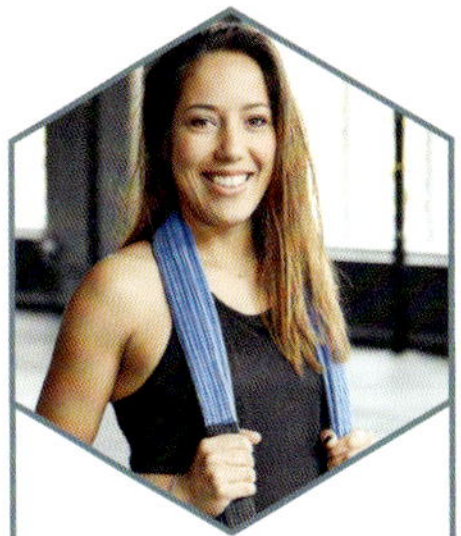

Saraï

DER VORTEIL EINES SPORTERNÄHRUNGSBERATERS

„Indem ich die Sportler, die ich begleite, mit praktischen Ernährungstipps rund um Training und Wettkampf versehe, können sie das Beste aus sich herausholen. Ich sehe dann auch wirklich meinen Beitrag als Ernährungsberaterin zu einer optimalen sportlichen Leistung."

man isst, desto länger dauert es, bis alles verdaut ist. Deshalb sollte eine große Mahlzeit – zum Beispiel 4 g Kohlenhydrate pro Kilogramm Körpergewicht, das entspricht in etwa einer großen Portion Nudeln – vorzugsweise mehr als drei Stunden vor einer körperlichen Belastung eingenommen werden. Eine kleine Mahlzeit – etwa 1 g Kohlenhydrate pro Kilogramm Körpergewicht, das kann ein Schälchen Joghurt mit 50 g Müsli und eine Banane sein – sollte man am besten bis anderthalb Stunden vor dem Training oder Wettkampf verzehren. Der optimale Zeitpunkt hängt natürlich auch von der Art der Belastung ab. Sportliche Aktivitäten mit hoher Schockbelastung, beispielsweise Laufen, oder eine Sportart, bei der man viel springt wie Volleyball, erhöhen das Risiko für Magen-Darm-Beschwerden. Bei einem Krafttraining, zum Beispiel für den Oberkörper, kann man auch etwas kürzer davor noch etwas essen. Vor einer Belastung sollten vor allem Lebensmittel mit vielen Kohlenhydraten und relativ wenig Eiweißen, Fetten und Ballaststoffen verzehrt werden (4). Auf diese Weise verringert sich das Risiko für Magen-Darm-Beschwerden während der Belastung. Außerdem kann der Körper die Kohlenhydrate so schnell aufnehmen. Eine Mahlzeit mit vielen Eiweißen, Fetten und Ballaststoffen, etwa eine Portion Sauerkraut mit Mettwürstchen oder ein Teller Chili con Carne, wird langsamer verdaut als eine kohlenhydratreiche Mahlzeit wie Weißbrot mit süßem oder magerem herzhaften Belag, Bananen, Dattelkugeln (siehe Rezept Seite 94), Rosinenbrot oder Pfannkuchen mit süßem Belag.

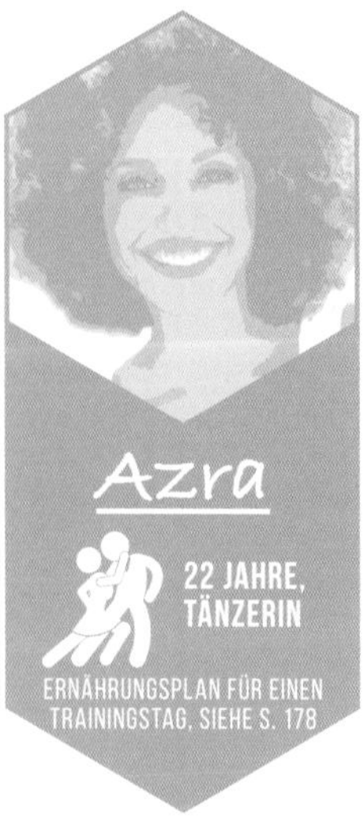
Azra
22 JAHRE, TÄNZERIN
ERNÄHRUNGSPLAN FÜR EINEN TRAININGSTAG, SIEHE S. 178

AZRA: GLEICH NACH DER VORLESUNG ZUM SPORT

Azra, 55 kg, will gleich von der Universität aus zu ihrem Tanzkurs um 18 Uhr gehen. Das Training dauert anderthalb Stunden. Sie überlegt, ob sie erst noch etwas essen soll, denn am Ende des Tages fühlt sie sich oft müde und schlapp. Am besten verzehrt sie gegen 16.30 Uhr zum Beispiel eine Portion Obst und eine Scheibe Brot mit süßem Belag (ca. 1 g Kohlenhydrate pro Kilogramm Körpergewicht), um vor dem Sport ein paar Kohlenhydrate anzusammeln. Ihre Abendmahlzeit nimmt sie direkt nach dem Training ein.

▶ WIE BEREITET SICH BOAZ VOR?

Boaz hat von 19-20 Uhr CrossFit-Training. Er beschließt, seine Abendmahlzeit zeitig um 16 Uhr einzunehmen. Dann hat sein Körper genügend Zeit, um das Essen zu verdauen, wodurch sich das Risiko für Magen-Darm-Beschwerden reduziert. Damit er optimal trainieren kann, entscheidet er sich für das Thai-Curry mit Huhn (siehe Seite 121). Damit erhält sein Körper genügend Brennstoff in Form von Kohlenhydraten. Boaz wiegt 70 kg; die 95 g Kohlenhydrate aus dem Thai-Curry entsprechen damit fast 1,4 g pro Kilogramm Körpergewicht. Das ist mehr als ausreichend, um das Training zu überstehen.

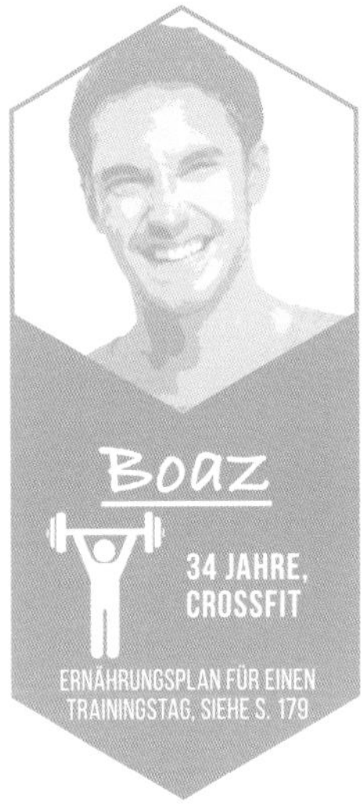
Boaz
34 JAHRE, CROSSFIT
ERNÄHRUNGSPLAN FÜR EINEN TRAININGSTAG, SIEHE S. 179

NÜCHTERNTRAINING: VORTEILHAFT ODER ÜBERFLÜSSIG?

Auch wenn man lange nichts gegessen hat, zum Beispiel vor dem Frühstück, kann man problemlos einen kleinen Dauerlauf machen oder an einer Yogastunde teilnehmen (5). Sprechen keine praktischen Gründe dagegen, ist es trotzdem ratsam, etwas zu essen, vor allem bei intensiveren Belastungen mit einem MET-Wert von 5 oder höher (siehe Seite 25). Auf diese Weise steht einem sofort ein bisschen „schneller" Brennstoff in Form von Kohlenhydraten zur Verfügung. Muss man schon um sechs Uhr morgens im Schwimmbad seine Bahnen ziehen, ist es vielleicht nicht so angenehm, extra fürs Frühstück früher aufzustehen. Ein 45-minütiger Dauerlauf in einem Tempo, bei dem man sich noch unterhalten kann, sollte nüchtern kein Problem sein. Ein gut trainierter Ausdauersportler kann sogar ohne Weiteres ein längeres oder intensiveres Training mit leerem Magen absolvieren (5), da nachts nur eine geringe Menge Glykogen (ca. 80 g) abgebaut wird. Je trainierter ein Sportler ist, desto größer ist sein Kohlenhydratspeicher und entsprechend geringer die Folgen, wenn etwas davon verbraucht wird. Wer sich wenig bewegt, das heißt zum Beispiel, bei einem sitzenden Beruf keinen Sport treibt, leert seine Glykogenspeicher kaum. In diesem Fall bleiben sie noch etwa 72 Stunden einigermaßen gefüllt (6). Wenn man also an Tag eins genügend Kohlenhydrate zu sich nimmt und in der Nacht nur etwas Leberglykogen abgebaut wird, steht einem an Tag zwei noch ausreichend Muskelglykogen für eine sportliche Aktivität zur Verfügung. Außerdem kann der Körper während der Belastung noch auf einen Fettvorrat zurückgreifen (7). Manchmal ist zu lesen, ein Training auf leerem Magen würde beim Abnehmen helfen oder Fett schwinden lassen. Auch wenn beim Nüchterntraining tatsächlich relativ etwas mehr Fette verbrannt werden, als wenn man vorher etwas gegessen hat, letztendlich verbraucht man in beiden Fällen dieselbe Kalorienzahl. Beim Abnehmen geht es um eine negative Energiebilanz, siehe auch Kap. 4, Seite 150. Beim Nüchtern-Training wird nur ein anderer Brennstoff verwendet (8-10). Ein Gewichtsverlust ist damit nicht verbunden.

> „AUCH WENN BEIM NÜCHTERNTRAINING TATSÄCHLICH RELATIV ETWAS MEHR FETTE VERBRANNT WERDEN, ALS WENN MAN VORHER ETWAS GEGESSEN HAT, LETZTENDLICH VERBRAUCHT MAN IN BEIDEN FÄLLEN DIESELBE KALORIENZAHL."

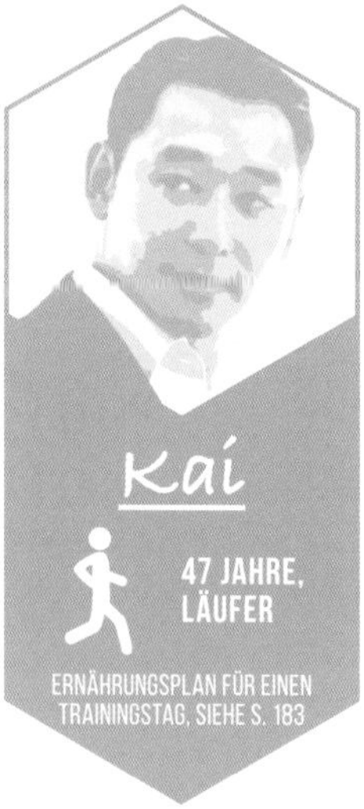

KAI: TRAINING VOR DEM FRÜHSTÜCK

Kai hat sich ein neues Ziel gesetzt. Er will fitter werden, damit er in einem halben Jahr einen Halbmarathon laufen kann. Dafür trainiert er zwei- bis dreimal wöchentlich. Daneben führt er ein aktives soziales Leben, und die Abende sind schnell verplant. Am Wochenende macht Kai einen Dauerlauf, doch während der Woche hat er dafür kaum Zeit. Deshalb beschließt er, morgens vor der Arbeit zu trainieren. Er läuft dann 30-45 Minuten in ruhigem Tempo. Aufgrund der geringen Intensität braucht Kai vor dem Training kein Frühstück. Es reicht, wenn er direkt anschließend etwas isst. Bei längeren und/oder intensiveren Trainingseinheiten ist ein Frühstück allerdings empfehlenswert (siehe Feline).

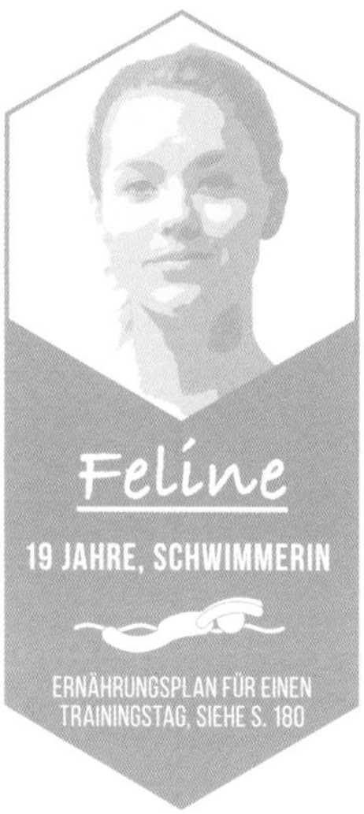

FELINE: EIN SCHWIMMTRAINING AUF NÜCHTERNEN MAGEN IST OFFENBAR KEINE GUTE IDEE!

Fast jeden Morgen um halb sieben findet man Feline im Schwimmbad. Dort absolviert sie ein zweistündiges Schwimmtraining. Die Trainingsintensität variiert, und oft schließt sich an die Schwimmeinheit noch eine andersartige Belastung, zum Beispiel ein 45-minütiges Krafttraining, an. Als Feline einmal verschlafen hat und keine Zeit zum Frühstücken bleibt, geht sie mit leerem Magen zum Training. Diesmal ist die Schwimmeinheit intensiv. Beim Schwimmen hat Feline noch keine Probleme, doch während des Krafttrainings fühlt sie sich zunehmend müde und erschöpft. Kein Wunder, denn ihre Glykogenspeicher sind inzwischen so gut wie leer. Damit steht Feline kein schneller Brennstoff mehr zur Verfügung. Es wäre besser gewesen, wenn sie ihre Kohlenhydratspeicher während der Belastungseinheiten mit einem Sportgetränk angefüllt und beim Wechsel zum Krafttraining einen kohlenhydratreichen Snack, etwa eine Banane oder eine Scheibe Brot, gegessen hätte.

Inspiration: Kohlenhydratreiche Frühstücksrezepte

Guten Morgen! Diese Frühstücksrezepte enthalten minimal 50 g Kohlenhydrate pro Portion (außer das Sportgranola). Praktisch, wenn man nach dem Frühstück Sport treiben will!

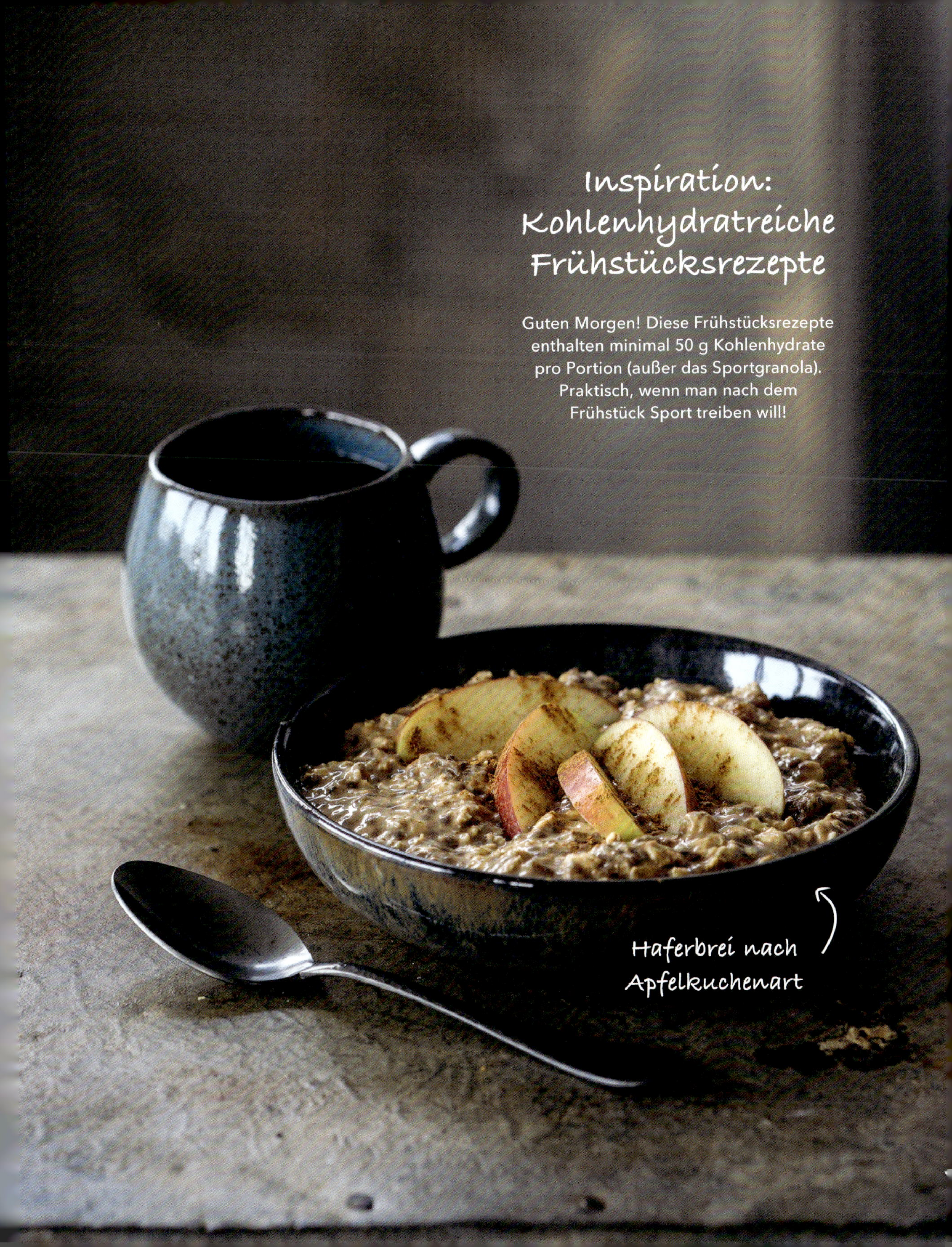

Haferbrei nach Apfelkuchenart

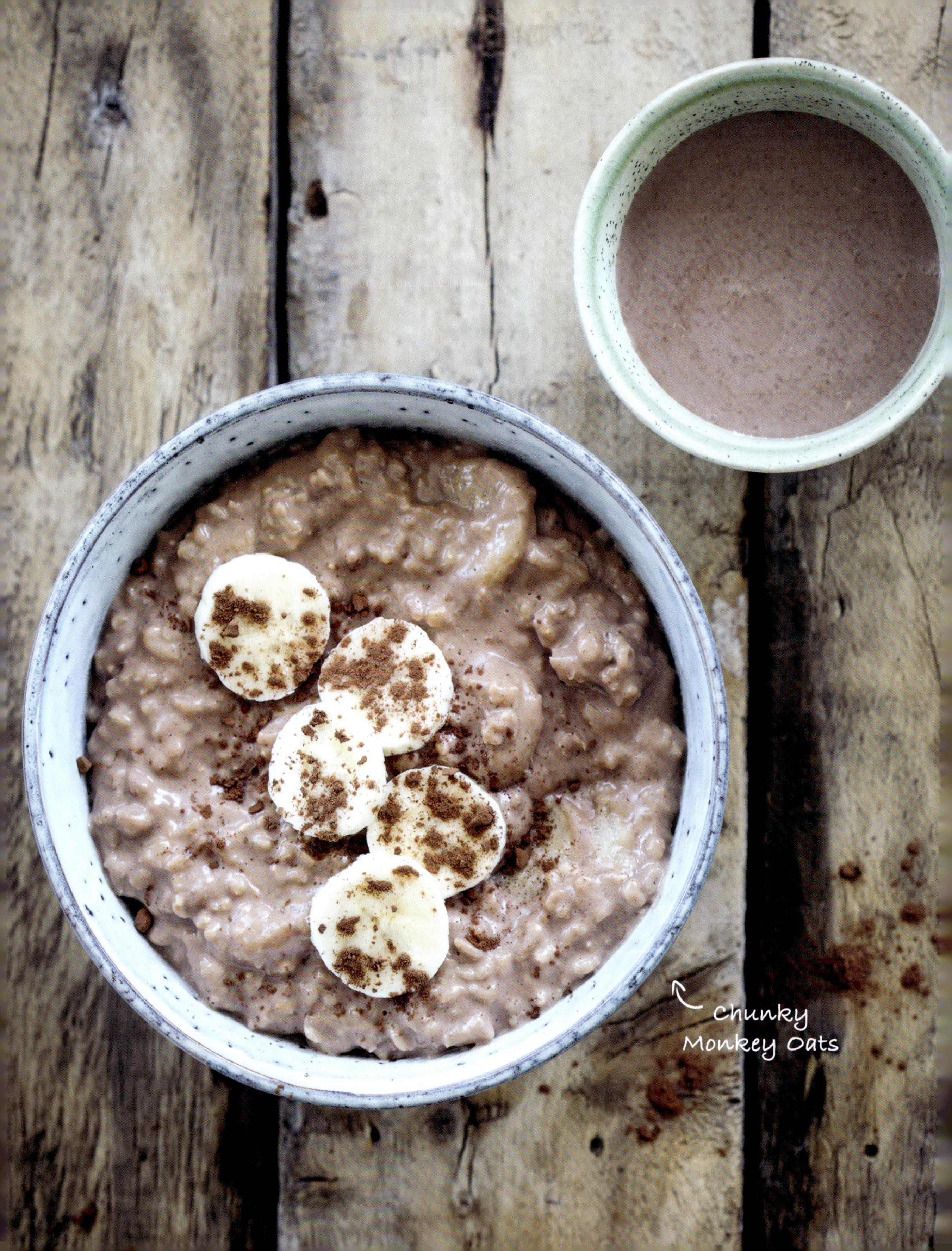
Chunky
Monkey Oats

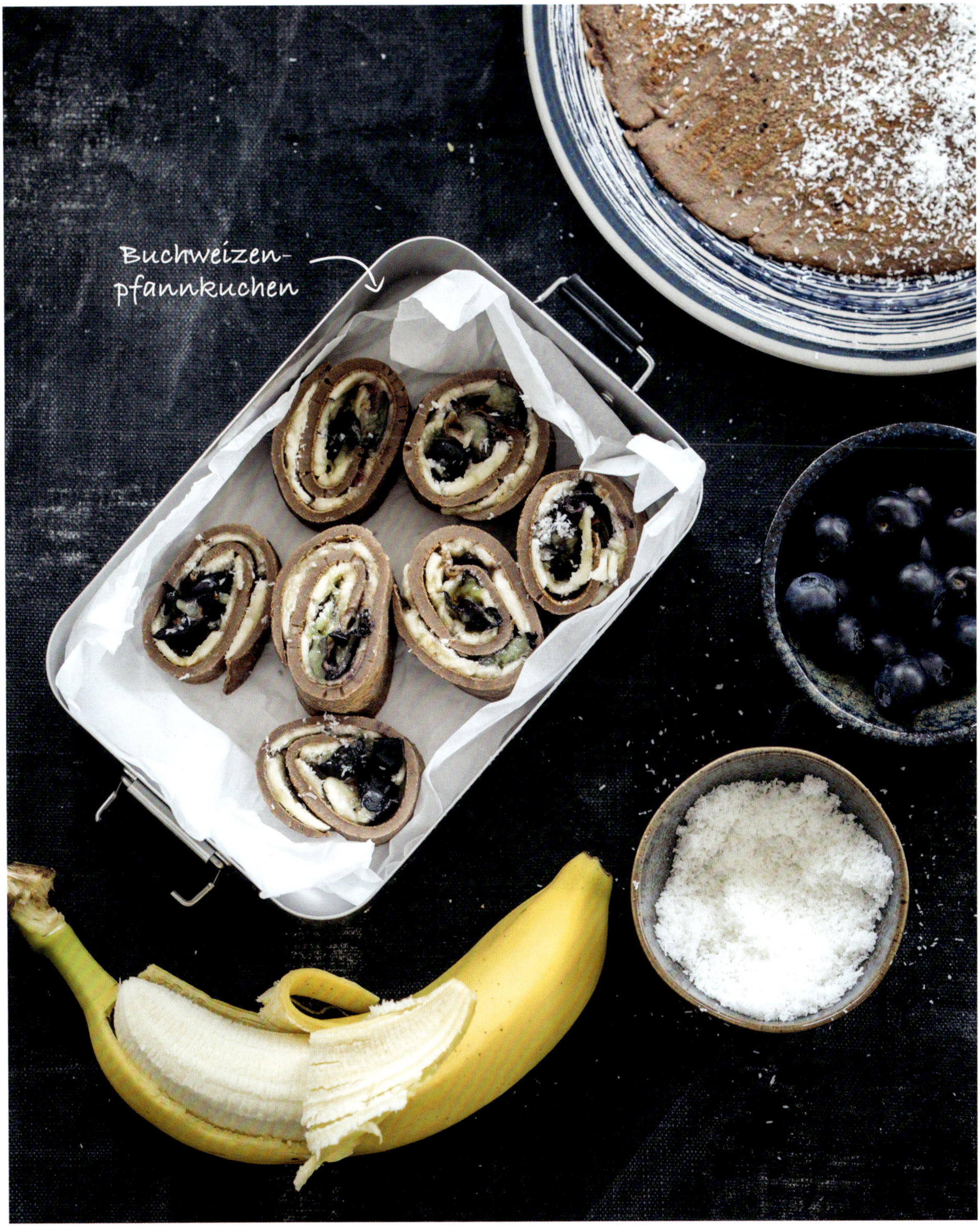
Buchweizen-
pfannkuchen

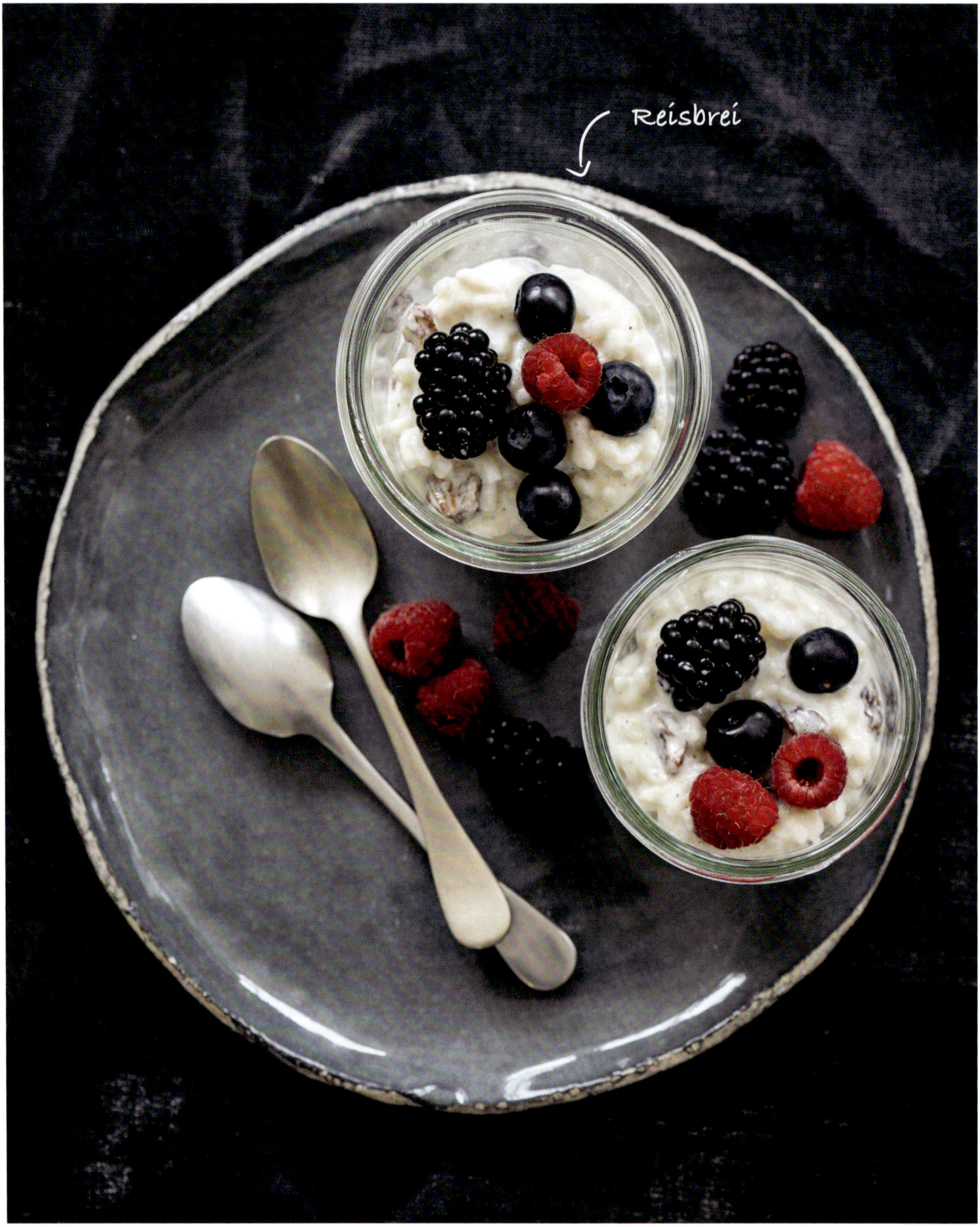
Reisbrei

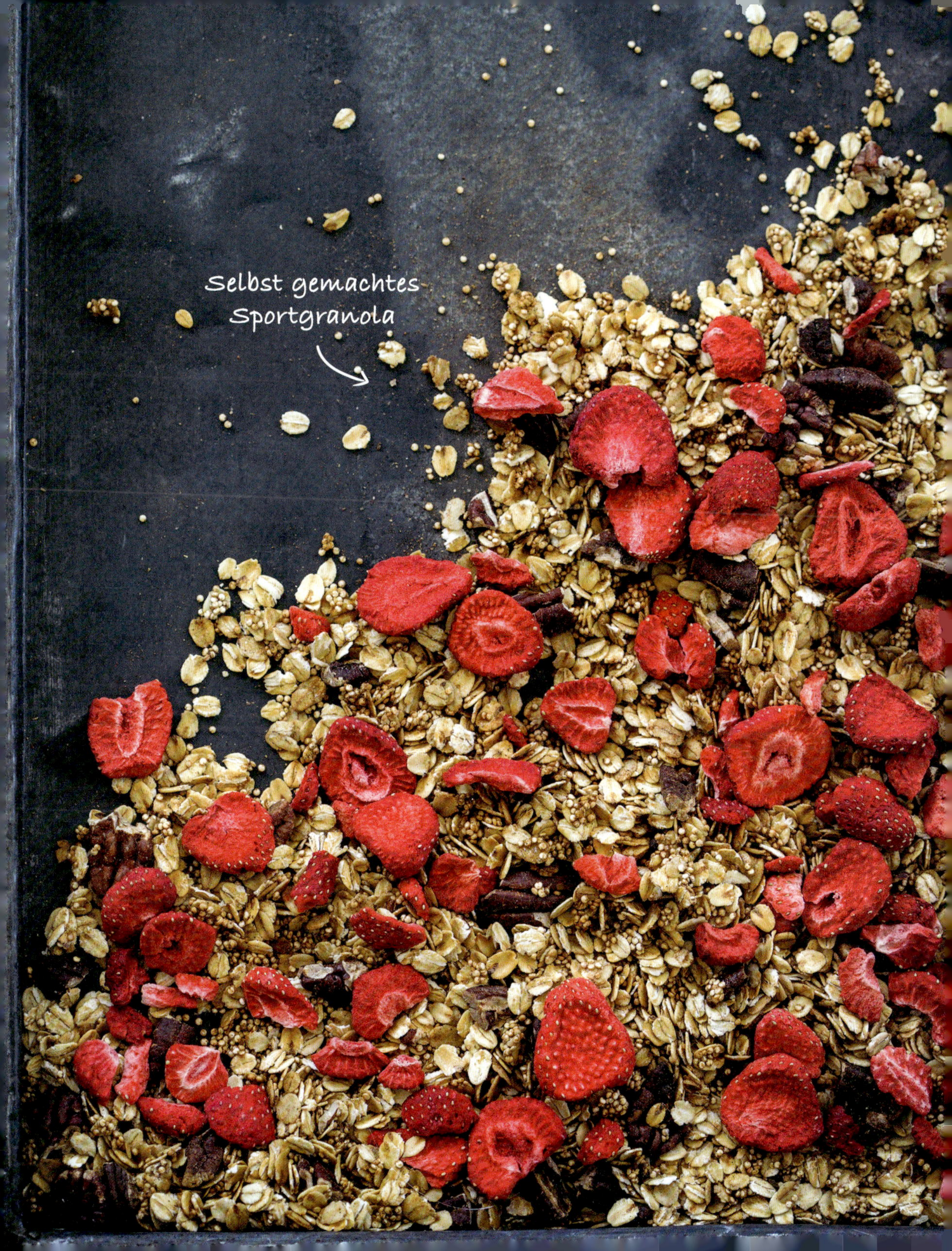
Selbst gemachtes
Sportgranola

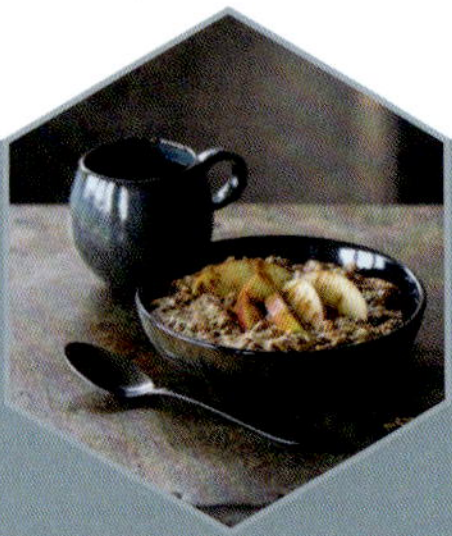

HAFERBREI NACH APFELKUCHENART

FÜR 1 PERSON
Zubereitungszeit: 5 Minuten
Kühlzeit: 6 Stunden

Zutaten

- √ *50 g Haferflocken*
- √ *1 EL Chiasaat*
- √ *30 g Rosinen*
- √ *½ EL Zimt*
- √ *250 ml pflanzlicher Milchersatz, z. B. Sojadrink oder Mandelmilch*
- √ *1 Apfel, geraspelt*
- √ *1 TL Rumaroma (wahlweise)*

Zubereitung

Haferflocken, Chiasaat, Rosinen und 1 EL Zimt in ein großes Glas geben und mit einem Löffel mischen. Mit dem Milchersatz übergießen, wahlweise Rumaroma hinzufügen und nochmals verrühren. Das Glas mit Plastikfolie abdecken und in den Kühlschrank stellen. Am nächsten Morgen den geraspelten Apfel hinzufügen und die Masse noch einmal gut vermengen. Mit etwas Zimt bestreuen.

Nährwerte pro Portion

kcal	*487*
Kohlenhydrate	*85*
Eiweiß	*17*
Fette	*11*
Ballaststoffe	*11*

Allergene: Gluten, Nüsse, Soja.

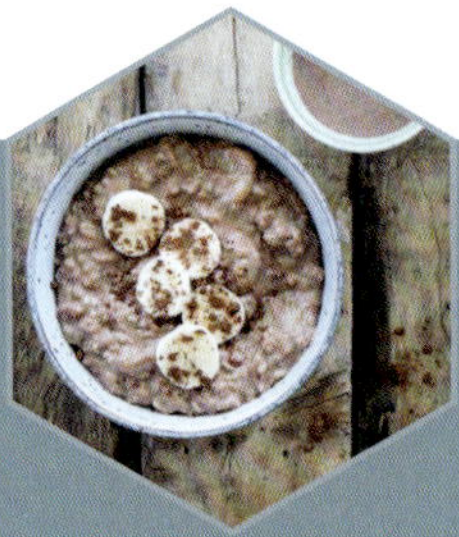

CHUNKY MONKEY OATS

FÜR 1 PERSON
Zubereitungszeit: 10 Minuten

Zutaten

- √ *250 ml fettarme Milch*
- √ *60 g Haferflocken*
- √ *½ Banane, in Scheiben geschnitten*
- √ *½ EL Erdnussbutter*
- √ *½ EL Kakaopulver*

Zubereitung

In einem Topf Milch und Haferflocken mischen und unter Rühren langsam zum Kochen bringen. Weiterrühren, bis ein dicker Brei entsteht. Dabei achtgeben, dass die Masse nicht ansetzt. Die Bananen in Scheiben schneiden, mit der Erdnussbutter und dem Kakaopulver zu dem Haferbrei geben und zusammen noch eine Minute erwärmen.

Nährwerte pro Portion

kcal	*397*
Kohlenhydrate	*52*
Eiweiß	*17*
Fette	*12*
Ballaststoffe	*6*

Allergene: Milch, Laktose, Gluten, Hafer, Erdnuss.

TIPP: Zur Dekoration und für einen knusprigen Biss 1 EL Kakaonibs (rohe Kakaostückchen) über den Haferbrei streuen.

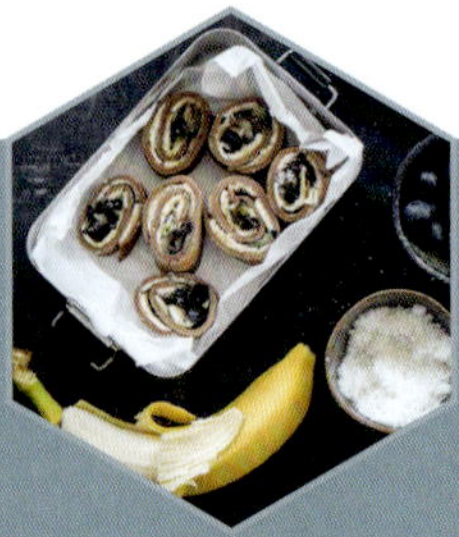

BUCHWEIZENPFANNKUCHEN

FÜR 4 PFANNKUCHEN (2 PORTIONEN)
Zubereitungszeit: 10 Minuten

Zutaten

- √ *80 g Buchweizenmehl*
- √ *1 Prise Salz*
- √ *2 Eier*
- √ *250 ml fettarme Milch*
- √ *1 EL rohes Kakaopulver*
- √ *1 Banane, in dünnen Scheiben*
- √ *1 EL Olivenöl*
- √ *1 Handvoll Blaubeeren*
- √ *1 EL Kokosraspeln*

Zubereitung

Das Mehl mit einer Prise Salz und den Eiern in einer Schüssel mit dem Schneebesen gut verrühren. Anschließend die Hälfte der Milch hinzugießen, alles zu einer glatten Masse schlagen, dann die restliche Milch unterrühren. Zum Schluss das Kakaopulver untermischen. Einen Schuss Öl in einer Pfanne erhitzen und etwas Teig hineinlaufen lassen. Nacheinander vier Pfannkuchen auf beiden Seiten goldbraun backen. Diese mit den Bananenscheiben, Blaubeeren und Kokosraspeln servieren.

Nährwerte pro Portion

kcal	*520*
Kohlenhydrate	*53*
Eiweiß	*18*
Fette	*25*
Ballaststoffe	*1*

Allergene: Ei, Milch, Laktose.

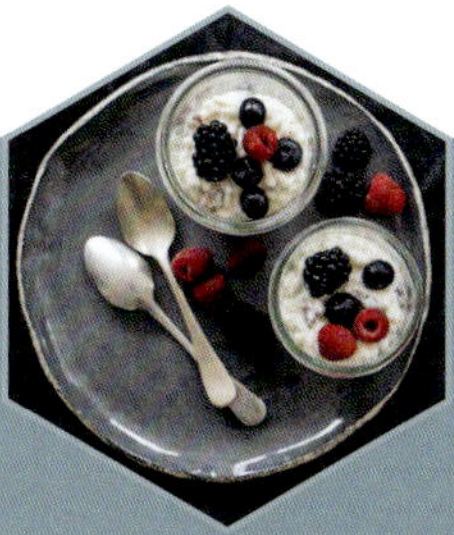

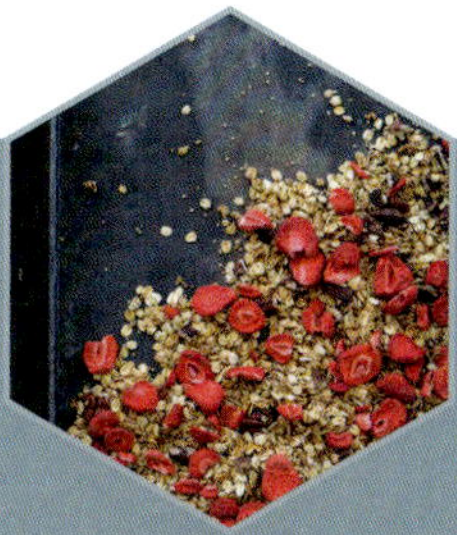

REISBREI

FÜR 1 PERSON

Zubereitungszeit: 20 Minuten

Zutaten

- *75 g Dessertreis*
- *50 ml Wasser*
- *250 ml Sojadrink*
- *3 EL Zucker*
- *1 Prise Salz*
- *1 Päckchen Vanillezucker*
- *75 g frisches Obst*

Zubereitung

Dessertreis, Milch, Zucker und Salz in einen Topf geben und zum Kochen bringen. Bei leichter Hitze und unter ständigem Rühren ca. 15 Minuten köcheln lassen. Den Vanillezucker hinzufügen und eine weitere Minute köcheln lassen. Den Reisbrei warm, lauwarm oder kalt mit etwas Obst servieren.

Nährwerte pro Portion

kcal 430
Kohlenhydrate 90
Eiweiß 14
Fette 5
Ballaststoffe 4
Allergene: Soja, Milch, Laktase.

VARIATION: Den Sojadrink durch Magermilch ersetzen. Für eine frische Note sorgt 1 TL Orangenabrieb.

SELBST GEMACHTES SPORTGRANOLA

FÜR 8 PERSONEN (eine Portion = 40 g)

Zubereitungszeit: 25 Minuten

Zutaten

- *120 g Haferflocken*
- *80 g Quinoa, ungekocht*
- *50 g Pekannüsse, grob gehackt*
- *1 EL Olivenöl oder Olivenöl-Spray*
- *1 EL Ahornsirup*
- *1 TL Vanillepulver*
- *2 TL Spekulatiusgewürz*
- *50 g getrocknete Erdbeeren oder Bananenchips*

Zubereitung

Den Ofen auf 175° C vorheizen. Haferflocken, Quinoa und Pekannüsse auf einem Backblech mischen. Mit Olivenöl besprühen oder mit 1 EL Olivenöl vermengen. Die Mischung ca. 15 Minuten im Ofen rösten. Anschließend den Ahornsirup unterrühren und nochmals fünf Minuten rösten. Das Blech aus dem Ofen nehmen und die Gewürze hinzugeben. Das Granola abkühlen lassen. Zum Schluss die getrockneten Erdbeeren oder die Bananenchips untermengen. Die Mischung in einem gut verschließbaren Gefäß verwahren.

Nährwerte pro Portion

kcal 193
Kohlenhydrate 21
Eiweiß 4
Fette 10
Ballaststoffe 3
Allergene: Hafer, Gluten, Nüsse.

TIPP: Erdbeeren selbst trocknen. Dafür die Erdbeeren in ganz dünne Scheiben schneiden, auf einem Rost verteilen und bei 70° C ca. 75 Minuten backen. Wer keinen Umluftofen hat, lässt die Ofentür einen Spalt offen stehen, damit die Feuchtigkeit entweichen kann. Selbstverständlich kann man für die Zubereitung auch einen speziellen Trockenschrank (600 Watt) verwenden.

TIPP: Bei direktem Verzehr kann man die Trockenfrüchte durch 50 g Frischobst ersetzen

TRAINING MIT NIEDRIGEM GLYKOGENLEVEL: TRAINIEREN, DAMIT RELATIV MEHR FETTE ALS BRENNSTOFF VERWENDET WERDEN

In den meisten Fällen ist es am vernünftigsten, vor der Belastung Kohlenhydrate zu sich zu nehmen. Für fortgeschrittene Ausdauersportler kann ein Training mit niedrigem Glykogenlevel jedoch eine interessante Strategie für eine letzte kleine Leistungssteigerung sein. Bei einem derartigen Training geht es darum, mit fast leeren Glykogenspeichern zu trainieren. Dadurch wird der Körper gezwungen, Fette als Brennstoff zu benutzen. Das trainiert ihn, bei Wettkämpfen relativ mehr Fette als Energiequelle zu verwenden und mit dem begrenzten Glykogenvorrat sparsamer umzugehen. Bei längeren Belastungen steht einem so auch nach den üblichen 45-90 Minuten noch etwas Glykogen zur Verfügung. Das ist natürlich praktisch, wenn man zum Finish ansetzen will. Ein Training mit niedrigem Glykogenlevel ist nur für Ausdauersportler wie Marathonläufer, Triathleten, Ultraläufer oder Radrennfahrer sinnvoll. Kraftsportler und diejenigen, die sich weniger als anderthalb Stunden belasten, profitieren davon nicht. Verschiedene Studien zeigen, dass 1-3 Belastungseinheiten pro Woche mit einem kleinen Glykogenvorrat bei Ausdauersportlern muskuläre Anpassungen bewirken können, in deren Folge der Körper während der Belastung vergleichsweise mehr Fette verbrennt (11, 12).

KOHLENHYDRATE BLEIBEN DER SCHNELLSTE BRENNSTOFF

Wiederholte Belastungen mit einem niedrigen Glykogenlevel können die Fähigkeit des Körpers, Kohlenhydrate als Brennstoff zu verwenden, aber auch verringern. Trainiert man über einen längeren Zeitraum mit einem kleinen Glykogenvorrat, verträgt der Körper die Aufnahme von Kohlenhydraten während der Belastung schlechter. Infolgedessen können Magen-Darm-Beschwerden auftreten. Darüber hinaus steht einem insgesamt weniger Glykogen zur Verfügung als bei einem Training mit gefülltem Kohlenhydratspeicher. Außerdem kann der Körper Kohlenhydrate schließlich weniger gut als Brennstoff einsetzen. Das ist natürlich nicht besonders praktisch, da Kohlenhydrate bei einem intensiven Training oder bei einem harten Wettkampf die wichtigste Energiequelle sind. Der Körper passt sich durch Trainingseinheiten mit niedrigem Glykogenlevel zwar an, indem er die Kapazität für die Fettverbrennung erhöht, doch es ist nicht leistungsfördernd. Schließlich erreicht man so keine hohe Intensität, da die Kohlenhydratverbrennung weniger effizient verläuft. Es ist also sinnvoll, mit niedrigem Glykogenlevel vor allem bei Belastungseinheiten mit geringerer Intensität zu trainieren und bei intensiven Einheiten auf einen gut gefüllten Kohlenhydratspeicher zurückzugreifen. Wir empfehlen, nicht mehr als zwei- bis dreimal wöchentlich mit niedrigem Glykogenlevel zu trainieren, da es sonst zulasten der maximalen Kohlenhydrataufnahme während einer Belastung geht.

Letztendlich sollte man immer bedenken, wann man welchen Brennstoff braucht und welches Ziel man verfolgt (12).

WIE GESTALTET MAN EIN TRAINING MIT NIEDRIGEM GLYKOGENLEVEL?

Ein Training mit niedrigem Glykogenlevel ist keine leichte Aufgabe. Deshalb sollte es immer unter Anleitung eines Sportdiätassistenten durchgeführt werden. Es stehen verschiedene Methoden zur Verfügung.

- Bei der ersten Methode belastet sich der Sportler viel länger als anderthalb Stunden, ohne in der Zeit Kohlenhydrate zu sich zu nehmen. Damit sollen sich die Leber- und Muskelglykogenspeicher vollständig leeren. Manche Ausdauerathleten tun dies bereits unbeabsichtigt (3, 11).

- Bei der zweiten Methode trainiert der Sportler zweimal am Tag. Bei der ersten Einheit sind die Glykogenspeicher nach 60-90 Minuten leer. Anschließend werden keine Kohlenhydrate aufgefüllt. So beginnt der Sportler das zweite Training bereits mit wenig bis keinem Glykogen (11).

- Bei der dritten Methode belastet sich der Sportler am Ende des Tages und füllt seine Kohlenhydratspeicher erst nach der Trainingseinheit am nächsten Morgen wieder auf. Das entspricht eigentlich Methode 2, nur ist es manchmal einfacher, den kohlenhydratlosen Zeitraum im Schlaf zu überbrücken. Schließlich gerät man nachts nicht in Versuchung, etwas zu sich zu nehmen (11).

Ein Training mit niedrigem Glykogenlevel darf auf keinen Fall zulasten der Gesamtkohlenhydratmenge gehen, die man pro Tag zu sich nehmen sollte; die Kohlenhydrate müssen nur zu anderen Zeitpunkten aufgenommen werden. Ein Sportler, der pro Tag durchschnittlich 5 g Kohlenhydrate pro Kilogramm Körpergewicht benötigt, führt seinem Körper diese Menge also weiterhin zu. Bei der ersten Methode ist das vor und nach dem Training möglich. Bei Methode 2 und 3 kann der tägliche Kohlenhydratbedarf vor der ersten und nach der zweiten Belastungseinheit gedeckt werden. Außerdem ist es wichtig, einem Training mit niedrigem Glykogenlevel eines mit gefüllten Kohlenhydratspeichern gegenüberzustellen. Auf diese Weise wird die Kohlenhydrataufnahme stimuliert. Mehr Informationen zu diesem Thema finden sich bei Koen auf Seite 71.

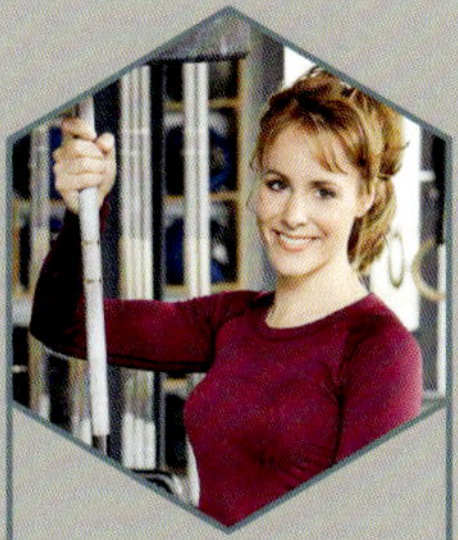

Titia

MIT DER AUFNAHME VON KOHLENHYDRATEN SPIELEN

„Ein Training mit niedrigem Glykogenlevel empfiehlt sich nur für fortgeschrittene Ausdauersportler, deren Wettkämpfe wesentlich länger als anderthalb Stunden dauern, und die sich anderweitig kaum noch verbessern können. Sie können mit der Kohlenhydrataufnahme spielen und, falls nötig, Anpassungen vornehmen. Bei dieser Strategie geht es nur um kleine Verbesserungen in Bezug auf Körperzusammensetzung und Brennstoffnutzung."

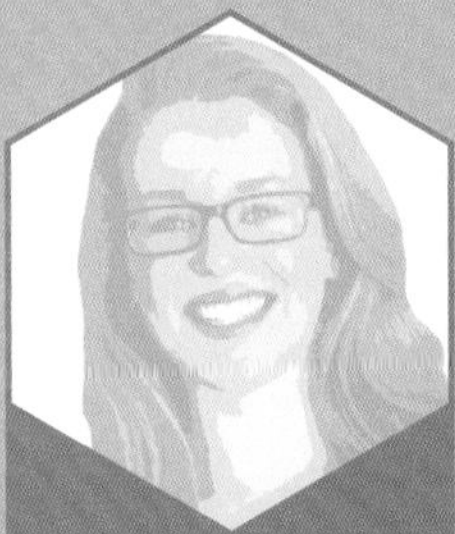

Jill

26 JAHRE, HOCKEY-SPIELERIN

ERNÄHRUNGSPLAN FÜR EINEN TRAININGSTAG, SIEHE S. 182

JILL WILL MIT NIEDRIGEM GLYKOGENLEVEL TRAINIEREN. IST DAS EINE GUTE IDEE?

Jill hat im Internet gelesen, dass ein Training mit niedrigem Glykogenlevel sinnvoll ist, wenn man Körperfett verlieren und die Leistung steigern möchte. Normalerweise trainiert Jill zweimal pro Woche. Sie wendet die zweite Methode an, indem sie an einem Tag zweimal trainiert und zwischendurch keine Kohlenhydrate zu sich nimmt. Morgens frühstückt sie ganz normal mit kohlenhydratreichen Lebensmitteln, anschließend absolviert sie ein Lauftraining, und am Ende des Nachmittags nimmt sie an einem Torwarttraining für Hockeyspieler teil. Das Morgentraining übersteht Jill gut. Anschließend führt sie ihrem Körper mit einem gekochten Ei, reichlich Gemüse und später noch mit einem Joghurt mit Nüssen die notwendigen Eiweiße zu. Ihre Kohlenhydratspeicher füllt sie dagegen kaum auf, das heißt, sie isst weder Brot noch Haferflocken, Obst oder andere kohlenhydratreiche Lebensmittel. Im Laufe des Nachmittags wird Jill zunehmend gereizt, und sie fühlt sich nicht fit. Bei ihrem Torwarttraining am Ende des Nachmittags kann sie sich nicht konzentrieren, und sie verpasst fast jeden Ball. Ein Training mit niedrigem Glykogenlevel ist für Jill keine geeignete Strategie, da sie keine langen Ausdauerbelastungen durchstehen muss und nur zweimal wöchentlich trainiert. Ziel eines Trainings mit niedrigem Glykogenlevel ist es schließlich, mit Kohlenhydraten als Brennstoff anders umzugehen, und nicht, Fett zu verlieren. Der Kohlenhydratmangel führt schließlich zu einer Konzentrationsabnahme, und dadurch verfehlt Jill das wichtigste Ziel ihres Torwarttrainings: die Verbesserung der Koordination. So holt Jill nicht das Optimum aus ihrem Training heraus.

KOEN: BELASTUNG MIT WENIG GLYKOGEN

Radrennfahrer Koen hat das Gefühl, dass er bei seiner Grundernährung und der Trainingsgestaltung nicht mehr viel verbessern kann. Da er trotzdem noch Fortschritte machen möchte, beginnt er, mit Trainingseinheiten bei niedrigem Glykogenlevel zu experimentieren. Dabei hält er die tägliche Gesamtkohlenhydratmenge konstant und passt nur das Timing und die Trainingsstrategie an. Damit seine Glykogenspeicher beim nächsten Training wieder gefüllt sind, befolgt Koen noch immer die Richtlinie 6-10 g Kohlenhydrate pro Kilogramm Körpergewicht pro Tag (siehe Seite 31). Diese Menge nimmt er vor allem morgens und mittags zu sich. Nachmittags macht er eine lange Ausfahrt von mehr als 90 Minuten. Beim Abendessen verzichtet er auf Kohlenhydrate und isst nur etwas Fisch mit Gemüse. Am nächsten Morgen nimmt Koen ein kohlenhydratarmes Frühstück zu sich, zum Beispiel Huhn mit Avocado, Cloudies (siehe Rezept S. 72), ein Omelett oder ein bisschen Quark. Darauf folgt eine ruhige Trainingseinheit. Erst im Anschluss an diese Belastung füllt Koen seine Kohlenhydratspeicher mit einer großen Portion Nudeln wieder auf. Insgesamt liegt seine tägliche Gesamtkohlenhydrataufnahme noch immer bei den empfohlenen 6-10 g Kohlenhydrate pro Kilogramm Körpergewicht. Nur setzt Koen sie jetzt gezielter ein. Er ist sozusagen carb-smart, das heißt, clever im Umgang mit Kohlenhydraten. Bei einer Trainingseinheit mit niedrigem Glykogenlevel nutzt er mehr die Fettverbrennung als Energiequelle. An einem Tag mit intensivem Intervalltraining versucht er, gerade während der Belastung seine Kohlenhydratspeicher aufzufüllen. Hiermit fördert er die Kohlenhydrataufnahme, ohne schnellen Brennstoff zu verlieren, wodurch er seine Leistung auf hohem Niveau halten kann. Im Gegensatz zur Hockeyspielerin Jill eignen sich für Ausdauersportler wie Koen – unter Anleitung eines Sportdiätassistenten – Trainingseinheiten mit niedrigem Glykogenlevel zur Leistungssteigerung.

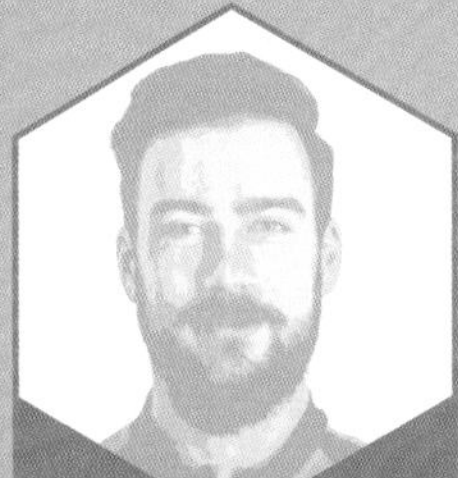

Koen

39 JAHRE, RADRENNFAHRER/ EISSCHNELLLÄUFER

ERNÄHRUNGSPLAN FÜR EINEN TRAININGSTAG, SIEHE S. 184

Inspiration: Cloudies

Auf der Suche nach einem kohlenhydratarmen Frühstück? Wie wäre es dann mit diesen fluffigen Cloudies? Sie schmecken einfach nur so oder mit jedem beliebigen Belag. Außerdem eignen sie sich prima für unterwegs!

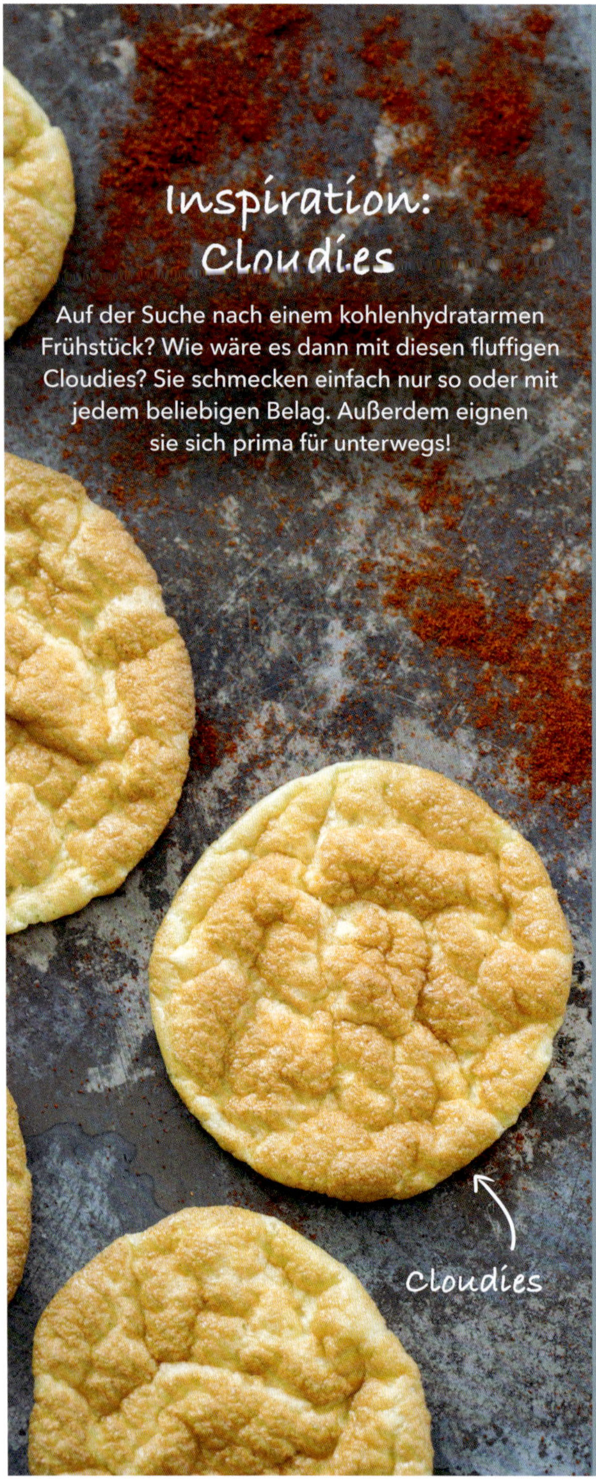

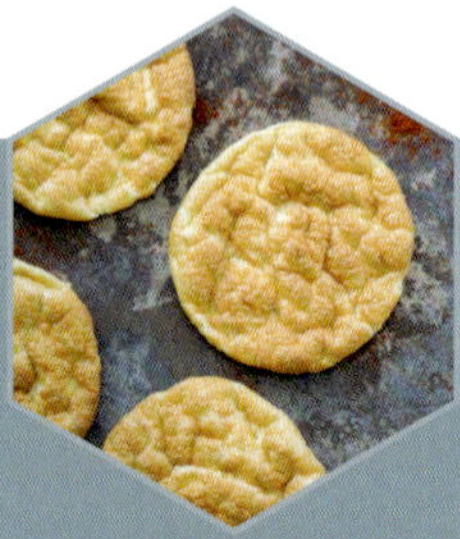

CLOUDIES

FÜR 6 PORTIONEN
Zubereitungszeit:
30 Minuten

Material

Fettfreie Schüssel, Mixer, Backpapier, Backblech, Backofen

Zutaten

- √ *4 Eier*
- √ *1 TL Paprikapulver*
- √ *1 Messerspitze Backpulver*
- √ *100 g Hüttenkäse*

Zubereitung

Den Backofen auf 160° C vorheizen. Eigelb vom Eiweiß trennen. Eine Schüssel mit Essig auswischen, damit sie fettfrei ist (sehr wichtig). Das Eiweiß mit Paprikapulver und Backpulver auf hoher Stufe steif schlagen. Das Eiweiß ist steif genug, wenn sich in der Masse Spitzen bilden, die nicht verlaufen. Eigelb und Hüttenkäse vermengen. Löffelweise unter das geschlagene Eiweiß ziehen. Das Eiweiß sollte dabei noch fest bleiben. Ein Backblech mit Backpapier auslegen. Die Masse in sechs gleichmäßigen Portionen darauf verteilen. Dabei genug Platz zwischen den einzelnen Häufchen lassen, da sie leicht aufgehen. Die Cloudies ca. 15 Minuten im Ofen backen. Sind sie zu hell, noch eine Minute mit der Grillfunktion bräunen.

Nährwerte pro Cloudie

kcal 60
Kohlenhydrate 0
Eiweiß 6
Fette 3,6
Ballaststoffe 0
Allergene: Ei, Milch, Laktose.

VARIATION: Paprikapulver durch Knoblauchpulver und/oder Schnittlauchröllchen ersetzen. Man kann die Cloudies auch nach Belieben belegen, z. B. mit Avocado, Hühnchenaufschnitt oder Erdnussbutter.

KOHLENHYDRATE BUNKERN FÜR LÄNGERE LEISTUNGEN

Steht im Ausdauersport ein wichtiger Wettkampf an, etwa ein Halbmarathon, kann es sinnvoll sein, die Kohlenhydratspeicher (Glykogenspeicher) zu vergrößern. Dafür „bunkert" man in der Vorbereitungsphase Kohlenhydrate. Mit dieser auch *Tapering* genannten Strategie legt der Sportler einen größeren Glykogenvorrat als üblich an. So dauert es bei der intensiven Wettkampfbelastung länger, bis dieser aufgebraucht ist. Der Sportler kann sich länger intensiv belasten und muss während des Wettkampfs keine oder weniger (schnell) Kohlenhydrate auffüllen. Für das *Tapering* gibt es verschiedene Methoden:

- **The Classic Way:** Bei dieser älteren Methode, die wir nicht empfehlen würden, startet der Sportler eine Woche vor dem Wettkampf mit einem intensiven Training und drei Tagen mit kohlenhydratarmer Nahrung. Auf diese Weise leert er seine Glykogenspeicher oder verkleinert sie. In den folgenden drei Tagen wird „geladen", indem man besonders viele Kohlenhydrate zu sich nimmt. Hierdurch füllt man die Glykogenspeicher wieder auf, plus einem kleinen Extra im Vergleich zur gewohnten Menge. So überkompensiert der Körper gewissermaßen den regulären Glykogenvorrat (13).

- **The New Moderate Way:** Auch bei dieser Methode stellt der Sportler seine Ernährung eine Woche vor dem Wettkampf um. Jetzt nimmt er allerdings am ersten Tag relativ wenige Kohlenhydrate zu sich und erhöht die Menge stufenweise Tag für Tag. Am letzten Tag vor dem Wettkampf werden dem Körper die meisten Kohlenhydrate zugeführt, und zwar 12 g pro Kilogramm Körpergewicht. Auf diese Weise steht man mit einem gut gefüllten Tank am Start (14). Wie Koen dies macht, ist auf Seite 74 zu lesen.

Der *Classic Way* ist nicht immer einfach. In den ersten Tagen erholt man sich schwerer vom intensiven Training, da man über weniger Kohlenhydrate verfügt. Die anschließende Trainingspause kann auch mental frustrierend sein. Beim *New Moderate Way* hat man diese Nachteile nicht, speichert aber fast genauso viele Kohlenhydrate. Bei den meisten Sportlern scheinen am letzten Tag 5-7 g Kohlenhydrate pro Kilogramm Körpergewicht auszureichen. Leider verstehen viele den Begriff „Kohlenhydrate bunkern" falsch und meinen, sie müssten sich überfressen. Dadurch erhöht sich die Gesamtenergieaufnahme, während man sich weniger bewegt. Deshalb ist es beim *Tapering* wichtig, nicht mehr als normal und möglichst fettarm zu essen, damit die Energiebilanz ausgeglichen bleibt.

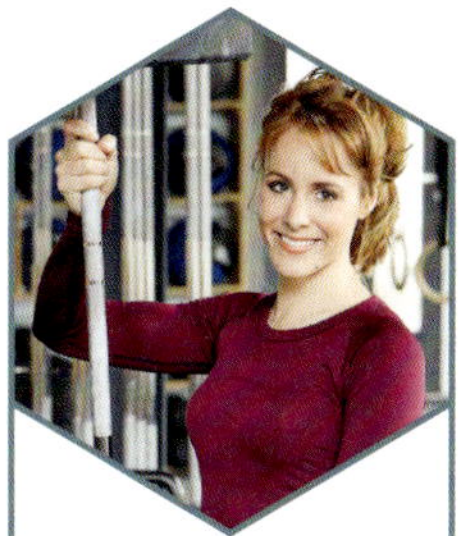

Titia

CARB-SMART: SEI CLEVER IM UMGANG MIT KOHLENHYDRATEN

„Mit wenig Glykogen zu trainieren, bedeutet nicht, völlig auf Kohlenhydrate zu verzichten. Im Gegenteil, in diesem Fall ist es besonders wichtig, dass die Strategie nicht zulasten der empfohlenen Tagesmenge an Kohlenhydraten geht. Man spielt nur mit den Zeiten, an denen man sie aufnimmt. Ein gutes Timing ist bei dieser Methode essenziell!"

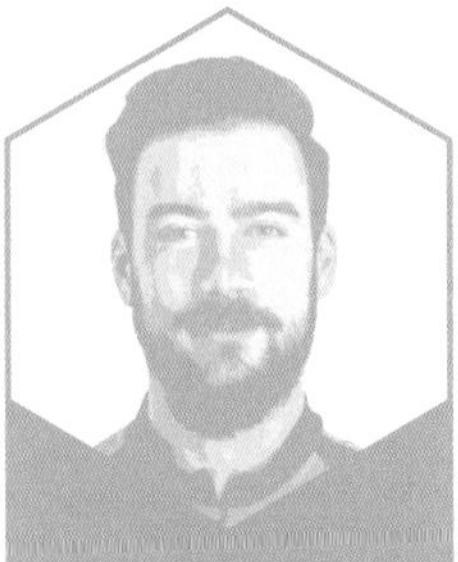

Koen

39 JAHRE, RADRENNFAHRER/EISSCHNELLLÄUFER

ERNÄHRUNGSPLAN FÜR EINEN TRAININGSTAG, SIEHE S. 184

KOHLENHYDRATEBUNKERN ALS WETTKAMPFVORBEREITUNG FÜR KOEN

Radrennfahrer Koen wiegt 70 kg. Nächsten Samstag startet er bei einem Radrennklassiker. Dort wird er mindestens vier Stunden unterwegs sein. Für Koen ist es eine gute Idee, in der Woche vor dem Wettkampf Kohlenhydrate zu bunkern, damit er so lange wie möglich auf seine Glykogenspeicher zurückgreifen kann. Koen will nach dem *New Moderate Way* vorgehen. Zwei Tage vor dem Rennen sollte er circa 10 g Kohlenhydrate pro Kilogramm Körpergewicht zu sich nehmen und einen Tag davor circa 12 g. Am Sonntag vor dem Wettkampf stehen circa 3 g * 70 kg = 210 g Kohlenhydrate auf seinem Speiseplan. Die übrigen Tage sehen wie folgt aus:

TAB. 10

WIE GEHT KOEN BEIM KOHLENHYDRATEBUNKERN VOR?

MONTAG 210-280 G KOHLENHYDRATE 3 G/KG	5 Scheiben Brot mit Apfelkraut, 200 g Kartoffeln, 1 Portion Sportgranola (Seite 67), 1 Banane, 1 Apfel
DIENSTAG 280-350 G KOHLENHYDRATE 4-5 G/KG	6 Scheiben Brot mit Marmelade, 1 Portion Nudeln mit Tempeh (Seite 81), 1 Banane, 2 Äpfel
MITTWOCH 360-420 G KOHLENHYDRATE 6-7 G/KG	5 Scheiben Brot mit Apfelkraut, 1 Portion Haferbrei Apfelkuchenart, 1 Portion Thai-Curry-Huhn (Seite 121), 1 Portion Couscoussalat (Seite 79), 1 Portion Sportgranola (Seite 67), 1 Banane, 1 Apfel
DONNERSTAG 560-630 G KOHLENHYDRATE 8-9 G/KG	8 Scheiben Brot mit Marmelade, 5 Dattelbällchen (Seite 94), 1 Portion Sportfalafel (Seite 170), 2 Bananen, 2 Äpfel, 1 Portion Soba-Nudeln (Seite 80), 1 Portion Teffbrei (Seite 48), 2 Portionen Sportgranola (Seite 67)
FREITAG 630-770 G KOHLENHYDRATE 9-11 G/KG	1 Portion Chunky Monkey Oats (Seite 66), 1 Buchweizenpfannkuchen (Seite 66), 1 Portion Bulgursalat (Seite 80), 1 Scheibe Kaffee-Dattel-Brot (Seite 94), 1 Portion knuspriges Tempeh aus dem Ofen (Seite 170), 2 Bananen, 2 Äpfel, 9 Scheiben Brot mit Marmelade, 1 Kokos-Reis-Schnitte (Seite 93)
SAMSTAG 840 G KOHLENHYDRATE 12 G/KG	2 Bananen-Ricotta-Pfannkuchen (Seite 47), 1 Portion Reisbrei (Seite 67), 2 Scheiben Bananenbrot (Seite 92), 1 Smoothie-Pack (Seite 175), 1 Portion Seidentofu (Seite 112), 2 Bananen, 3 Äpfel, 1 Portion Nudeln mit Lachs (Seite 120), 12 Scheiben Brot mit Marmelade, 1 Portion Sportgranola (Seite 67), 1 Portion Fruchtquark (Seite 47).

Inspiration: Kohlenhydratreiche Lunchrezepte

Steht am Ende des Nachmittags ein Training an? Dann sind diese kohlenhydratreichen Lunchrezepte vielleicht ein Tipp. Auch zum Mitnehmen geeignet!

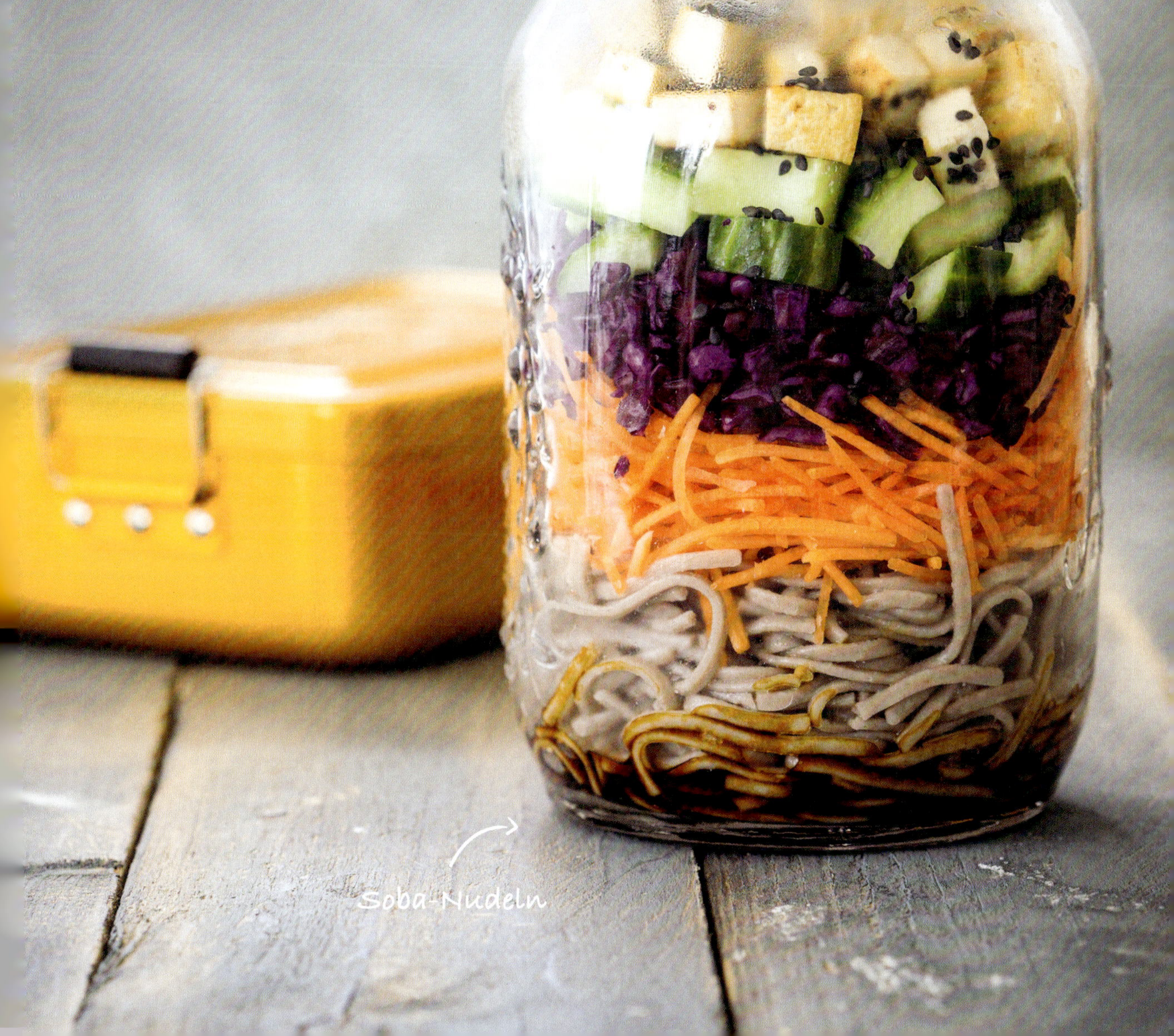

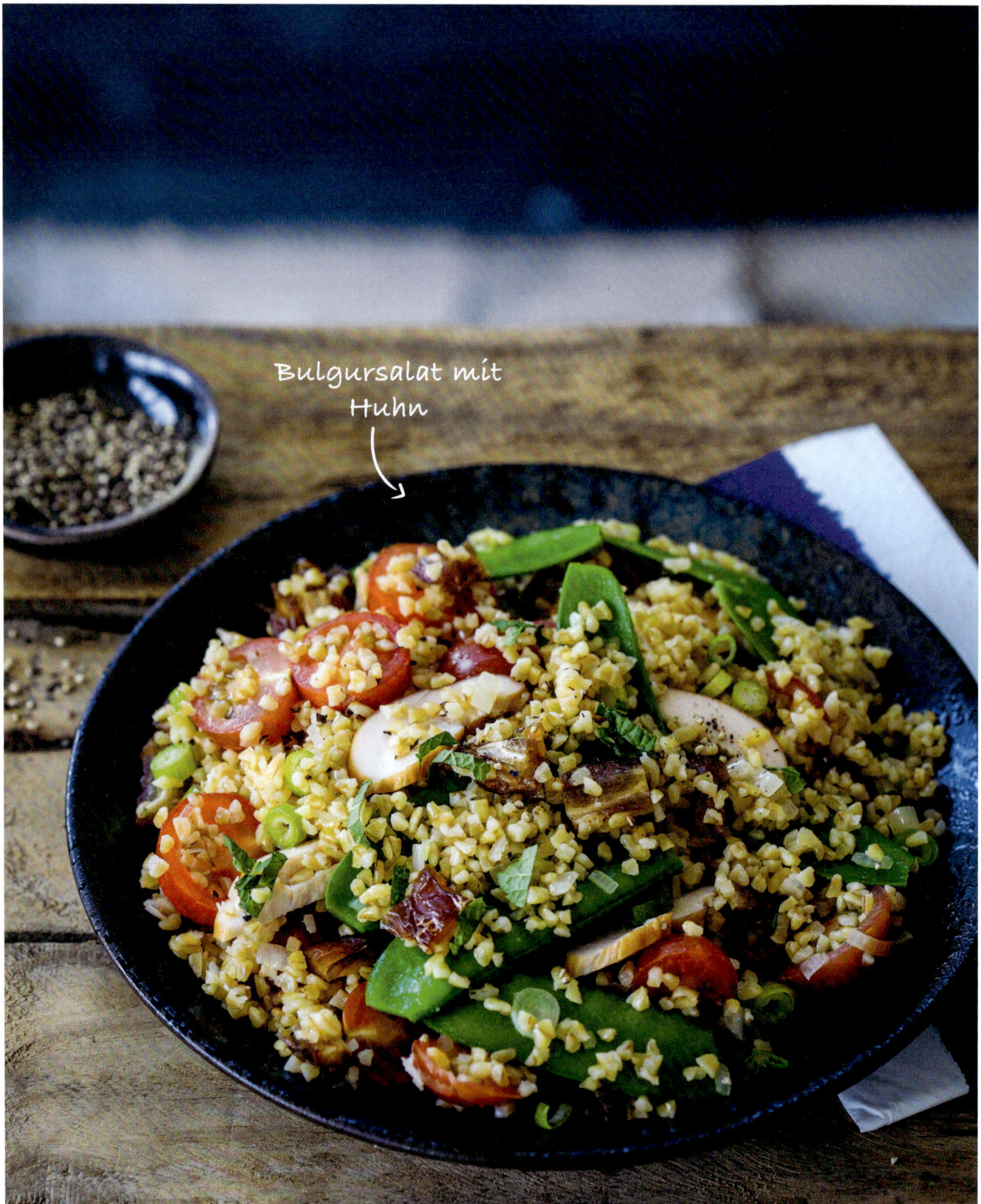
Bulgursalat mit
Huhn

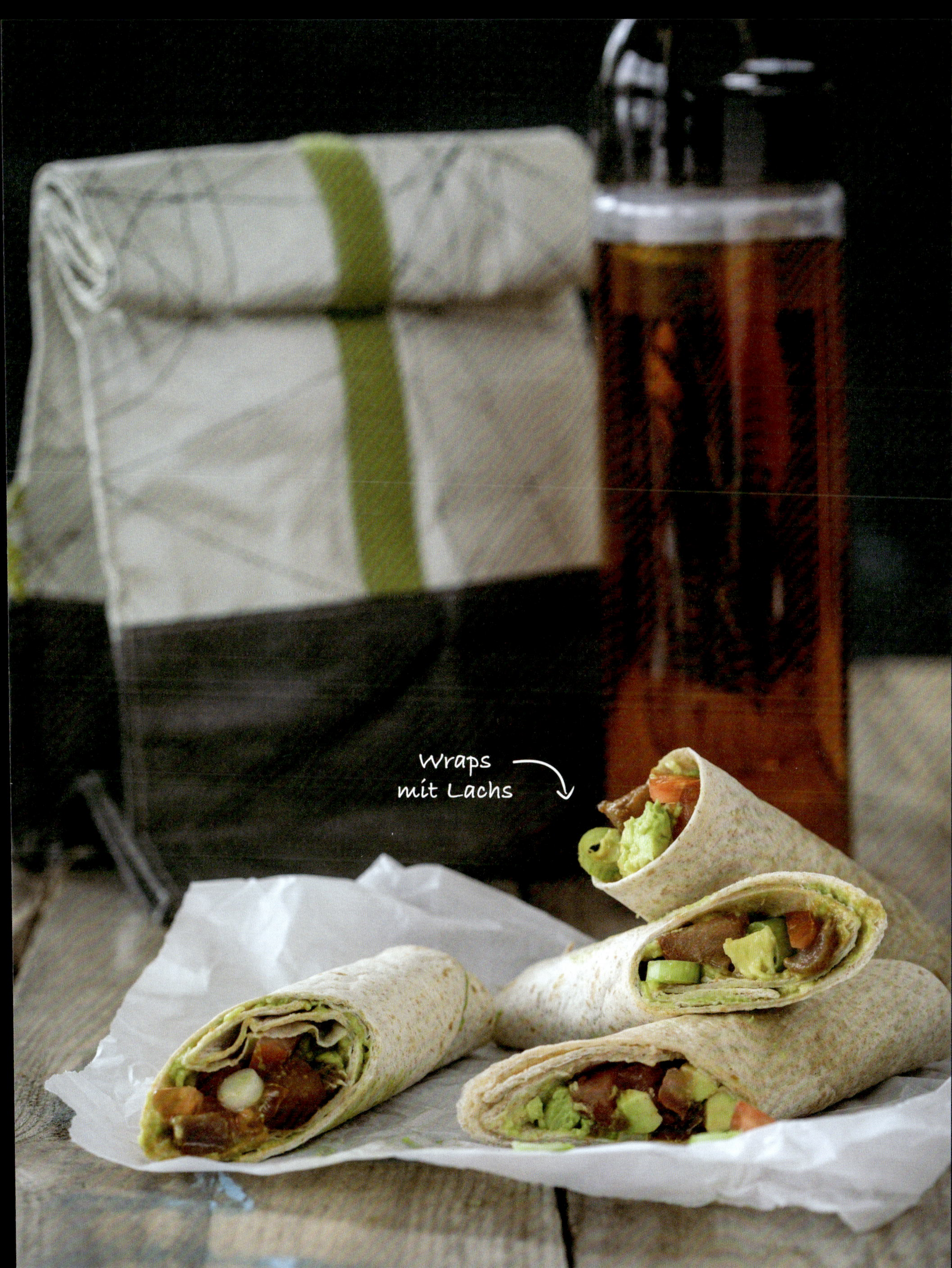
Wraps
mit Lachs

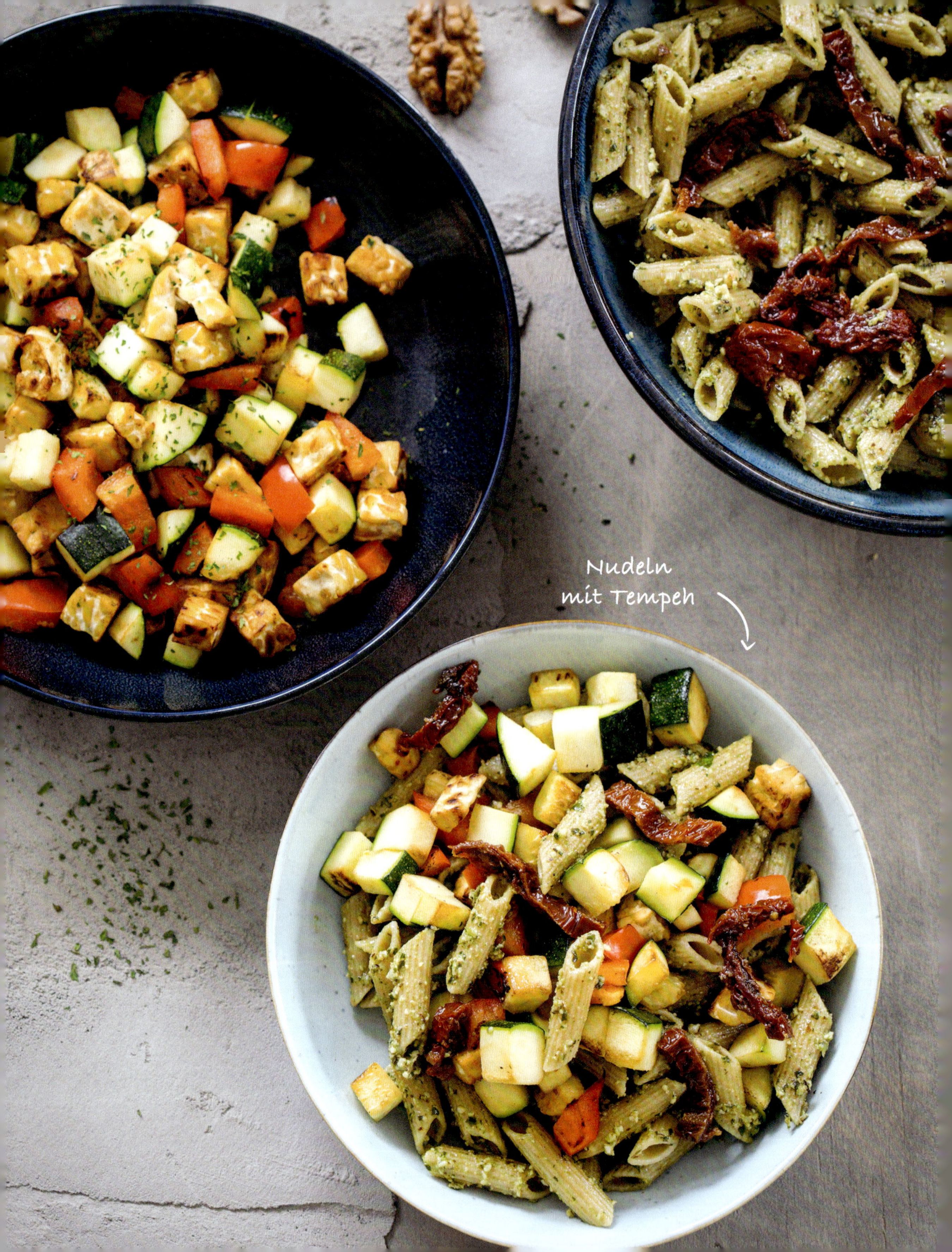
Nudeln
mit Tempeh

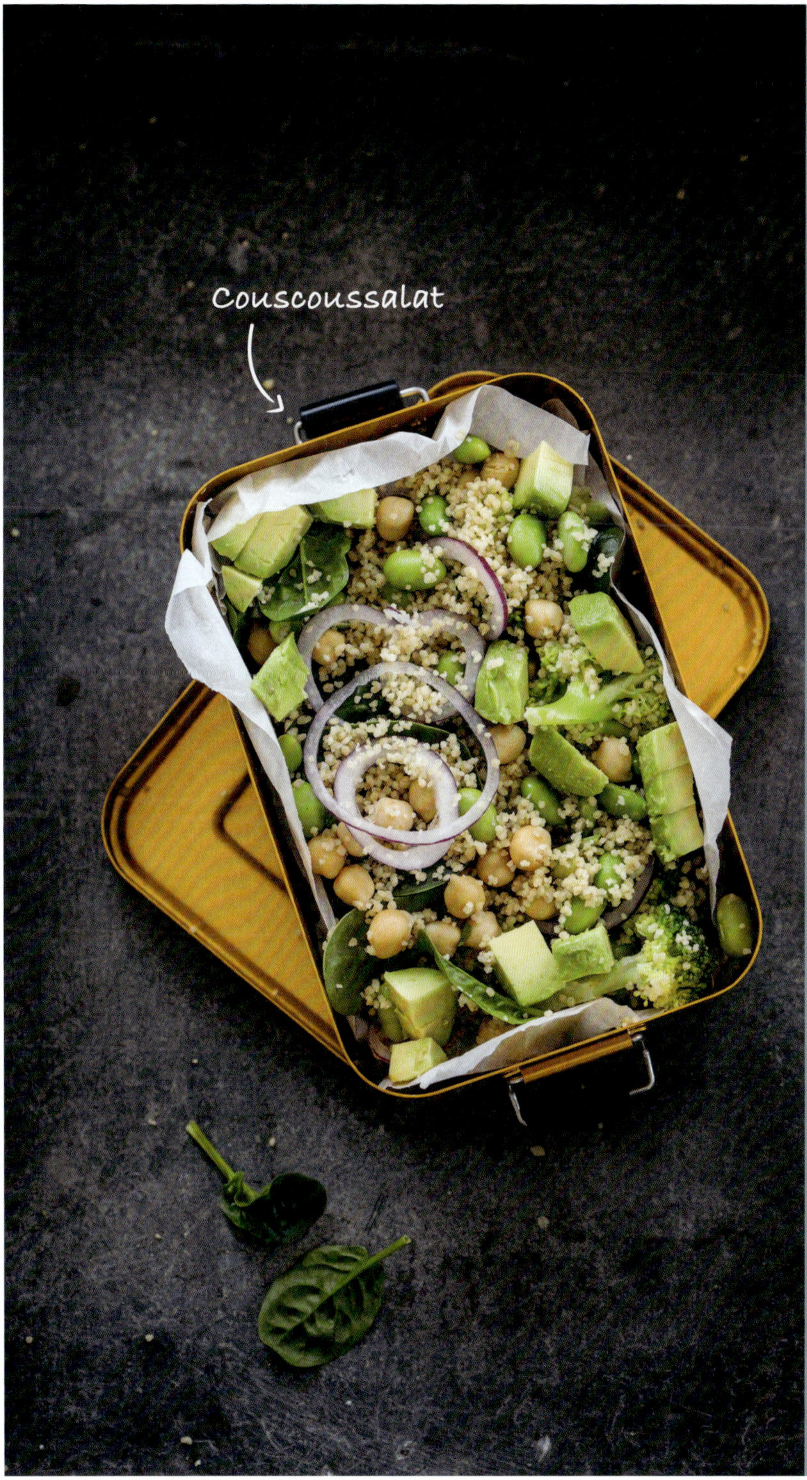

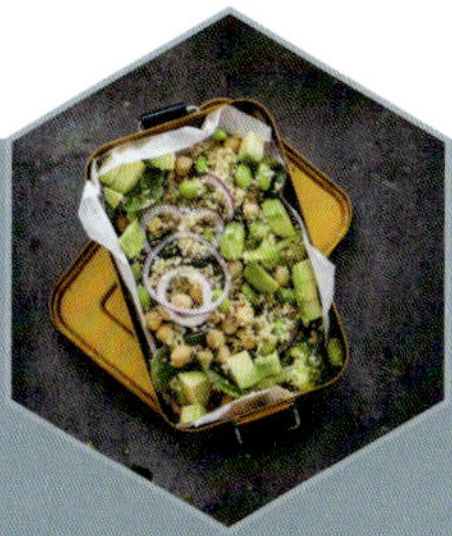

COUSCOUSSALAT

FÜR 4 PERSONEN

Zubereitungszeit: 20 Minuten

Zutaten

- √ *300 g Vollkorn-Couscous*
- √ *500 g Brokkoli*
- √ *2 rote Zwiebeln, in Ringe geschnitten*
- √ *2 Avocados, gewürfelt*
- √ *500 g Edamame (Sojabohnen)*
- √ *1 Dose Kichererbsen, 400 g Abtropfgewicht*
- √ *5 Minzstängel, Blätter gehackt*
- √ *200 g Babyspinat*
- √ *1 EL Olivenöl*
- √ *1 Prise Pfeffer*

Zubereitung

Den Couscous nach Packungsanweisung zubereiten. Brokkoli putzen, in kleine Röschen zerteilen und gar kochen oder dämpfen. In ein Sieb abgießen und mit kaltem Wasser abschrecken. Couscous, Brokkoli, Zwiebeln, Avocado, Edamame, Kichererbsen, Minzblätter und Spinat in eine große Schüssel geben und durchmischen. Mit Olivenöl besprenkeln und mit Pfeffer abschmecken.

Nährwerte

kcal	*736*
Kohlenhydrate	*82*
Eiweiß	*38*
Fette	*23*
Ballaststoffe	*28*

Allergene: Gluten, Weizen, Soja.

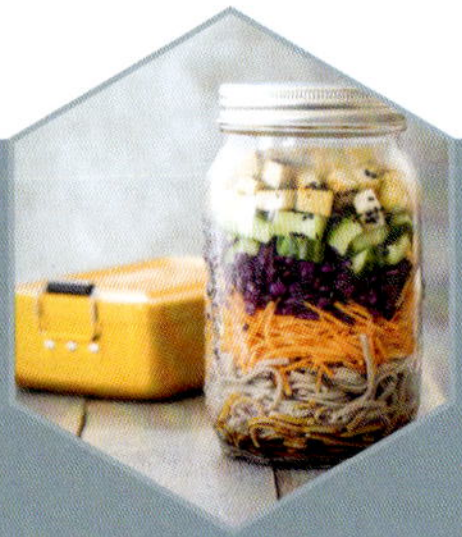

SOBA-NUDELN

FÜR 4 PERSONEN
Zubereitungszeit:
30 Minuten

Material

4 große verschließbare Gläser

Zutaten

- *300 g Soba-Nudeln (Buchweizennudeln)*
- *2 EL Olivenöl*
- *400 g Tofu, klein gewürfelt*
- *2 EL japanischer Reisessig*
- *1 Limone, Saft*
- *4 EL Sojasoße (die weniger salzige Variante)*
- *2 EL Honig*
- *400 g Möhren, in dünne Streifen geschnitten (Julienne)*
- *½ Rotkohl, fein geschnitten oder geraspelt*
- *1 Gurke, Samenstrang entfernt, in kleine Stücke geschnitten*
- *4 EL schwarzer Sesamsamen*

Zubereitung

Die Soba-Nudeln nach Packungsanweisung kochen. Inzwischen das Öl im Wok erhitzen und den Tofu darin einige Minuten goldbraun braten. Den Tofu aus der Pfanne nehmen und abkühlen lassen. Reisessig, Limonensaft, Sojasoße und Honig in einer Schüssel mischen. Die Soba-Nudeln abgießen und mit kaltem Wasser abspülen. Anschließend die Nudeln auf die Gläser verteilen, mit der Soße übergießen und nacheinander Möhren, Rotkohl, Gurke und Tofu darauf schichten. Mit Sesamsamen bestreuen und die Gläser verschließen. Vor dem Verzehr das Glas umdrehen, damit sich die Soße mit den anderen Zutaten vermischen kann.

Nährwerte pro Portion

kcal	*549*
Kohlenhydrate	*71*
Eiweiß	*25*
Fette	*17*
Ballaststoffe	*11*

Allergene: Weizen, Gluten, Soja, Sesam.

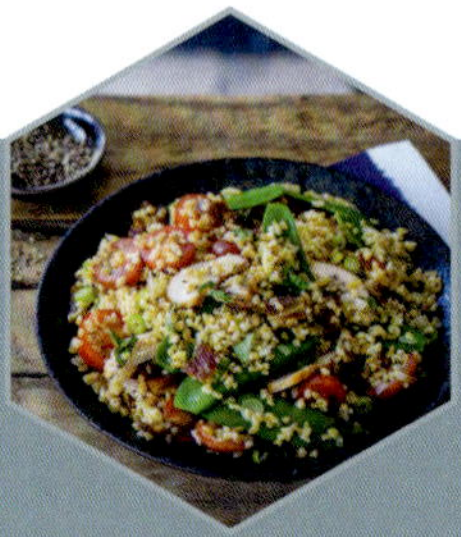

BULGURSALAT MIT HUHN

FÜR 4 PERSONEN
Zubereitungszeit:
20 Minuten

Zutaten

- *2 Schalotten, klein gewürfelt*
- *1 EL Olivenöl*
- *350 g Bulgur*
- *400 g Zuckererbsen*
- *500 g Cocktailtomaten, halbiert*
- *12 Datteln, grob gehackt*
- *4 Minzstängel, fein gehackt*
- *4 Korianderstängel, fein gehackt*
- *2 Frühlingszwiebeln, in feine Ringe geschnitten*
- *250 g geräuchertes Hühnchenfilet, in Streifen geschnitten*
- *etwas Pfeffer und Salz*
- *Saft von ½ Zitrone*

Zubereitung

Die Schalotten in etwas Öl glasig dünsten. Den Bulgur einstreuen und eine halbe Minute mitbraten. Den Topf vom Herd nehmen, den Bulgur mit kochendem Wasser übergießen (Verhältnis 1:1) und abgedeckt 15 Minuten quellen lassen. Die Zuckererbsen in drei Minuten gar kochen, das Wasser abgießen und das Gemüse mit kaltem Wasser abschrecken. Den Bulgur in eine große Schüssel geben, mit einer Gabel lockern und etwas abkühlen lassen. Anschließend die übrigen Zutaten untermengen.
Mit Pfeffer, Salz und Zitronensaft abschmecken.

Nährwerte pro Portion

kcal	*534*
Kohlenhydrate	*79*
Eiweiß	*32*
Fette	*6*
Ballaststoffe	*23*

Allergene: Gluten, Weizen.

VARIATION:
Das Hühnchenfilet durch 400 g Edamame ersetzen.

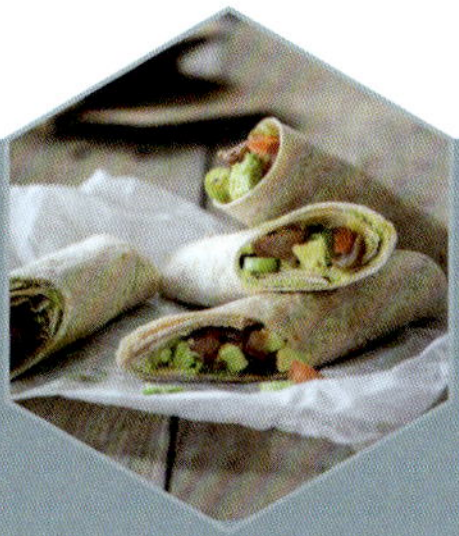

WRAPS MIT LACHS

FÜR 4 PERSONEN
Zubereitungszeit:
30 Minuten

Zutaten

- *240 g Lachs (geräuchert, frisch oder tiefgefroren), klein gewürfelt*
- *1 TL Paprikapulver*
- *1 TL Chilipulver*
- *2 EL Zitronensaft*
- *4 EL Sojasoße*
- *3 reife Avocados, gewürfelt*
- *2 Frühlingszwiebeln, in feine Ringe geschnitten*
- *250 g Cherrytomaten, halbiert*
- *8 kleine Vollkornwraps*
- *150 g Rucola*

Zubereitung

Den Lachs in ca. 0,5 cm große Würfel schneiden und in einer Schüssel mit Paprikapulver, Chilipulver, Sojasoße und 1 EL Zitronensaft vermischen.
In einer zweiten Schüssel drei Viertel der Avocadowürfel mit den Frühlingszwiebeln und 1 EL Zitronensaft vermengen. Die restlichen Avocadowürfel mit einer Gabel zu einem feinen Mus zerdrücken und mit dem Chilipulver abschmecken. Rucola und die Avocado-Zwiebel-Mischung auf den Wraps verteilen. Lachswürfel, Tomatenhälften und einen Klecks Avocado-Chili-Spread darüber geben. Damit sich die Wraps gut aufrollen lassen, nicht zu viel Füllung nehmen.

Nährwerte pro Portion

kcal	*564,5*
Kohlenhydrate	*48,5*
Eiweiß	*23*
Fette	*29*
Ballaststoffe	*9,25*

Allergene: Fisch, Weizen, Soja, Gluten.

VARIATION: Für geschmackliche Abwechslung vier gehackte Korianderstängel in die Avocado-Zwiebel-Mischung geben. Und wer es etwas schärfer mag, sollte es mal mit Wasabi versuchen.

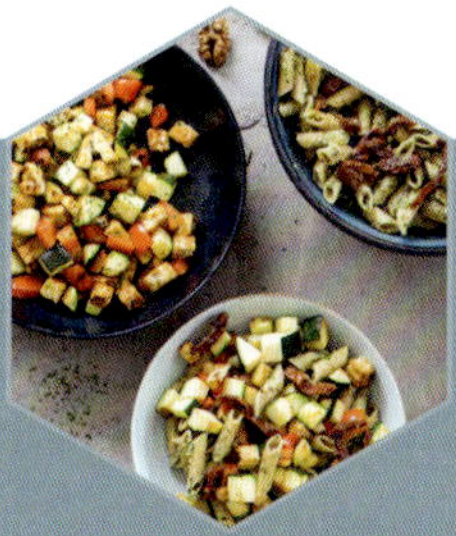

NUDELN MIT TEMPEH

FÜR 4 PERSONEN
Zubereitungszeit:
20 Minuten

Material

Pürierstab, Küchenmaschine

Zutaten

- *300 g Vollkornnudeln*
- *½ Basilikumpflanze*
- *40 g Walnüsse*
- *4 EL Olivenöl*
- *1 Prise Pfeffer*
- *2 Knoblauchzehen*
- *250 g Tempeh, gewürfelt*
- *2 Zucchini, gewürfelt*
- *2 Paprika, gewürfelt*
- *2 EL Oregano, getrocknet*
- *1 EL Petersilie, getrocknet*
- *8 getrocknete Tomaten in Öl*

Zubereitung

Die Nudeln nach Packungsanweisung kochen. Basilikum, Walnüsse, zwei Esslöffel Olivenöl, Pfeffer und Knoblauch mit dem Pürierstab zu Pesto verarbeiten. Das restliche Öl erhitzen, die Tempeh-Würfel darin kurz anbraten, anschließend Zucchini und Paprika hinzufügen. Mit Oregano und Petersilie würzen. Die Nudeln abgießen und mit dem Pesto mischen. Die Tempeh-Gemüse-Mischung untermengen oder beides getrennt servieren. Mit ein paar getrockneten Tomaten servieren.

Nährwerte pro Portion

kcal	*586*
Kohlenhydrate	*63*
Eiweiß	*23*
Fette	*29*
Ballaststoffe	*15*

Allergene: Gluten, Weizen, Nüsse, Sulfit.

VARIATION: Walnüsse durch Cashewnüsse oder Pinienkerne ersetzen.

TIPP: Keine Zeit? Das selbst gemachte Pesto einfach durch 2 EL grünes Fertig-Pesto ersetzen.

Natürlich ist es keine gute Idee, nur Bananen zu essen. Bei dieser Ernährungsstrategie geht es lediglich darum, die tägliche Kohlenhydratmenge allmählich zu erhöhen.

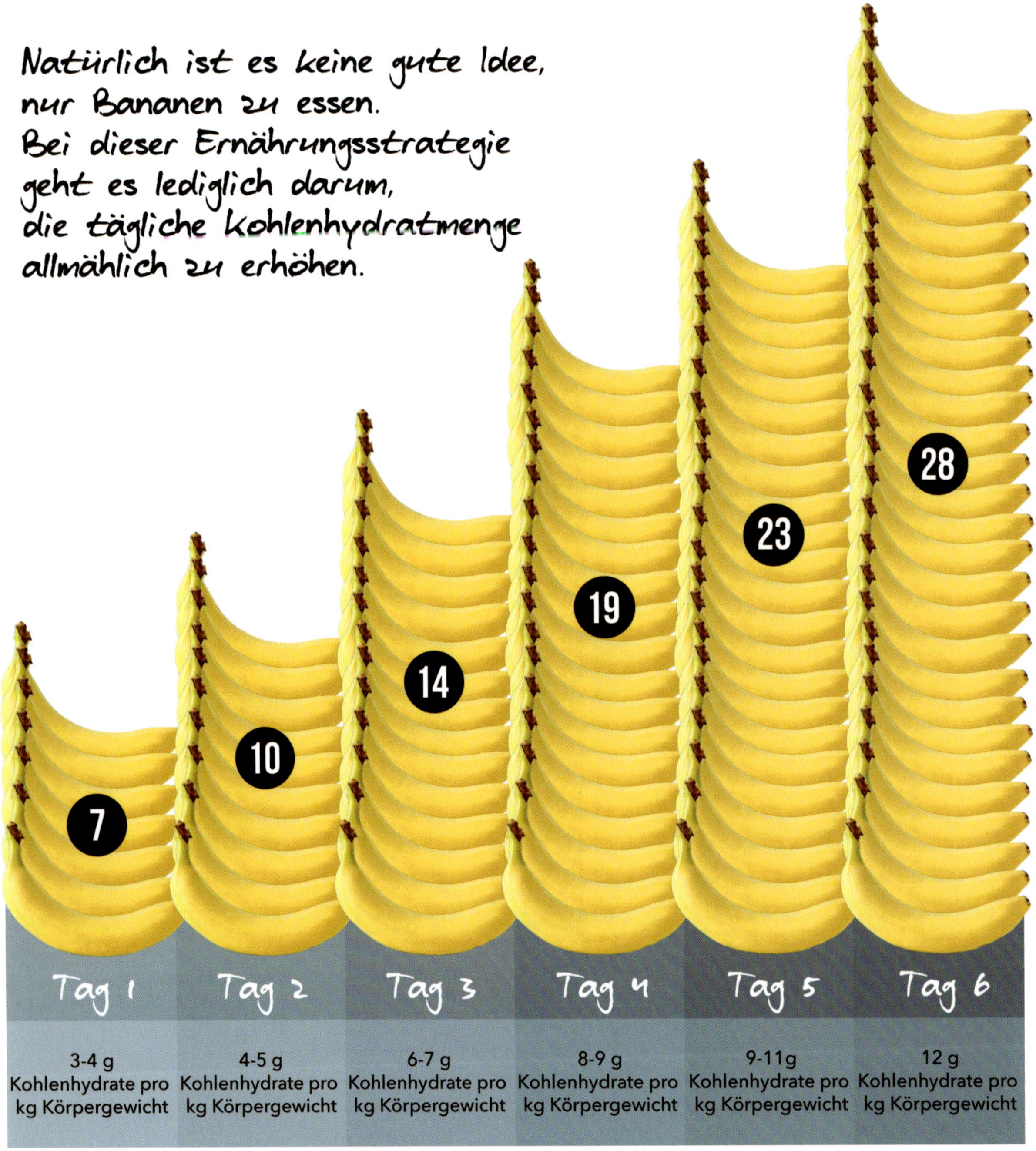

ABB. 6: STUFENWEISE KOHLENHYDRATE BUNKERN

„Kohlenhydrate bunkern" ist eine Ernährungsstrategie für echte Ausdauersportler, vor allem vor wichtigen Wettkämpfen. Die Abbildung zeigt die ideale tägliche Kohlenhydratmenge in den letzten sechs Tagen vor dem Wettkampf. Selbstverständlich sollte man zu diesem Zweck nicht nur Bananen essen. Auf Seite 74 zeigen wir ein konkretes Beispiel für unseren Radsportler Koen.

Trinken vor dem Sport

Vor einer sportlichen Aktivität sollte man ausreichend trinken, da Dehydrierung die Leistung beeinträchtigt (15, 16). Kurzfristig passiert zwar wenig, wenn man ohne gut gefüllte Flüssigkeitsspeicher zum Training geht. Wer nach einer halben Stunde auf dem Crosstrainer das Sportstudio wieder verlässt, merkt wahrscheinlich gar nichts. Erst wenn man mehr als 2 % seines Körpergewichts an Flüssigkeit verloren hat, schadet es der Leistung (17). Bei Belastungen, die länger als anderthalb Stunden dauern, sind die negativen Folgen einer Dehydrierung deutlich: Je ausgetrockneter der Sportler ist, desto schlechter werden seine Leistungen (18, 19). Der Körper braucht nämlich Flüssigkeit, damit Abfallstoffe abtransportiert, Wärme abgegeben und Nährstoffe an die richtige Stelle geleitet werden und Muskeln sich mithilfe der in der Flüssigkeit befindlichen Mineralstoffe zusammenziehen können. Steht dem Körper nicht ausreichend Flüssigkeit zur Verfügung, funktionieren diese Prozesse weniger effizient und eine optimale Leistung ist nicht mehr möglich. Mit einem überhitzten Körper, der nicht mehr über genügend Mineralstoffe verfügt, um Reize weiterzuleiten, kann man keinen Wettkampf gewinnen. Ein Flüssigkeitsverlust entsteht schneller, als man denkt. Bei Belastungen schwankt er zwischen 0,5 und 2 l pro Stunde. Dabei gibt es auch große individuelle Unterschiede (16). Bei einer sehr intensiven sportlichen Belastung kann der Flüssigkeitsverlust bis zu 10-12 l am Tag betragen. (20, 21). Es ist übrigens ein Missverständnis, dass man nur dann Flüssigkeit verliert, wenn man schwitzt. Auch beim Ausatmen geht ziemlich viel Flüssigkeit verloren. Und obwohl der Flüssigkeitsverlust bei warmem Wetter im Allgemeinen größer ist als bei Kälte, kann er auch bei tiefen Temperaturen hoch sein (16, 22). Wenn Fußballer Tim tagsüber nicht genug trinkt und dann auch noch vergisst, 2-4 Stunden vor dem Training Flüssigkeit zu sich zu nehmen, ist er schon zu Trainingsbeginn recht ausgetrocknet. Es wird dann nicht mehr lange dauern, bis er 2 % oder mehr seines Körpergewichts verloren hat. Diese 2 % sind überhaupt nicht viel: In Tims Fall sind es „nur" 0,02 x 73 = 1,46 kg. Während der Belastung ist es dann nicht leicht, ausreichend Flüssigkeit aufzufüllen, insbesondere bei warmem Wetter.

VORSICHT BEI SCHNELLER GEWICHTSREDUKTION DURCH DEHYDRIERUNG

Bei manchen Sportarten wie Judo, Karate und Boxen wird ein extremer Flüssigkeitsverlust – Austrocknung! – gezielt zur Wettkampfvorbereitung eingesetzt. Vor dem Wettkampf wird man gewogen. Zeigt die Waage zu viel Gewicht an, darf man in seiner Gewichtsklasse nicht starten. Ein akuter Flüssigkeitsverlust ist der schnellste Weg zur Gewichtsreduktion (23). Zu diesem Zweck kommen die Sportler auf die verrücktesten Ideen, vom Seilspringen in Regenausrüstung bis zu einem Dauerlauf mit extrem vielen Kleiderschichten (24). Ein gezielter Gewichtsverlust kann vorteilhaft sein, da man in einer niedrigeren Gewichtsklasse wahrscheinlich auf kleinere und schwächere Gegner

WARNZEICHEN FÜR FLÜSSIGKEITSMANGEL
Kopfschmerzen, Übelkeit, Benommenheit, Konzentrationsmangel, Müdigkeit, Erbrechen, Krämpfe, Erschöpfung, Bewusstlosigkeit.

trifft. Theoretisch lässt sich ein Kampf dadurch gewinnen. Es gibt jedoch nur wenige wissenschaftliche Studien, die das auch belegen. Die schwächere Konkurrenz scheint die nachteiligen Effekte einer Dehydrierung zwar aufheben zu können. Andererseits beeinträchtigt ein Flüssigkeitsmangel Motorik und Konzentration; zudem verringert er die Maximalkraft (25, 26). Darüber hinaus ist eine bewusste Dehydrierung aus gesundheitlichen Gründen nicht empfehlenswert. Sportler, die Strategien für einen schnellen Gewichtsverlust regelmäßig anwenden, riskieren die Entwicklung eines gestörten Essverhaltens oder gar einer Essstörung (27). Deshalb sollte man auf diese Praktiken verzichten und stattdessen frühzeitig und verantwortungsbewusst abnehmen. Nur dann kann man sich sicher sein, dass es nicht zulasten von Leistung und Gesundheit geht.

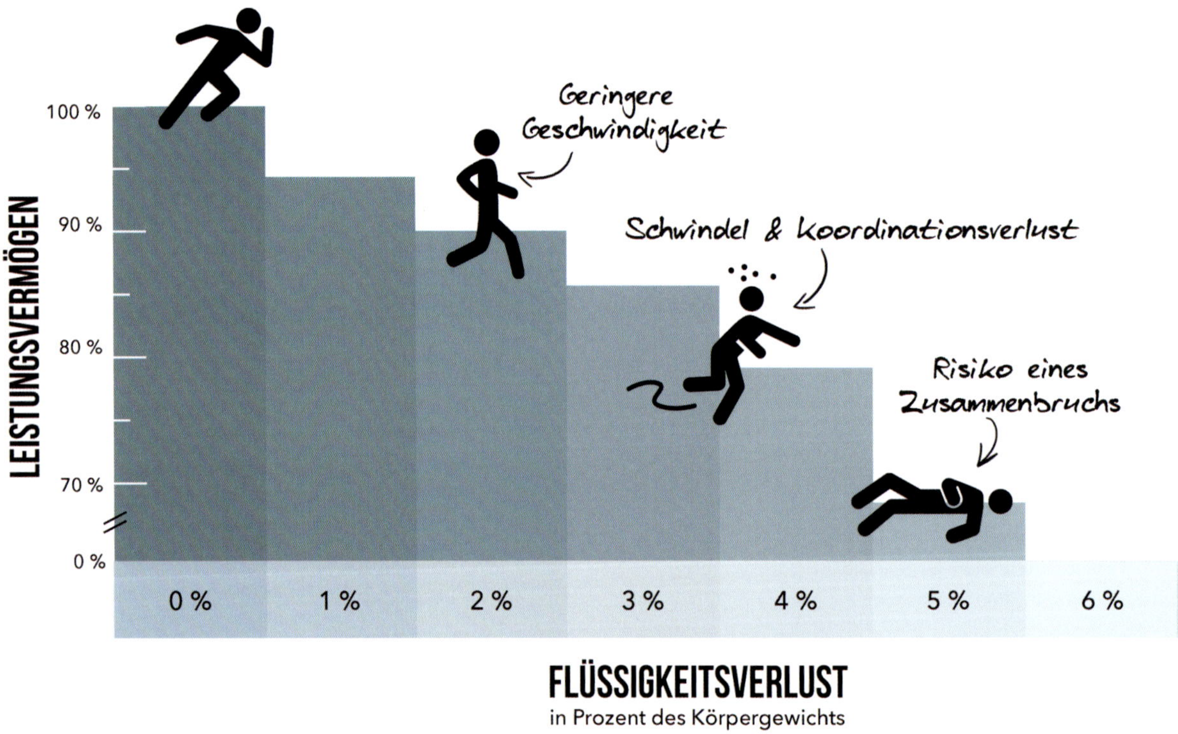

ABB. 7: Je höher der Flüssigkeitsmangel ist, desto geringer ist das Leistungsvermögen. Bei einem Flüssigkeitsverlust von mehr als 5 % sind Leistungen kaum noch möglich.

TRINKEN VOR DEM TRAINING: VERGISS HIPPE SPORTGETRÄNKE

Für einen guten Trainingsstart sollte man 2-4 Stunden vor der Belastung möglichst 5-10 ml Flüssigkeit pro Kilogramm Körpergewicht zu sich nehmen. Bei einem Sportler, der 90 kg wiegt, entspricht das 450-900 ml. Das sind mindestens 1-2 kleine Trinkflaschen. An der Urinfarbe lässt sich erkennen, ob man genug getrunken hat. Kurz vor dem Training sollte der Urin hellgelb gefärbt sein (siehe Grafik Seite 50). Die oben angegebene Flüssigkeitsmenge kann man über 2-4 Stunden verteilen. Wasser ist die beste Wahl, eventuell im Wechsel mit Tee und Kaffee. Hippe Sportgetränke sind vor dem Sport überflüssig. Da man sich noch nicht anstrengt, braucht man sicher keine zuckerreichen Getränke, die langfristig dick machen und schlecht für die Zähne sind, um seine Energiespeicher aufzufüllen (28). Trinkt man mindestens zwei Stunden vor der sportlichen Belastung ausreichend, hat der Körper genug Zeit, die überschüssige Flüssigkeit abzutransportieren. Schließlich ist es nicht besonders praktisch, beim Training oder Wettkampf Pinkelpausen einlegen zu müssen. 15-20 Minuten vor der Belastung kann man noch einmal 150-200 ml zu sich nehmen, ohne befürchten zu müssen, dass sich die Blase zur unrechten Zeit meldet.

TRINKE BEIZEITEN, ABER NICHT ZU VIEL AUF EINMAL

„Es empfiehlt sich, mindestens zwei Stunden vor dem Wettkampf ausreichend Wasser zu trinken und anschließend bis zum Start nur noch kleine Mengen, um Panikläufe zur Toilette zu vermeiden. Kurz vor der Belastung darf es noch einmal ein Drittel bis maximal eine halbe Flasche à 500 ml sein."

FAKT ODER FABEL

IST ÜBERWÄSSERN GUT?

Manchmal hört man, es sei gut, kurz vor dem Sport viel zu trinken, damit sich die Flüssigkeitsspeicher im Körper vergrößern und die Leistungsfähigkeit steigt. Wäre es nur so einfach. Eine Überwässerung des Körpers, auch *Hyperhydratation* genannt, ist über einen längeren Zeitraum nicht möglich, da die Nieren den Hydratationsstatus kontrollieren (29). Sie transportieren die überschüssige Flüssigkeit ab, sodass der Flüssigkeitshaushalt des Körpers ausgeglichen bleibt. Es scheint allerdings, als könne Glyzerin beim Speichern zusätzlicher Flüssigkeit helfen (30, 31). Diese chemische Substanz ist in der Lage, Flüssigkeit zu binden, und wird zu diesem Zweck unter anderem in Zahnpasta und Shampoo eingesetzt. Außerdem verwenden Lebensmittelhersteller Glyzerin (unter E422) als Lösungsmittel in Süßigkeiten, Kuchen, Hustensirup und Margarinen. Durch seine feuchtigkeitsbindende Eigenschaft hat Glyzerin verständlicherweise auch das Interesse von Sportlern geweckt. Eine Zeit lang stand die Substanz auf der Dopingliste der Welt-Anti-Doping-Agentur (WADA). Inzwischen wurde sie jedoch von der Liste gestrichen, da ihre leistungssteigernden und dopingvertuschenden Effekte minimal zu sein scheinen (32). Obwohl Sportler Glyzerin heutzutage also ohne Angst vor einer positiven Urinprobe verwenden können, gibt es offensichtlich keinen Grund, es zu tun. Der Schlüssel für eine optimale sportliche Leistung liegt vielmehr in einer ausreichenden Flüssigkeitszufuhr vor, während und nach der Belastung.

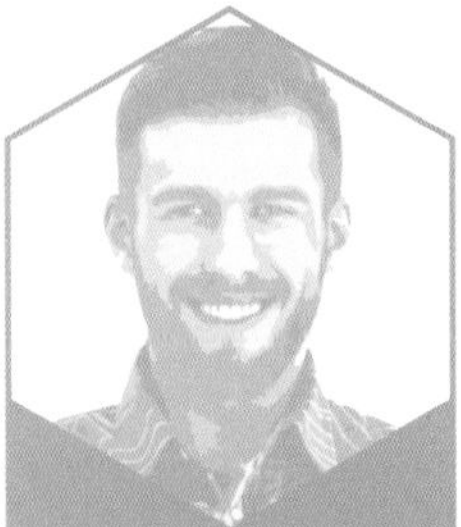

Tim

26 JAHRE, FUSSBALLER

ERNÄHRUNGSPLAN FÜR EINEN TRAININGSTAG, SIEHE S. 186

WIE VIEL FLÜSSIGKEIT MUSS TIM VOR EINEM FUSSBALLSPIEL TRINKEN?

Tims Fußballspiel dauert zweimal 45 Minuten. In der Pause hat er die Möglichkeit, seine Flüssigkeitsspeicher wieder aufzufüllen. Das ist günstig, doch die Zeit ist begrenzt, und wenn er zu viel auf einmal trinkt, kann es in seinem Bauch anfangen zu gluckern, schlimmstenfalls wird ihm sogar übel. Am besten sollte Tim schon beim Anpfiff gut hydriert sein. Da er 73 kg wiegt, muss er dafür 2-4 Stunden vor dem Spiel 5 x 73 = 365 ml bis 10 x 73 = 730 ml Flüssigkeit zu sich nehmen. Es darf natürlich auch mehr sein. Wenn sein Urin hellgelb gefärbt ist und bleibt, steigt er gut hydriert ins Spiel ein.

Nahrungsaufnahme beim Sport

Wer sich länger als anderthalb Stunden sportlich betätigt, sollte auf jeden Fall etwas zu sich nehmen. Leeren sich die Glykogenspeicher im Laufe einer Belastung, fühlt es sich an, als würde sämtliche Energie langsam oder plötzlich schwinden. Schließlich bleiben nur noch die Fettvorräte, für die der Körper eine große Speicherkapazität besitzt, als Brennstoff übrig. Da die Fettverbrennung jedoch viel Sauerstoff benötigt, kann man nicht mehr mit derselben Intensität Sport treiben. Handelt es sich um eine kürzere als 90-minütige Belastung, hängt es unter anderem von der Temperatur sowie der vorherigen Nahrungsaufnahme ab, ob man seinem Körper während des Sporttreibens noch Energie zuführen muss. Zu viel zu essen oder zu trinken, hat wenig Sinn und kann zu Magen-Darm-Problemen führen. Schneller zum Ziel bringt es einen auf jeden Fall nicht. Dasselbe gilt für ein Übermaß an Sportgetränken. Wofür man sich letztendlich entscheidet, hängt von der Belastung sowie von den Trainings- oder Wettkampfbedingungen ab (s. Abb. 8).

EXTRABRENNSTOFF: VOR ALLEM BEI LANGEN UND INTENSIVEN SPORTLICHEN BELASTUNGEN

Steht ein Powerlifting mit zwei- bis fünfminütigen Pausenintervallen an oder ein zweistündiger Spaziergang? In diesen Fällen ist die Gesamtbelastung nicht besonders intensiv, und wenn vorher genug Kohlenhydrate getankt wurden, ist es überflüssig, die Glykogenspeicher aufzufüllen. Bei einer intensiven Belastung braucht man in der ersten halben Stunde auch keine zusätzliche Energie, da man dann noch über ausreichend Brennstoff verfügt. Nach 30 Minuten ist es sinnvoll, dem Gehirn etwas Glukose anzubieten. Manchmal reicht es schon, den Mund mit ein paar Schlucken von einem glukosehaltigen Getränk auszuspülen (siehe Seite 103). Treibt man 60-75 Minuten ununterbrochen intensiv Sport, empfiehlt es sich, circa 30 g Kohlenhydrate pro Stunde zu sich zu nehmen. Bei einer intensiven Belastung, die länger als zwei Stunden dauert, braucht man etwas mehr Kohlenhydrate, da sich die Glykogenspeicher dann leeren. In diesem Fall sind circa 60 g Kohlen-

KOHLENHYDRATE WÄHREND DER BELASTUNG

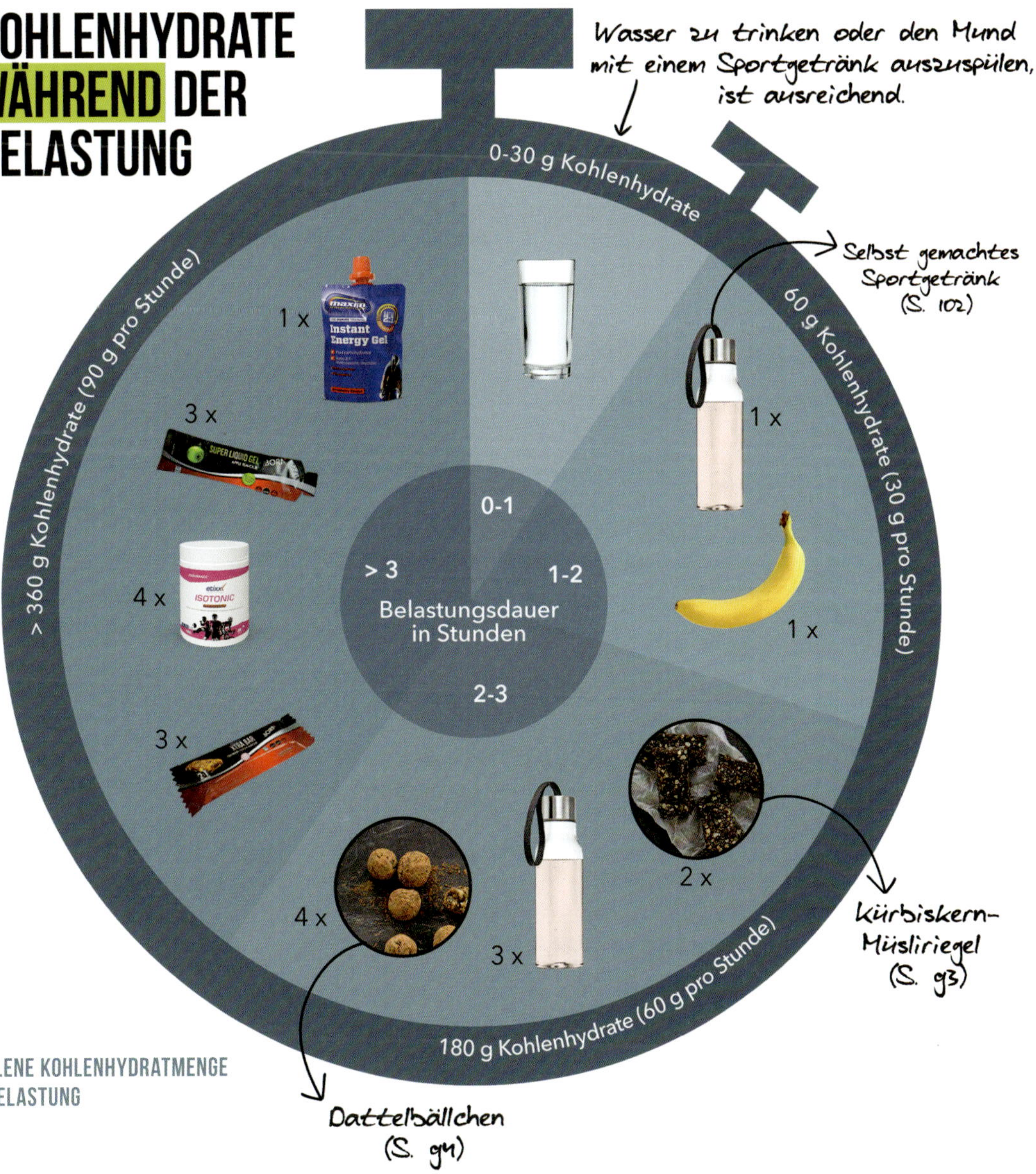

ABB. 8: EMPFOHLENE KOHLENHYDRATMENGE WÄHREND DER BELASTUNG

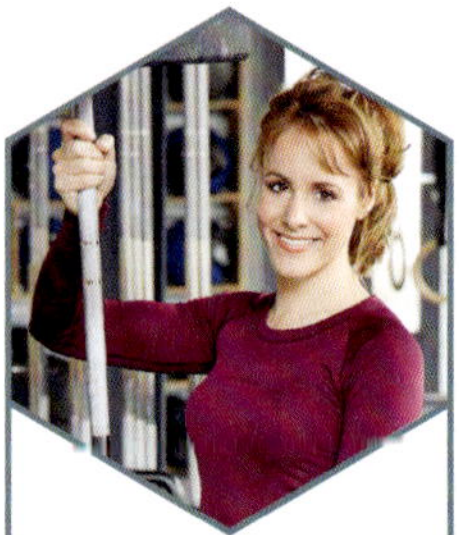

Titia

SPORTNAHRUNG BEI OBSTACLE RUNS

„Oft steht auf der Website eines Sportereignisses bereits angegeben, welche Sportnahrung von der Organisation bereitgestellt wird. Ist man darauf angewiesen, testet man am besten bereits im Training, wie man darauf reagiert, oder überlegt, wie man eventuell doch seine eigenen Produkte mitnehmen kann."

hydrate pro Stunde empfehlenswert, bei intensiven, langzeitigen Belastungen über drei Stunden circa 90 g (33). Steht im Sportstudio ein Kickboxtraining von 2 x 60 Minuten direkt hintereinander an, kann es sinnvoll sein, zwischen den beiden Stunden oder während der Belastung mit einem Sportgetränk oder Snack 30-60 g Kohlenhydrate zu sich zu nehmen. Die maximale Aufnahme von Kohlenhydraten während einer Belastung ist begrenzt. Pro Stunde kann man etwa 60 g Glukose und 30 g Fruktose (Fruchtzucker) aufnehmen, das heißt insgesamt circa 90 g Kohlenhydrate. Das ist vor allem für fortgeschrittene Ausdauersportler wie Ultraläufer, Radrennfahrer oder Triathleten praktisch. Glukose und Fruktose werden im Darm über verschiedene Wege verarbeitet. Auch der Darm kann und sollte trainiert werden, damit er während langzeitiger, intensiver Belastungen nicht empfindlich reagiert und mehr Kohlenhydrate aufnehmen kann. Mehr Informationen zu diesem Thema, siehe Seite 173, Kap. 4.

NAHRUNGSAUFNAHME BEI TRAINING ODER WETTKAMPF

Während einer intensiven, langzeitigen Belastung, etwa einem Radrennen oder Marathonlauf beziehungsweise Trainingseinheiten, die länger als anderthalb Stunden dauern, nimmt man am besten kohlenhydratreiche Produkte zu sich. Denn ohne genügend schnellen Brennstoff aus Kohlenhydraten kann man nicht mehr die gewohnte Kraft und Schnelligkeit aufbringen. Theoretisch könnte man zu diesem Zweck natürlich einen Griesbrei essen. In der Praxis gestaltet sich das allerdings schwierig, wenn man auf dem Rad sitzt oder einen Marathon läuft. Ideal sind Produkte, die viel Glukose und eventuell Fruktose enthalten, zum Beispiel Sportgetränke oder Sportgele, da der Körper sie schnell aufnehmen kann.

Lebensmittel mit einem hohen Anteil an Ballaststoffen, Eiweißen und Fetten sollte man dagegen eher meiden, da sie lange im Magen verbleiben und damit die Aufnahme von Kohlenhydraten verlangsamen (34). Am besten greift man zu etwas, das einem schmeckt und zur sportlichen Aktivität passt. So verträgt man bei einer mehrtägigen Wanderung durchaus etwas mehr Fette, Ballaststoffe und Eiweiße. Bei einem Marathonlauf hingegen sind Sportgetränke und -gele einfacher mitzunehmen und zu konsumieren als ein Käsebrot und zudem besser für die Leistung. Für Getränke eignet sich ein *Running Belt* (Laufgürtel), mit dem sich kleine Portionsflaschen transportieren lassen. Bei einem Hindernislauf oder Triathlon ist es oft nicht einfach, etwas mitzunehmen. Ein Gel geht oft noch, aber ansonsten ist man davon abhängig, was die Organisation bei den Verpflegungsposten bereitstellt. Zum Glück werden bei vielen Wettkämpfen Sportgetränke und Bananenstückchen angeboten. Manchmal stellen Sponsoren auch Eiweißgetränke, Red Bull® oder Beef Jerkey® zur Verfügung. Diese Produkte sind während der Belastung allerdings ungeeignet. Wer seine Kohlenhydratspeicher während des Wettkampfs anfüllen möchte, greift besser auf kohlenhydratreiche Snacks (siehe Seite 90), isotonische Sportgetränke, Rosinenbrötchen, Müsli- oder Sportriegel zurück (s. auch Abb. 8). Zugegeben, das ist nicht immer die gesündeste Wahl, für die Leistung in dem Moment jedoch am besten.
Mehr Beispiele finden sich auf iamafoodie.nl/favorietenlijst-eet-als-een-atleet [23]. Außerhalb der Belastung sollte man besonders auf eine gesunde Grundernährung achten.

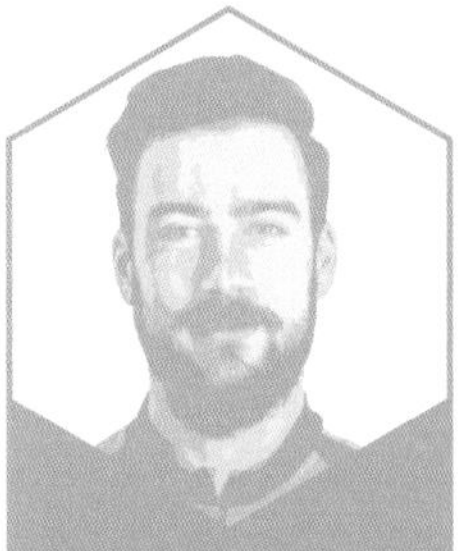

Koen

39 JAHRE, RADRENNFAHRER/EISSCHNELLLÄUFER

ERNÄHRUNGSPLAN FÜR EINEN TRAININGSTAG, SIEHE S. 184

KOEN FÜLLT KOHLENHYDRATE WÄHREND DER BELASTUNG AUF

Koen hat ein vierstündiges Radrennen vor sich. Da es sich um eine langzeitige, intensive Belastung handelt, führt er seinem Körper am besten die maximal aufzunehmende Kohlenhydratmenge zu, das heißt 90 g x 4 Stunden = 360 g Kohlenhydrate. Außerdem sollte er die Kohlenhydratart berücksichtigen und Produkte mit einem Glukose-Fruktose-Verhältnis von 2:1 wählen. Bei Sportnahrung ist das jeweilige Verhältnis auf der Verpackung angegeben. Koen entscheidet sich für zwei Flaschen isotonisches Sportgetränk à 750 ml. Bei den Versorgungsposten kann er noch zwei zusätzliche Flaschen bekommen. Außerdem nimmt er vier kohlenhydratreiche Sportriegel mit. Beim Finish und bei Anstiegen ist es mitunter schwierig, etwas zu essen. 2-3 Sportgele bieten Koen hier eine gute Alternative.

TAB. 11

KOHLENHYDRATE AUFFÜLLEN WÄHREND DER BELASTUNG

	KOHLENHYDRATE
Isotonisches Sportgetränk im Verhältnis 2:1	4 x 45 g
Sportriegel im Verhältnis 2:1	4 x 30 g
Sportgel im Verhältnis 2:1	3 x 22 g
INSGESAMT	366 G

Beim Training will Koen seine Kohlenhydratspeicher nicht immer nur mit Sportgelen, -riegeln und -getränken auffüllen. Sie kosten viel Geld, und außerdem schmecken sie immer gleich. Deshalb beschließt er, bei langen, ruhigen Ausfahrten auch mal ein Brot, eine Banane oder selbst gemachte Dattelbällchen mitzunehmen. Da das Glukose-Fruktose-Verhältnis bei diesen Lebensmitteln jedoch nicht ideal ist, strebt Koen maximal 60 g Kohlenhydrate pro Stunde an.

Beispiel für ein dreistündiges Training:

TAB. 12

KOHLENHYDRATE AUFFÜLLEN WÄHREND DER BELASTUNG

	KOHLENHYDRATE
Isotonische Sportgetränke oder Limonade im Verhältnis 2:1	2 x 45 g
1 Brot mit Honig	1 x 28 g
1 Banane	1 x 26 g
2 Dattelbällchen (siehe Rezept auf Seite 94)	2 x 21 g
INSGESAMT	186 G

Bei einem intensiven Intervalltraining verwendet Koen dagegen Sportnahrung, um sich schon mal an die Produkte in Wettkampfsituationen zu gewöhnen.

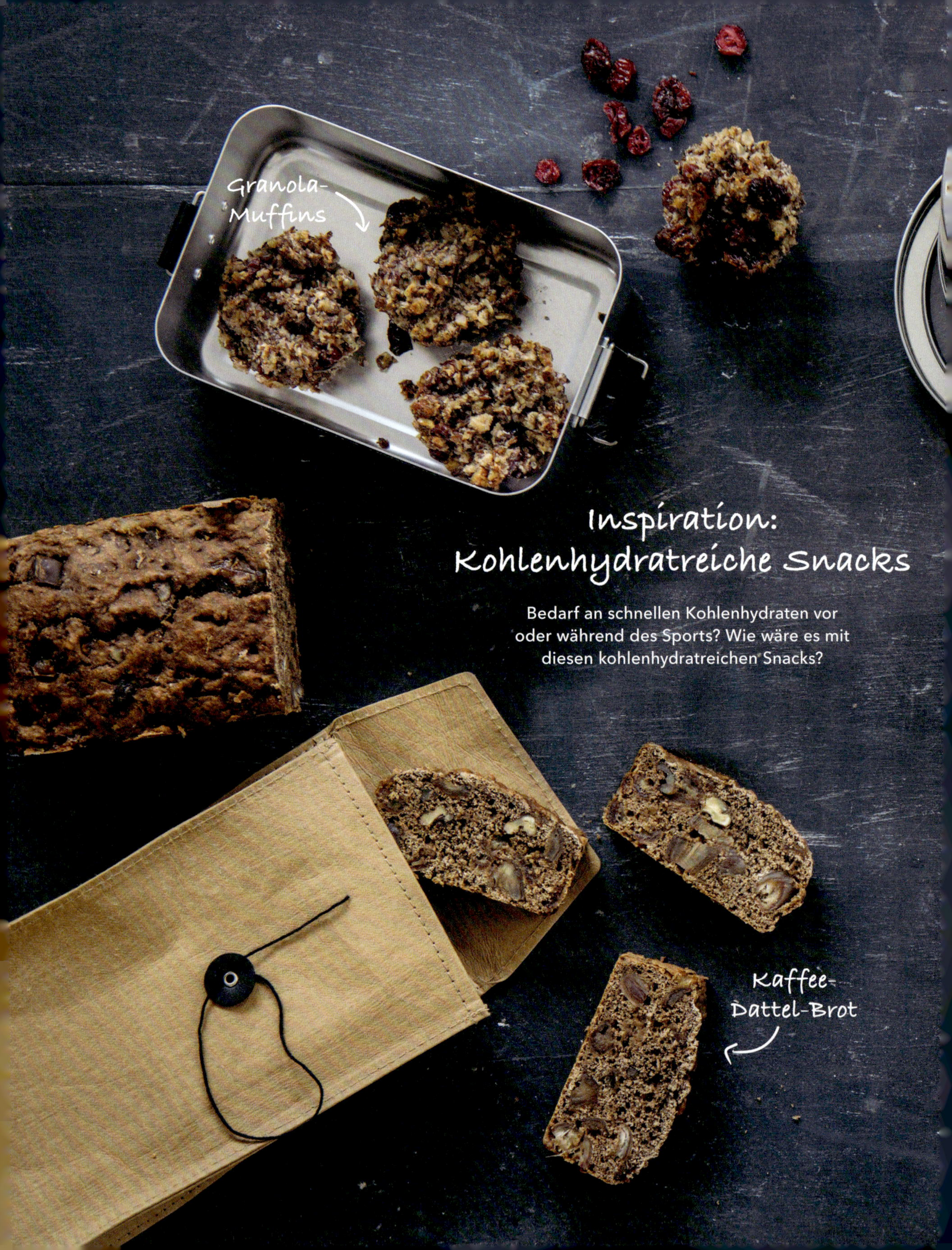

Inspiration: Kohlenhydratreiche Snacks

Bedarf an schnellen Kohlenhydraten vor oder während des Sports? Wie wäre es mit diesen kohlenhydratreichen Snacks?

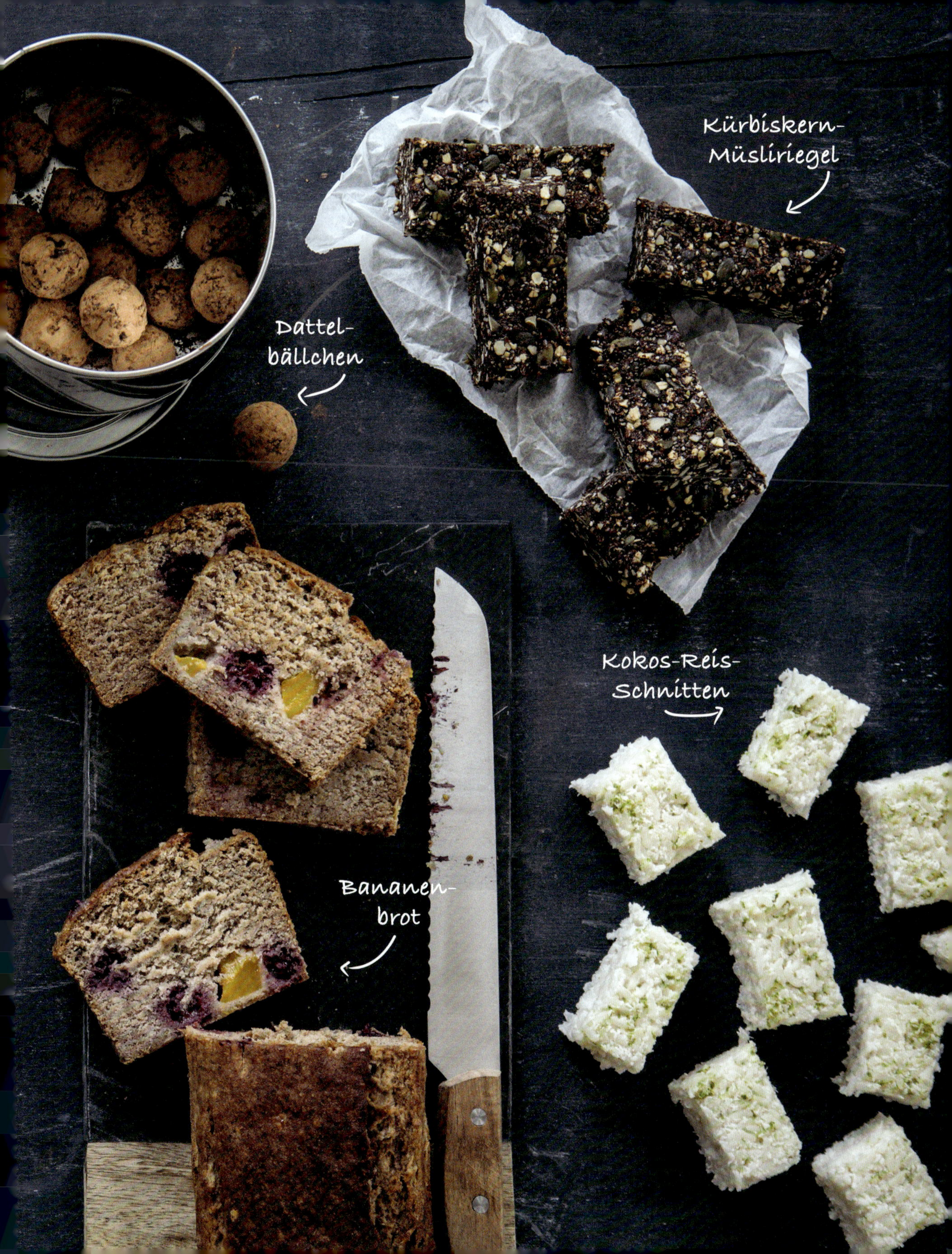
Kürbiskern-
Müsliriegel
Dattel-
bällchen
Kokos-Reis-
Schnitten
Bananen-
brot

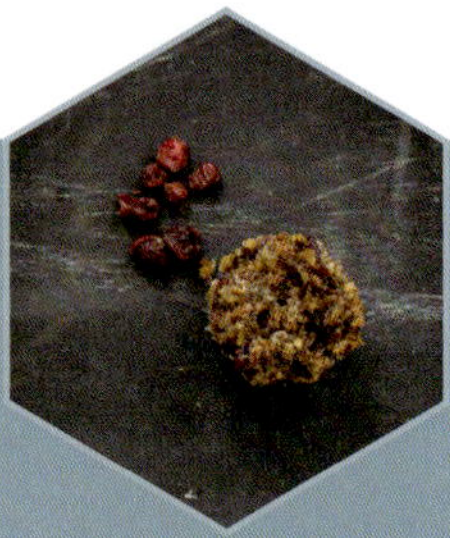

GRANOLA-MUFFINS

FÜR 12 MUFFINS
Zubereitungszeit:
20 Minuten

Material

12 Muffinförmchen aus Papier, Backofen

Zutaten

- *50 g Kokosöl*
- *125 g zarte Haferflocken*
- *75 g gebrochene Leinsamen*
- *125 g getrocknete Cranberrys*
- *75 g Kokosraspeln*
- *½ TL Zimt*
- *½ TL Ingwerpulver*
- *½ TL Salz*
- *1 großes Ei*
- *125 ml Honig oder Agavensirup*

Zubereitung

Den Backofen auf 180° C vorheizen. Das Kokosöl in einem hitzebeständigen Gefäß im Ofen schmelzen lassen. Haferflocken, Leinsamen, Cranberrys, Kokosraspeln, Zimt, Ingwerpulver und Salz in einer Schüssel vermischen. In einer zweiten Schüssel das Ei mit dem Honig verschlagen, zur Haferflockenmischung geben und alles gut miteinander vermengen. Das geschmolzene Kokosöl hinzufügen und unterrühren.
Die Masse auf 12 Muffinförmchen verteilen und ca. 15 Minuten in der Mitte des Ofens backen, bis die Oberfläche goldbraun ist.

Nährwerte pro Portion

kcal	*220*
Kohlenhydrate	*25*
Eiweiß	*4*
Fette	*11*
Ballaststoffe	*4*

Allergene: Gluten, Hafer, Ei, Sulfit.

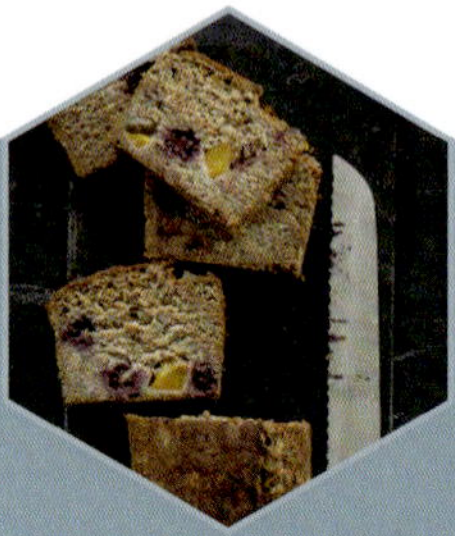

BANANENBROT

FÜR 10 SCHEIBEN
Zubereitungszeit:
10 Minuten
Backzeit: 40 Minuten

Material

Standmixer oder Küchenmaschine, Kastenform, Backpapier und Backofen

Zutaten

- *200 g Buchweizenmehl*
- *1 TL Natron*
- *1 TL Backpulver*
- *½ TL Salz*
- *5 reife Bananen, püriert*
- *2 TL Vanillepulver*
- *75 g Agavensirup*
- *100 g Tiefkühlfrüchte*

Zubereitung

Den Ofen auf 180° C vorheizen. Mehl, Natron, Backpulver und Salz in einer großen Schüssel mischen. Die pürierten Bananen hinzufügen und alles gut mixen. Vanillepulver und Agavensirup hinzugeben und erneut rühren. Zum Schluss die Tiefkühlfrüchte untermengen. Die Kastenform mit Backpapier auskleiden, den Teig hineinfüllen und 35-40 Minuten im Ofen backen.

Nährwerte pro Portion

kcal	*162*
Kohlenhydrate	*36*
Eiweiß	*3*
Fette	*1*
Ballaststoffe	*3*

Allergene: keine.

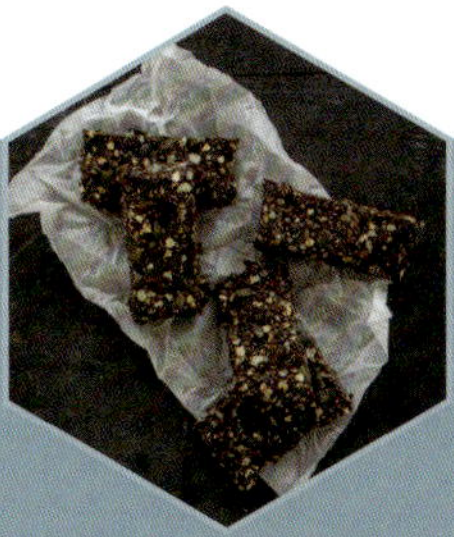

KÜRBISKERN-MÜSLIRIEGEL

FÜR 15 RIEGEL
Zubereitungszeit: 20 Minuten
Kühlzeit: 30 Minuten

Zutaten

- *150 g Kürbiskerne*
- *50 g Kokosraspeln*
- *30 ml Olivenöl*
- *4 EL Chiasamen*
- *20 Medjoul-Datteln, entsteint*
- *50 ml Agavensirup*
- *5 EL Kakaopulver*
- *1 TL Vanillepulver*
- *50 g Haferflocken*

Zubereitung

Kürbiskerne, Kokosraspeln, Olivenöl und Chiasamen in einen Standmixer oder eine Küchenmaschine geben und ein paarmal rotieren lassen (die Masse sollte nicht zu fein gemahlen sein). Die Mischung in eine Schüssel geben und zur Seite stellen. Medjoul-Datteln, Agavensirup, Kakaopulver und Vanillepulver im Standmixer oder mit der Küchenmaschine zu einer gleichmäßigen Masse vermahlen. Die Dattelmischung zum Kürbiskernmix geben, Haferflocken hinzufügen und mit den Händen so lange kneten, bis alles gut vermischt ist. Die Masse in eine Auflaufform füllen und mit einem Spatel plattdrücken. Mit Klarsichtfolie abdecken und mindestens 30 Minuten in den Kühlschrank stellen. Anschließend in 15 Riegel schneiden.

Nährwerte pro Portion

kcal	*208*
Kohlenhydrate	*23*
Eiweiß	*5*
Fette	*10*
Ballaststoffe	*4*

Allergene: Gluten, Hafer.

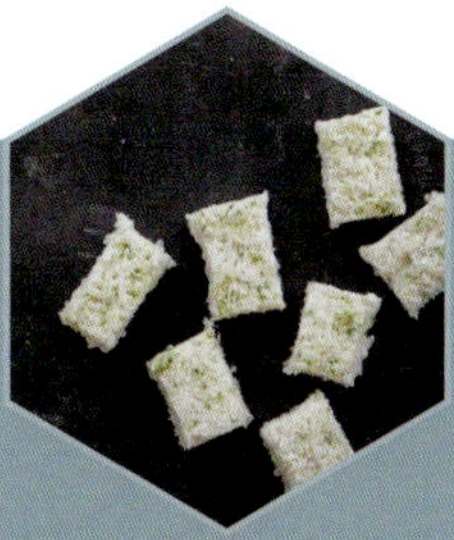

KOKOS-REIS-SCHNITTEN

FÜR 12 SCHNITTEN
Zubereitungszeit: 30-45 Minuten

Zutaten

- *300 g weißer Sushi-Reis*
- *1 ½ TL Salz*
- *250 g Farinzucker*
- *100 g Kokosraspeln*
- *Saft und abgeriebene Schale von 1 Limone*

Zubereitung

Den Reis nach Packungsanweisung mit einem halben Teelöffel Salz und ausreichend Wasser kochen. Direkt anschließend den Farinzucker einrieseln lassen und so lange rühren, bis er sich vollständig aufgelöst hat. Je nach Geschmack noch etwas Zucker hinzufügen. Den abgekühlten Reis mit Kokosraspeln, dem restlichen Salz sowie Limonensaft und -abrieb vermengen. Die Reismischung in eine große Auflaufform füllen und mit einem Reisspatel plattdrücken. Die Masse in 12 Stücke schneiden, in Alufolie wickeln und eventuell einfrieren.

Nährwerte pro Portion

kcal	*226*
Kohlenhydrate	*41*
Eiweiß	*2*
Fette	*5*
Ballaststoffe	*1*

Allergene: keine.

VARIATION: Limonensaft und -abrieb durch Trockenfrüchte (z. B. Cranberrys oder Aprikosen) oder Schokoladenstreusel ersetzen.

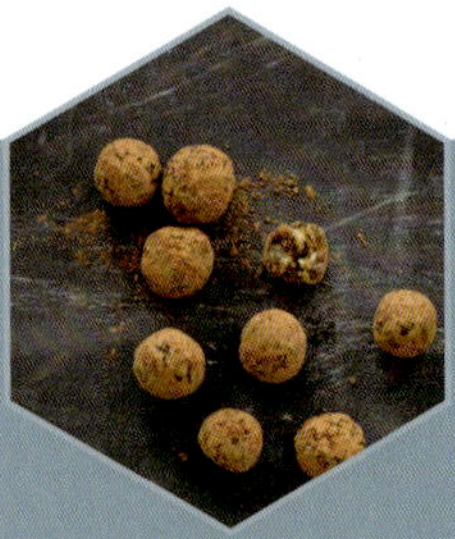

DATTELBÄLLCHEN

FÜR 15 DATTELBÄLLCHEN
Zubereitungszeit: 10 Minuten

Zutaten

- √ *250 g Medjoul-Datteln*
- √ *75 g Cashewnüsse*
- √ *2 EL Honig*
- √ *25 g rohes Kakaopulver*

Zubereitung

Datteln, Nüsse und Honig in einer Küchenmaschine zu einer festen, homogenen Masse verarbeiten und daraus ca. 15 Bällchen formen. Kakaopulver auf ein Brett streuen und die Bällchen darin rollen, bis sie sich nicht mehr klebrig anfühlen.

Nährwerte pro Portion

kcal	89
Kohlenhydrate	14
Eiweiß	2
Fette	3
Ballaststoffe	2

Allergene: Nüsse.

VARIATION: Datteln durch Feigen, Rosinen, gesüßte Cranberrys oder Aprikosen ersetzen.
VARIATION: Cashewnüsse durch Haselnüsse, Macadamianüsse, Mandeln, Walnüsse oder ungesalzene Erdnüsse ersetzen.
VARIATION: Kakaopulver durch kakaohaltiges Getränkepulver, Molkepulver oder Kokosraspeln ersetzen.

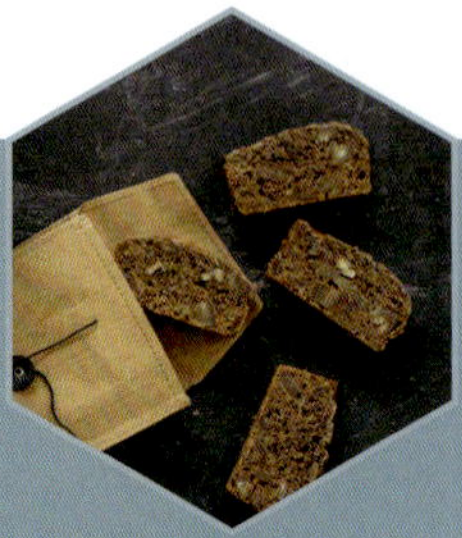

KAFFEE-DATTEL-BROT

FÜR 15 SCHEIBEN
Zubereitungszeit: 30 Minuten
Backzeit: 45 Minuten

Zutaten

- √ *180 g getrocknete Datteln, entkernt, in kleine Stücke geschnitten*
- √ *150 ml starker Kaffee*
- √ *2 TL Backpulver*
- √ *2 TL Natron*
- √ *180 g Vollkornmehl*
- √ *1 TL Zimt*
- √ *1 TL Ingwerpulver*
- √ *1 Prise Salz*
- √ *2 Eiweiß, leicht aufgeschlagen*
- √ *1 Päckchen Vanillezucker*
- √ *3 EL Honig*
- √ *40 g Walnüsse, gehackt*
- √ *1 EL Olivenöl oder Olivenöl-Spray*

Zubereitung

Den Backofen auf 180° C vorheizen. In einer fettfreien Schüssel Datteln, Kaffee und 1 TL Backpulver miteinander vermischen. Kurz ruhen lassen. Nicht erschrecken, wenn die Masse anfängt zu schäumen! In einer zweiten großen Schüssel Mehl, das restliche Backpulver, Natron, Zimt, Ingwer und Salz vermengen. In einer dritten fettfreien Schüssel das Eiweiß aufschlagen. Sobald es anfängt, steif zu werden, Vanillezucker und Honig hinzufügen. Kurz weiterschlagen, damit der Zucker richtig aufgenommen wird. Das Eiweiß ist steif genug, wenn sich in der Masse Spitzen bilden, die nicht verlaufen. Den Eischnee zusammen mit der Hälfte der Walnüsse zu der Dattel-Kaffee-Mischung geben und vorsichtig untermengen.
Eine Kastenform mit Olivenöl einfetten (mithilfe von Küchenkrepp oder ein Spray verwenden). Die Eiweiß-Dattel-Kaffee-Mischung mit der Mehl-Gewürz-Mischung zu einer dickflüssigen Masse verschlagen. Die Masse in die Kastenform füllen und die restlichen Walnüsse darüberstreuen. In der Mitte des Ofens 45 Minuten backen. Sobald das Brot abgekühlt ist, aus der Form nehmen und in ca. 15 Scheiben schneiden.

Nährwerte pro Portion

kcal	98
Kohlenhydrate	17
Eiweiß	3
Fette	2
Ballaststoffe	2

Allergene: Gluten, Weizen, Ei, Nüsse.

VARIATION: Koffeinfreien Kaffee verwenden.

TIPP: Die Schüsseln mit etwas Essig auswischen, damit sie fettfrei werden.

EIWEISSE BEIM TRAINING

Nur bei sehr intensiven, mehr als zweistündigen Trainings- oder Wettkampfbelastungen, etwa einem Marathon oder Triathlon, kann es sinnvoll sein, den Körper zwischendurch mit Eiweißen zu versorgen (35), da er in diesem Fall neben Kohlenhydraten und Fetten auch Eiweiße als Energiequelle verwendet. Dadurch werden im Laufe der Belastung Muskeleiweiße abgebaut, und es erscheint logisch, mit einer Eiweißzufuhr einen Muskelabbau zu verhindern. Allerdings kann der Verzehr eiweißhaltiger Lebensmittel Magen-Darm-Probleme verursachen. Der Körper muss die Eiweiße nämlich erst verdauen, und das kostet viel mehr Zeit als bei Kohlenhydraten. Eine Lösung bietet die Einnahme von Aminosäuren, zum Beispiel in Form eines Eiweißpulvers mit BCAAs, das heißt, den essenziellen Aminosäuren Isoleucin, Valin und Leucin. Bei (extrem) langen Ausdauerbelastungen wandelt der Körper vor allem Leucin in Energie um (36, 37). Vor allem, wenn dem Körper, wie bei einem mehrtägigen Radrennen, am nächsten Tag wieder eine sportliche Leistung abverlangt wird, kann es bei langzeitigen, intensiven Belastungen vorteilhaft sein, mit einer begrenzten Menge an Eiweißen oder Aminosäuren einem Muskelabbau so weit wie möglich vorzubeugen. Maximal 1 % der Flüssigkeitsmenge, also höchstens 5 g in einer 500-ml-Flasche, reicht aus. Zu diesem Zweck lassen sich auch fertige Sportgetränke verwenden, denen der Hersteller die richtige Menge bereits hinzugefügt hat. Beispiele finden sich auf iamafoodie.nl/favorietenlijst-eet-als-een-atleet. Der Körper kann die Eiweiße direkt zur aktiven Erholung einsetzen, wodurch der Muskelabbau während der Belastung beschränkt bleibt (38-40). Das ist vor allem sinnvoll, wenn man sich am nächsten Tag wieder voll belasten muss, zum Beispiel bei einem Radrennen oder mehreren intensiven Trainingseinheiten hintereinander. Ansonsten macht es nicht so viel aus, ob man sich eine Stunde früher oder später erholt hat. Bei einem Krafttraining hat die Einnahme von Aminosäuren einen vergleichbaren Effekt wie bei einer Ausdauerbelastung. Bei einem mehr als zweistündigen intensiven Krafttraining wird die Muskeleiweißsynthese angeregt, wenn man dem Körper sowohl Kohlenhydrate als auch Eiweiße oder Aminosäuren zuführt. Trainiert man kürzer als zwei Stunden, ist dies nicht nötig (38, 39).

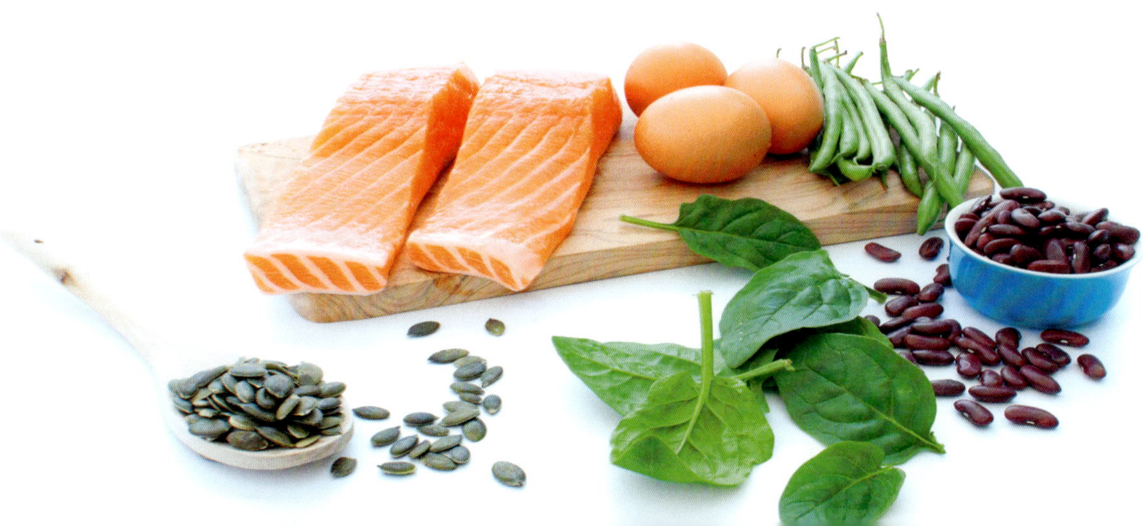

Trinken beim Sport

WAS SIND ELEKTROLYTE?
Elektrolyte sind in Wasser gelöste Mineralstoffe. In fester Nahrung liegen Mineralstoffe als Salze (z. B. Natrium- oder Kaliumchlorid) vor. In wässriger Lösung (z. B. Getränke oder Körperflüssigkeiten) zerfallen sie zu Elektrolyten.

WIE VIEL NATRIUM IST IN KOCHSALZ ENTHALTEN?
1 g Kochsalz enthält 0,4 g Natrium. Das heißt, 1 g Natrium ist in 2,5 g Kochsalz enthalten.

An Tagen, an denen man sich sportlich betätigt, benötigt man durchschnittlich mehr Flüssigkeit als sonst. Der Körper braucht die Flüssigkeit, um Abfallstoffe abzutransportieren und um die Körpertemperatur zu regulieren (41). Infolge der körperlichen Belastung erfolgt der Transport von Nähr- und Abfallstoffen in einem etwas höheren Tempo als in Ruhe. Außerdem steigt die Körpertemperatur, und die Wärme möchte der Körper wieder loswerden, damit er nicht überhitzt. Deshalb beginnt er unter anderem zu schwitzen. Auch wenn es vielleicht nicht immer angenehm ist, mit rotem Kopf und schweißnassem Shirt durchs Sportstudio zu laufen, zum Abkühlen ist das Schwitzen äußerst effizient. Je wärmer es ist und je höher die Luftfeuchtigkeit ist, desto mehr Flüssigkeit verliert der Körper (42). Auch Indoor- und Wintersportler und sogar Schwimmer können beim Training oder Wettkampf erhebliche Flüssigkeitsmengen verlieren (43). Wer genau wissen möchte, wie viel Flüssigkeit er bei seiner sportlichen Aktivität verliert, sollte sich vor und nach der Belastung unbekleidet (ansonsten würde später der Schweiß mitgewogen) auf die Waage stellen. Jedes Kilo Gewichtsverlust entspricht circa 1 l Wasserverlust. Beträgt der Gewichtsverlust weniger als 2 %, ist eine zusätzliche Flüssigkeitszufuhr überflüssig. Übrigens kann man beim Sport auch zu viel trinken. Ein Marathonläufer, der bei einer von uns in der Praxis erschien, hatte mal einen Wettkampf wegen Dehydrierung vorzeitig beenden müssen. Beim nächsten Halbmarathon, für den er bei warmer Witterung eindreiviertel Stunden brauchte, trank er mehr als 4 l Flüssigkeit. Als er fragte, woher die Übelkeit und das schwappende Gefühl in seinem Magen herrührten, war die Antwort schnell gefunden. Zu viel Flüssigkeit kann nicht nur zu den oben genannten Symptomen führen, sondern – falls man nur Wasser trinkt – *Hyponatriämie* verursachen. Das heißt, dass sich zu wenig Natrium im Verhältnis zur Wassermenge im Körper befindet (44). Beim Schwitzen verliert der Körper Wasser und Salz. Trinkt man anschließend viel Wasser oder andere salzlose Flüssigkeiten, füllt man das Wasser zwar wieder auf, das Salz aber nicht. Manchmal führt dies zu Übelkeit, Erbrechen, Kopfschmerzen, Orientierungslosigkeit und Verwirrtheit, in ganz seltenen Fällen sogar zum Tod (45). Hyponatriämie kann entstehen, wenn man bei mehr als anderthalbstündigen Belastungen oder Temperaturen über 25° C nur Wasser trinkt und keine Elektrolyte wie Natrium auffüllt. In diesem Fall empfiehlt es sich, insbesondere bei warmer Witterung, den Flüssigkeitsverlust nicht nur durch Wasser, sondern auch mit isotonischen Sport- oder Elektrolytgetränken auszugleichen. Beispiele finden sich in Abb. 9 sowie auf iamafoodie.nl/favorietenlijst-eet-als-een-atleet. Bei kurzzeitigen Belastungen tritt Hyponatriämie in der Regel nicht auf; isotonische Sport- oder Elektrolytgetränke sind hier nur eine überflüssige Natrium- und Zuckerquelle.

FAKT ODER FABEL

BRAUCHEN SPORTLER MEHR SALZ?

Zum Überleben benötigt der Mensch täglich nur 1 g Salz. Wer viel Sport treibt und deshalb viel schwitzt, braucht etwas mehr Salz (Natrium) als Nichtsportler. Das ist jedoch kein Freibrief, um nach Herzenslust den Salzstreuer zu betätigen. Der durchschnittliche tägliche Salzkonsum liegt in den Niederlanden (Anmerkung: Der Salzkonsum ist auch in Deutschland viel zu hoch.) bereits zwischen 7,5 und 10 g. Außerdem führt ein Sportler seinem Körper ohnehin mehr Salz zu, da er aufgrund eines höheren Energiebedarfs mehr Nahrung zu sich nimmt. Bei kurzzeitigen Belastungen entsteht nicht so schnell ein Natriummangel. Deshalb sollte man hier Wasser den Vorzug geben. Durchschnittlich enthalten 500 ml Sportgetränk 0,7-0,8 g Salz.

WIE KANN TIM SEINEN FLÜSSIGKEITSVERLUST NACH DEM TRAINING BESTIMMEN?

Tim will nicht, dass er beim Training oder Wettkampf zu viel Flüssigkeit verliert und deshalb schlechtere Leistungen erbringt. Sein Gewichtsverlust nach einem Fußballtraining ist ein guter Anhaltspunkt dafür, wie viel Flüssigkeit er dabei verloren hat. Direkt nach dem Training stellt sich Tim unbekleidet auf die Waage. Er ist jetzt 0,5 kg leichter als vor dem Training. Während des Trainings hat er nichts getrunken. Das heißt, er hat durch die körperliche Belastung 0,5 l Flüssigkeit verloren. Ist das schlimm? Sicher nicht. Tim wiegt 74 kg, das heißt, die 0,5 kg entsprechen weniger als 1 % seines Körpergewichts. Wenn er gut hydriert ins Training eingestiegen ist, werden die 0,5 l Flüssigkeitsverlust seine Leistung nicht beeinträchtigen. Erst ein Flüssigkeitsverlust von mehr als 2 % wirkt sich leistungsmindernd aus.

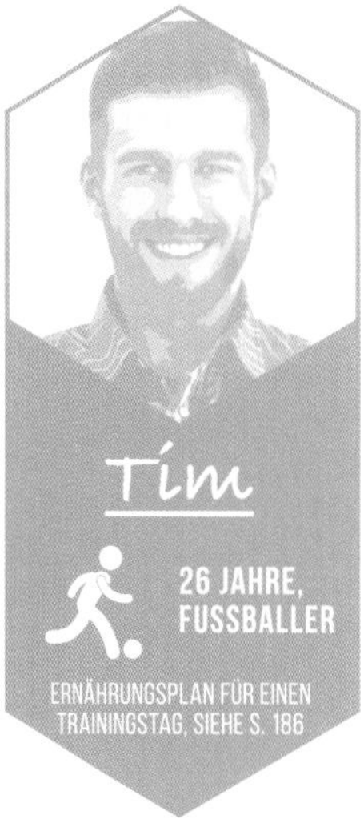

Tim

26 JAHRE, FUSSBALLER

ERNÄHRUNGSPLAN FÜR EINEN TRAININGSTAG, SIEHE S. 186

BEWUSSTE AUSTROCKNUNG: AUCH WÄHREND DER BELASTUNG KEINE GUTE IDEE

Bei bestimmten Belastungen scheint es vorteilhaft zu sein, Flüssigkeit und damit Gewicht zu verlieren. Man stelle sich zum Beispiel vor, jemand fährt ein Radrennen in den Alpen und schwitzt dabei bis zum letzten Anstieg 2 kg Flüssigkeit aus. Das bedeutet, dass er 2 kg weniger mit nach oben schleppen muss, und das ist günstig für die Leistung (46). Leider geht diese Rechnung nicht auf. Denn der positive Effekt des geringeren Körpergewichts wiegt den negativen Effekt der Austrocknung nicht auf. Schließlich bringt man deshalb weniger Kraft auf, und die Koordination ist beeinträchtigt (47). Außerdem schwitzt der Sportler beim Anstieg weiter, wodurch sich die Gefahr einer ernsthaften Austrocknung erhöht. Man ist also sicher nicht schneller oben, wenn man sich bewusst austrocknet.

DIE SCHWIERIGE ENTSCHEIDUNG ZWISCHEN DEN VERSCHIEDENEN SPORTGETRÄNKEN

Es ist nicht einfach, sich zwischen all den verschiedenen Sportgetränken im Regal zu entscheiden. Soll man nun ein isotonisches, hypotonisches oder hypertonisches Getränk wählen? Es klingt, als seien es nur Marketingbegriffe, doch es gibt sehr wohl Unterschiede, wie sich in Abb. 9 erkennen lässt. Bei Trainingseinheiten und Wettkämpfen unter anderthalb Stunden ist Wasser (hypotonisch) eine ausgezeichnete Wahl. Bei Belastungen über 90 Minuten sowie bei sehr warmer Witterung eignen sich isotonische Getränke, die Elektrolyte (Mineralstoffe wie Natriumchlorid) enthalten, besser. Das kann ein Elektrolytgetränk oder ein isotonisches Sportgetränk sein. Ein Elektrolytgetränk enthält nur Flüssigkeit und Mineralstoffe. Das ist vor allem praktisch, wenn man darüber hinaus nicht noch Kohlenhydrate benötigt. Diese sind – neben Flüssigkeit und Mineralstoffen – in geringer Menge in Form von Zucker in isotonischen Sportgetränken enthalten. Bei intensiven Belastungen kann ein isotonisches Sportgetränk sehr nützlich sein. Die Kombination von Elektrolyten und Kohlenhydraten in einer nicht zu hohen Konzentration sorgt dafür, dass Flüssigkeit, Elektrolyte und Kohlenhydrate in den Därmen effizient aufgenommen werden (48). Ein hypertonisches Sportgetränk enthält ebenfalls Elektrolyte und Kohlenhydrate. Die Kohlenhydratmenge ist hier jedoch so groß, dass Flüssigkeit und Kohlenhydrate nur langsam aufgenommen werden. Das ist nicht besonders praktisch, und deshalb raten wir auch davon ab (49). Außerdem liefern hypertonische Sportgetränke unnötig viel Energie. So enthält eine Flasche Extran® oder AA Energy Drink® à 0,5 l nicht weniger als 300 kcal! Das entspricht dem Energieverbrauch von 45 Minuten Crosstrainer. Deshalb sollte man alle hippen, kalorienreichen Sportgetränke im Sportstudio links liegen lassen, vor allem, wenn man abnehmen will. In Abb. 9 ist zu sehen, welches Sportgetränk sich bei welcher sportlichen Belastung eignet.

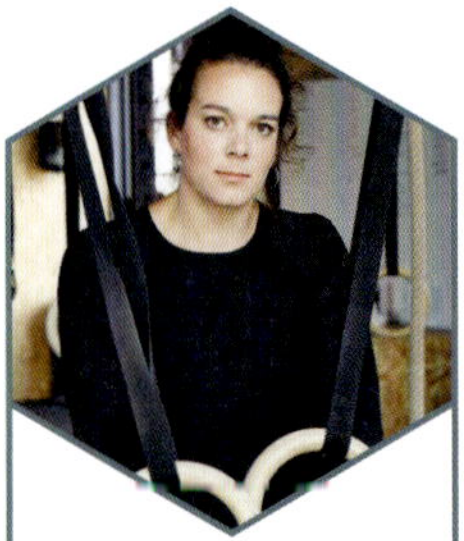

Vera

EXTREMER FLÜSSIGKEITSVERLUST

„Dass ein Flüssigkeitsverlust ab einer bestimmten Menge die Leistung beeinträchtigt, ist eine Tatsache. Dieser Effekt kann sogar extreme Ausmaße annehmen. Einer meiner Kunden trainierte für einen Marathon. Bei einem langen Dauerlauf lief bei ihm nach 20 km buchstäblich nichts mehr. Völlig erschöpft und orientierungslos musste er das Training abbrechen. Als er sich zu Hause auf die Waage stellte, zeigte sich, dass er pro Stunde gut 3 l Flüssigkeit verloren hatte."

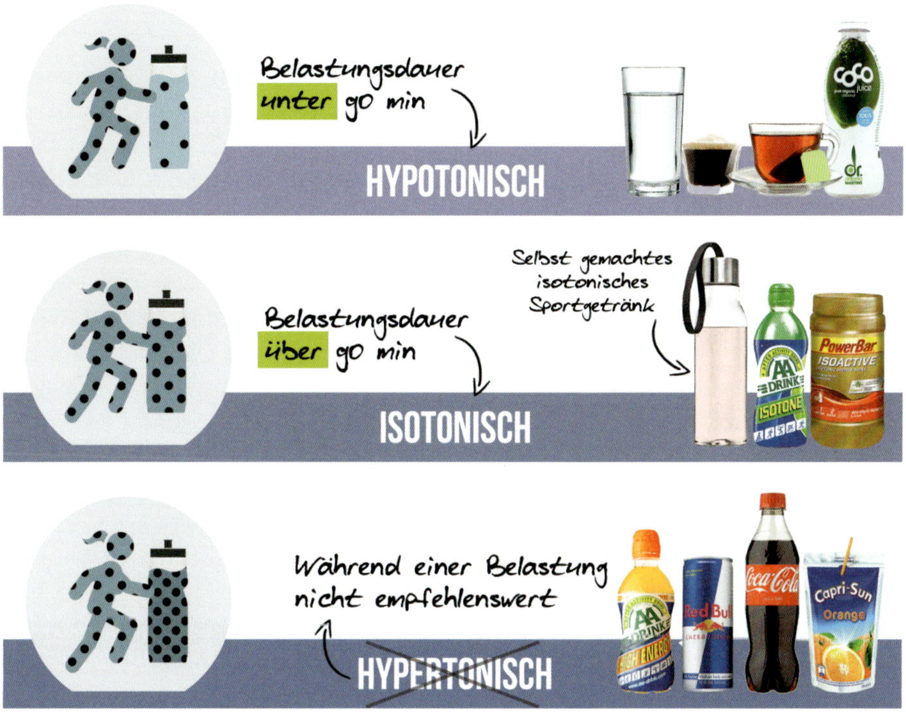

ABB. 9: Hypotonische Getränke enthalten etwas weniger Teilchen als Blut, isotonische Getränke genauso viel. Beide Getränke eignen sich zum Auffüllen der Flüssigkeitsspeicher während einer sportlichen Belastung, hypertonische Getränke dagegen nicht. Sie enthalten zu viele Teilchen und können deshalb nicht schnell genug aufgenommen werden.

ALKOHOLFREIES BIER

„Wussten Sie, dass einige alkoholfreie Biere isotonisch sind? Trotzdem empfiehlt es sich nicht, seine Flasche damit zu füllen, da die darin enthaltene Kohlensäure Magen-Darm-Beschwerden verursachen kann."

TRINKEN OHNE DURST

Unter normalen Umständen reicht es, zu trinken, wenn man Durst hat. Denn der Körper ist sehr gut in der Lage, den Flüssigkeitshaushalt zu regeln. Durst ist eine Warnung, dass er zu viel Flüssigkeit verliert. Das geschieht über eine komplexe Interaktion zwischen Hormonen, Organen und Rezeptoren, den Empfängern der Hormone (41). Leider funktioniert das System nicht immer, insbesondere bei extremen Bedingungen wie intensiven oder langzeitigen sportlichen Belastungen (41, 50). In diesem Fall hat der Körper Schwierigkeiten, zu erkennen, ob zu viel Flüssigkeit verloren geht (51). Verschiedene Untersuchungen haben gezeigt, dass es für die Leistung unerheblich ist, ob man ohne Durst trinkt oder mehr, als man in dem Moment benötigt, vorausgesetzt, es handelt sich nicht um extreme Mengen Wasser; in dem Fall könnte eine Hyponatriämie entstehen (siehe Seite 96) (18). Sicher bei längeren Belastungen und warmer Witterung sollte man sich nicht auf sein Durstgefühl verlassen, sondern den Flüssigkeitsverlust messen und eine Trinkstrategie für Training und Wettkampf entwickeln (19). *Better safe than sorry.*

HYPO-, ISO- ODER HYPERTONISCH?

Wie wählt man das richtige Sportgetränk aus? Am besten wirft man einen Blick aufs Etikett! Ein hypotonisches Getränk enthält weniger als 4 g Kohlenhydrate pro 100 ml, ein isotonisches 4-8 g. Mehr als 8 g Kohlenhydrate deuten auf ein hypertonisches Getränk hin.

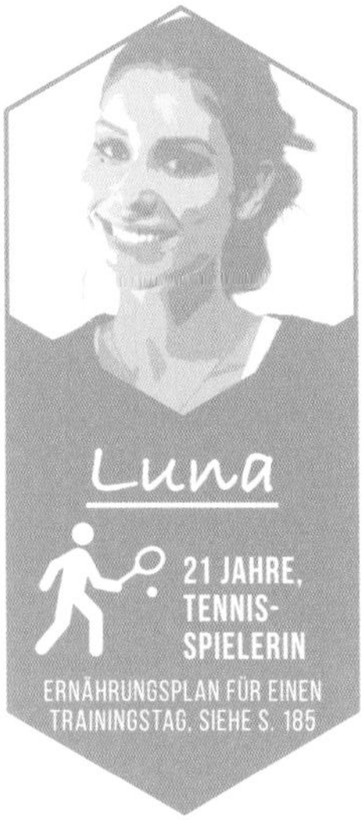
Luna
21 JAHRE, TENNIS-SPIELERIN
ERNÄHRUNGSPLAN FÜR EINEN TRAININGSTAG, SIEHE S. 185

LUNAS TRINKSTRATEGIE

Tennisspielerin Luna fällt es schwer, während der Wettkämpfe etwas zu essen. Sie ist dann oft sehr nervös und bekommt kaum einen Bissen hinunter. Mit dem Trinken klappt es ganz gut, nur süße Sportgetränke mag sie nicht besonders. Mit welcher Trinkstrategie kann sie ihrem Körper sowohl genügend Flüssigkeit als auch ein paar Kohlenhydrate zuführen? Zuerst einmal sollte Luna ihren Flüssigkeitsverlust bei einer Belastung messen. Nach einem Hallenspiel wiegt sie unbekleidet 2,8 kg weniger als davor (statt 56 kg nur noch 53,2 kg). Das heißt, sie hat durch die körperliche Anstrengung 2,8 l Flüssigkeit verloren. Das ist nicht gut, denn dies entspricht einem Flüssigkeitsverlust von 5 %, obwohl es nicht mehr als 2 % sein sollten. Luna muss während des Spiels also unbedingt etwas trinken. Wie lässt sich das am besten organisieren?

TAB. 13

LUNAS TRINKSTRATEGIE PRO SATZ

WANN?	WAS?	KOHLENHYDRATMENGE (G)
In der Pause (90 Sekunden) während des ersten Seitenwechsels	100 ml Wasser	0
In der Pause (90 Sekunden) während des zweiten Seitenwechsels	100 ml isotonisches Sportgetränk (4-8 g Kohlenhydrate pro 100 ml)	4
In der Pause (90 Sekunden) während des dritten Seitenwechsels	100 ml Wasser	0
In der Pause (120 Sekunden) nach einem Satz	150 ml isotonisches Sportgetränk (4-8 g Kohlenhydrate pro 100 ml)	6
INSGESAMT PRO SATZ	**450 ML FLÜSSIGKEIT**	**10**

Während eines Satzes trinkt Luna durchschnittlich 450 ml Flüssigkeit. Wenn sie zwei Stunden auf dem Platz steht und drei Sätze spielt, nimmt sie auf diese Weise 1.350 ml Flüssigkeit auf und wiegt damit nach dem Wettkampf nicht 2,8 kg, sondern „nur" 1,45 kg weniger. Das sind zwar immer noch 2 % ihres Körpergewichts, aber schon deutlich weniger als zuvor. Außerdem füllt sie mit dieser Trinkstrategie gleichzeitig ihre Glykogenspeicher mit 30 g Kohlenhydraten auf; das ist prima für diese Belastungsdauer und -intensität. Später kann Luna die Mengen bei vergleichbaren Bedingungen allmählich steigern. Trinken ist auch eine Frage der Gewöhnung.

Inspiration: Ein selbst gemachtes Sportgetränk

Mal Lust auf etwas anderes als die üblichen Sportgetränke? Dann empfiehlt sich ein selbst gemachtes Sportgetränk nach eigenem Geschmack.

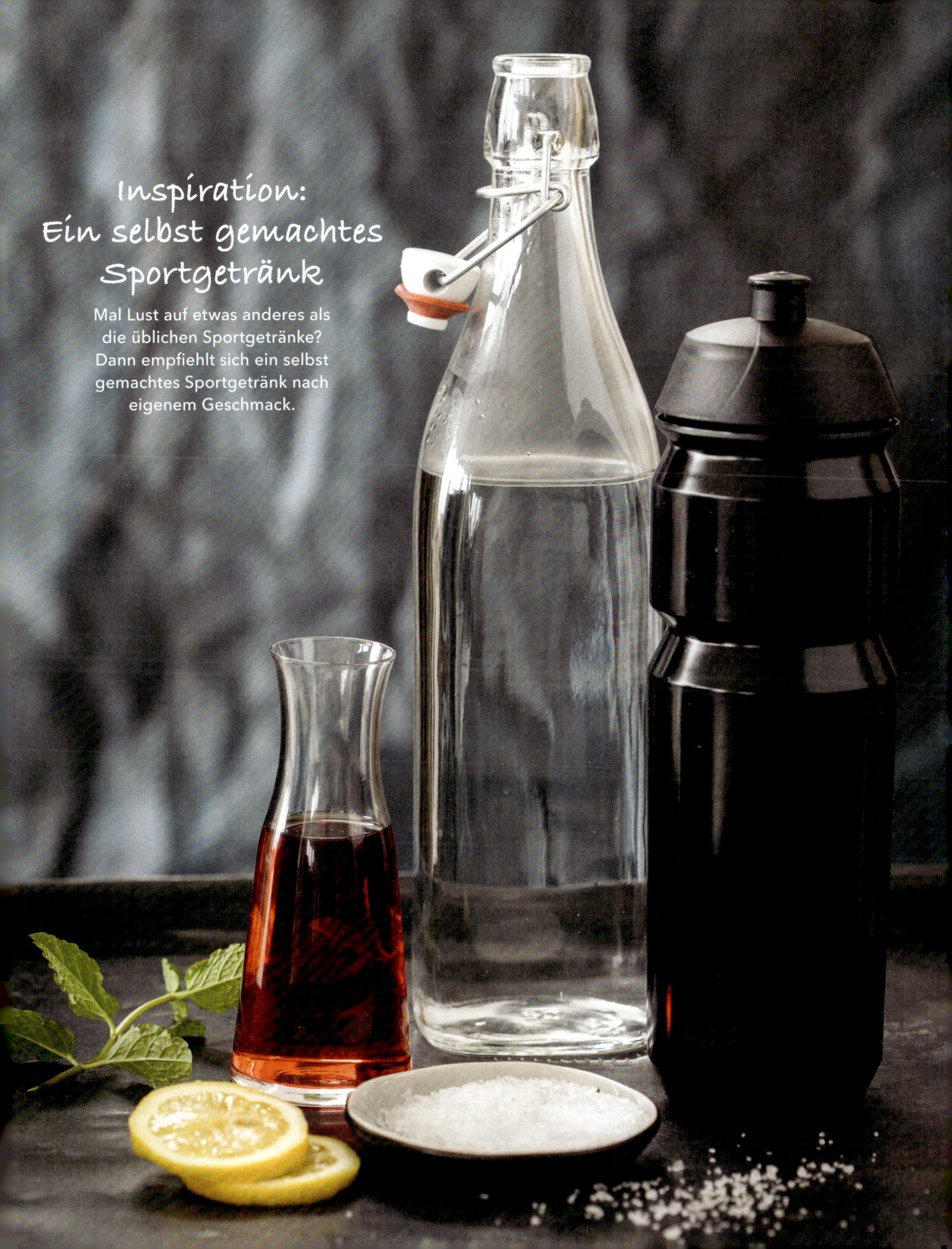

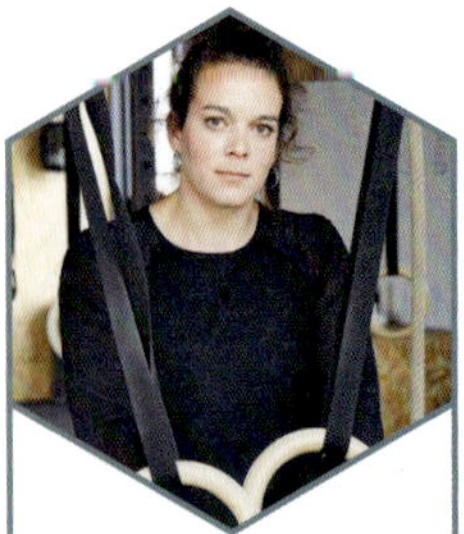

Vera

SPORTGETRÄNKE

„Sportgetränke sind unheimlich populär und in reichlicher Auswahl im Supermarkt um die Ecke zu finden. Die dort erhältlichen Produkte sind hinsichtlich ihrer Zusammensetzung nahezu identisch. Sportgetränke sind süß, lecker und verkaufen sich gut. Zweifelsohne verdienen ihre Fabrikanten vor allem an der großen Masse an Nichtsportlern."

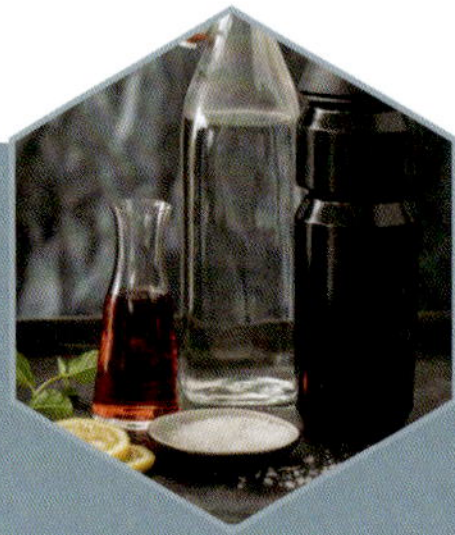

SPORTGETRÄNK

Material

Flasche, Messbecher, Waage

Zutaten

- √ Sirup, Dicksaft
- √ Wasser
- √ Salz

Zubereitung

Bei der Zubereitung eines Sportgetränks sollten folgende Regeln beachtet werden:

- √ Es sollte eine Konzentration von minimal 4 % und maximal 8 % Kohlenhydraten erreicht werden. Das sind bei 750 ml maximal 60 g Kohlenhydrate, bei 500 ml maximal 40 g Kohlenhydrate.
- √ Pro 500 ml Flüssigkeit 0,5 g Salz hinzufügen.

Wie viel Sirup braucht man für 60 g Kohlenhydrate pro 750 ml?
Rechenbeispiel:

78 g Kohlenhydrate = 100 ml Sirup
60 g Kohlenhydrate = x ml Sirup
*x = 60 g / 78 g * 100 ml*
= 77 ml Sirup pro 750 ml

77 ml Sirup in eine Flasche von 750 ml geben und mit Wasser auffüllen. 0,75 g Salz hinzufügen, gut schütteln, und fertig ist das selbst gemachte Sportgetränk!

Nährwertangabe für 100 ml Sirup

kcal	*310*
Kohlenhydrate	*78*
Eiweiß	*0*
Fette	*0*

MIXE DIR DEIN EIGENES SPORTGETRÄNK!

Eigentlich ist es keine große Kunst, sich ein Sportgetränk selbst zu mixen. Man nimmt 0,5 l Wasser, fügt einen Schuss Sirup und eine Messerspitze Salz hinzu, und fertig ist das selbst gemachte Sportgetränk mit Glukose, Fruktose und Natrium. Aber ist es wirklich so einfach? Oft schon. Für die meisten Belastungen unter drei Stunden reicht es vollkommen aus. Bei bestimmten Bedingungen – vor allem bei längeren Trainingseinheiten oder Wettkämpfen – kommt es auf die Kohlenhydratmischung in einem Sportgetränk an (52). In diesem Fall sind gebrauchsfertige isotonische Sportgetränke mit Elektrolyten und dem richtigen Glukose-Fruktose-Verhältnis von 2:1 besser. Sirupe auf Basis von Fruchtsaft oder -konzentrat enthalten nämlich relativ viel Fruktose (Fruchtzucker). Bei längeren sportlichen Belastungen ist das nicht ideal, da die Aufnahme von Fruktose im Darm auf circa 30 g pro Stunde begrenzt ist. Außerdem kann ein hoher Fruktosegehalt Magen-Darm-Beschwerden verursachen (53). Obstsäfte wie Apfel- und Traubensaft sind aus diesem Grund als Sportgetränk ebenfalls ungeeignet. Natürlich spielt der Fruktosegehalt keine Rolle mehr, wenn man den Sirup gut verdünnt. Allerdings ist es zum Auffüllen der Kohlenhydratspeicher dann nicht mehr so wertvoll.

FAKT ODER FABEL

IST KOKOSWASSER EIN IDEALES SPORTGETRÄNK?

Nein, Kokoswasser ist kein ideales Sportgetränk (54, 55). Studien haben gezeigt, dass es für die Leistung unerheblich ist, ob jemand einfach nur Leitungswasser oder teures Kokoswasser beim Sporttreiben trinkt (56). Das liegt an der Zusammensetzung von Kokoswasser. Produkte ohne Zuckerzusätze enthalten wesentlich weniger Kohlenhydrate als ein isotonisches Sportgetränk; außerdem entspricht die Elektrolytzusammensetzung nicht dem Elektrolytverlust durch Schwitzen (56, 57). Zugegeben, Kokoswasser in der Flasche fühlt sich vielleicht hipper an als simples Leitungswasser. Wer dadurch also schneller radelt, läuft, schwimmt oder besser Tennis spielt: Der Placeboeffekt spielt hier sicher eine größere Rolle als das Kokoswasser selbst.

FAKT ODER FABEL

KANN MAN SEINE LEISTUNG DURCH EINE MUNDSPÜLUNG MIT EINEM SPORTGETRÄNK VERBESSERN?

Bei intensiven Belastungen bis zu einer Stunde lässt sich bereits durch eine Mundspülung mit einem Sportgetränk ein positiver Effekt erzielen (58). Anscheinend werden bestimmte Gehirnbereiche aktiviert, wenn der Mund Kohlenhydrate wahrnimmt. Diese Gehirnbereiche sorgen dafür, dass man sich nicht so schnell erschöpft fühlt (59). Der Effekt der Mundspülung, auch *Mouth Rinsing* genannt, scheint bei kürzeren Ausdauerbelastungen vielversprechend. Bei Ausdauerbelastungen oberhalb von 1,5-2 Stunden ist die verfügbare Flüssigkeits- und Brennstoffmenge der leistungsbegrenzende Faktor. Selbstverständlich freuen sich die Zähne wenig über Mundspülungen mit Zuckerwasser. Aus diesem Grund sollte man die Strategie trotz ihrer Effektivität nicht bei jedem Training anwenden. Außerdem ist es wichtig, den Mund mit einer Flüssigkeit zu spülen, die Kohlenhydrate enthält (z. B. einem isotonischen Sportgetränk); ein Getränk auf Süßstoffbasis (z. B. ein kalorienarmes Erfrischungsgetränk) hat keine Wirkung (60).

DER NUTZEN VON ENERGYDRINKS

Der Begriff *Energydrink* (z. B. Red Bull® oder Monster®) suggeriert, das Getränk würde einem einen enormen Energieschub verschaffen und damit Spitzenleistungen ermöglichen. Theoretisch könnte dies stimmen, da es aufputschende Substanzen wie Koffein und Taurin enthält. Koffein verbessert in der Tat die Aufmerksamkeit und Konzentration, außerdem unterdrückt es Ermüdungsgefühle (siehe Seite 144). Taurin ist eine aminosäureähnliche Substanz, die wahrscheinlich die Leistung steigert, auch wenn nicht ganz klar ist, wie sie wirkt und was sie genau bewirkt (65). Trotz dieser möglicherweise positiven Effekte sind Energydrinks für Training und Wettkampf jedoch nicht empfehlenswert. In großen Mengen genossen, können sie Zahnerosion, Herzrhythmusstörungen und, selbst bei aktiven Sportlern, Übergewicht auslösen (66, 67). Zucker liefert zwar Energie, etwa sieben Zuckerwürfel pro 250 ml sind aber schon sehr viel.

FAKT ODER FABEL

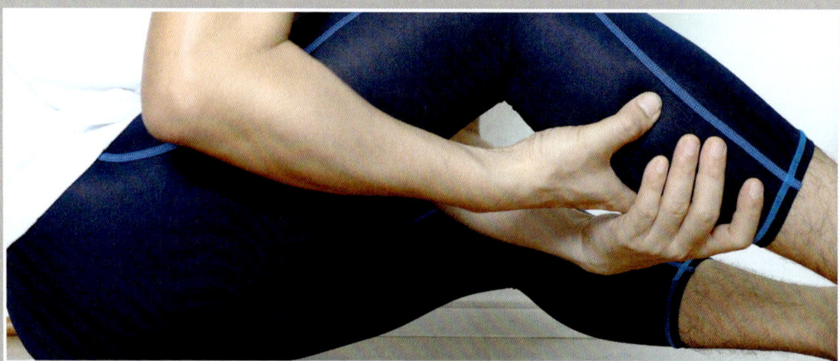

KANN AUSTROCKNUNG KRÄMPFE VERURSACHEN?

Flüssigkeitsmangel ist nicht die Hauptursache für Krämpfe. Manche Sportler sind anfälliger dafür, und das Risiko steigt, je mehr Muskelschäden während der Belastung entstehen (61, 62). Ferner gibt es Hinweise, dass längere Belastungen zu einer veränderten Muskelsteuerung durch das Nervensystem führen und die Muskulatur Signale nicht mehr so gut zum Gehirn zurücksenden kann (63, 64). Krämpfe sind also durch eine Vielzahl von Faktoren bedingt und sicher nicht immer auf einen Flüssigkeitsmangel zurückzuführen.

Essen und Trinken nach dem Sport

Nach einer gering intensiven sportlichen Aktivität – zum Beispiel einer Yogastunde, einer Wanderung oder einer ruhigen Regenerationseinheit – haben sich die körpereigenen Energiespeicher nicht besonders geleert, und es sind wahrscheinlich auch nicht viele Muskelschäden entstanden. In diesem Fall benötigt man nach der Belastung keine Regenerationsnahrung und kann einfach bis zur nächsten Mahlzeit warten. Anders sieht es aus, wenn man sich eine Stunde beim CrossFit verausgabt oder ein anstrengendes Eisschnelllauftraining absolviert hat. Bei diesen intensiven Belastungen hat der Körper seine Glykogen- und Flüssigkeitsspeicher genutzt, und an der Muskulatur sind Schäden entstanden. Damit man sich am nächsten Tag wieder voll belasten kann, muss sich die Muskulatur möglichst schnell erholen, die Brennstoff- und Flüssigkeitsspeicher brauchen dringend Nachschub. Deshalb ist es wichtig, den Körper nach der Belastung mit der richtigen Nahrung zu versorgen. Dabei spielt auch das *Timing* eine Rolle. Kurz nach der Belastung nimmt die Muskulatur die Brenn- und Baustoffe am besten auf. Wann und wie viel Nahrung der Körper benötigt, hängt von der Trainings- und Wettkampfhäufigkeit ab. Hat der Körper nach einer Belastung mehrere Tage Zeit, um sich wieder zu erholen, muss man sich zur schnelleren Regeneration nicht innerhalb von fünf Minuten einen Eiweißshake hineinschütten. Hat man dagegen zwei Trainingseinheiten an einem Tag, ist ein genaueres Timing gefragt.

WAS SOLLTE MAN NACH DEM SPORT ESSEN?

Zum Auffüllen der Glykogenspeicher nach einem intensiven Ausdauer- oder Krafttraining sowie zur Stimulation eines optimalen Muskelaufbaus werden 0,8-1,2 g Kohlenhydrate pro Kilogramm Körpergewicht und 0,2-0,4 g Eiweiße pro Kilogramm Körpergewicht in den ersten beiden Stunden nach der Belastung empfohlen (4, 68). Für einen 70 kg schweren Sportler bedeutet das eine Regenerationsmahlzeit mit 56-84 g Kohlenhydraten und 14-28 g Eiweiß. Diese Eiweißmenge liefert dem Körper circa 8-10 g essenzielle Aminosäuren, darunter circa 2-3 g Leucin (4, 69). Dafür benötigt man keine speziellen Produkte wie Eiweißpulver und -shakes. Eine ganz gewöhnliche Kost ist völlig ausreichend. In Tab. 14 sind ein paar Beispiele für Regenerationsmahlzeiten mit einer Kombination aus Kohlenhydraten und Eiweißen aufgeführt.

TAB. 14

ENERGIEZUFUHR NACH DER BELASTUNG

	EIWEISSE (G)	KOHLENHYDRATE (G)
4 Scheiben (Vollkorn-)Brot mit (magerem) herzhaften Belag, z. B. 45 g Hühnchenfilet oder 40 g selbst gemachter Edamame-Hummus (s. Rezept auf S. 113) oder 40 g Hüttenkäse (s. Rezept auf S. 113)	23	56
Ein Stück Sportquiche (siehe Rezept auf Seite 112) mit 1 Glas (250 ml) frisch gepresstem Orangensaft	27	61
Ein Schälchen Quark mit Obst (siehe Rezept auf Seite 47) oder Seidentofu mit 6 Esslöffeln Müsli	22	57
Eine Portion Nudeln mit Tempeh (siehe Rezept auf Seite 81)	23	63
500 ml selbst gemachter Kakao (siehe Rezept auf Seite 116)	26	66

Inspiration: Regenerationsnahrung

Mal Lust auf etwas anderes als ein Schälchen Quark nach dem Sport? Zur Inspiration fünf Rezepte für Regenerationssnacks.

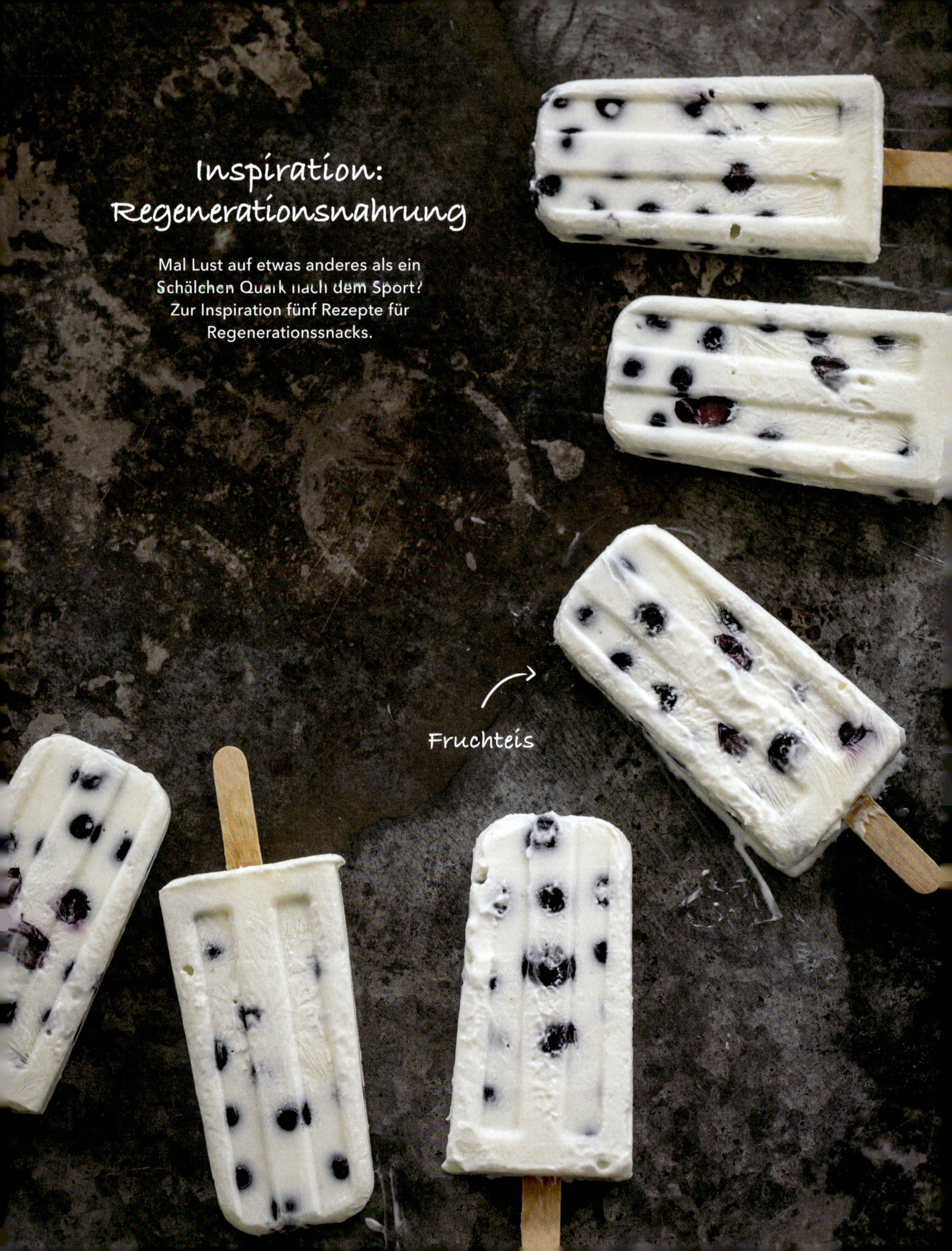

Fruchteis

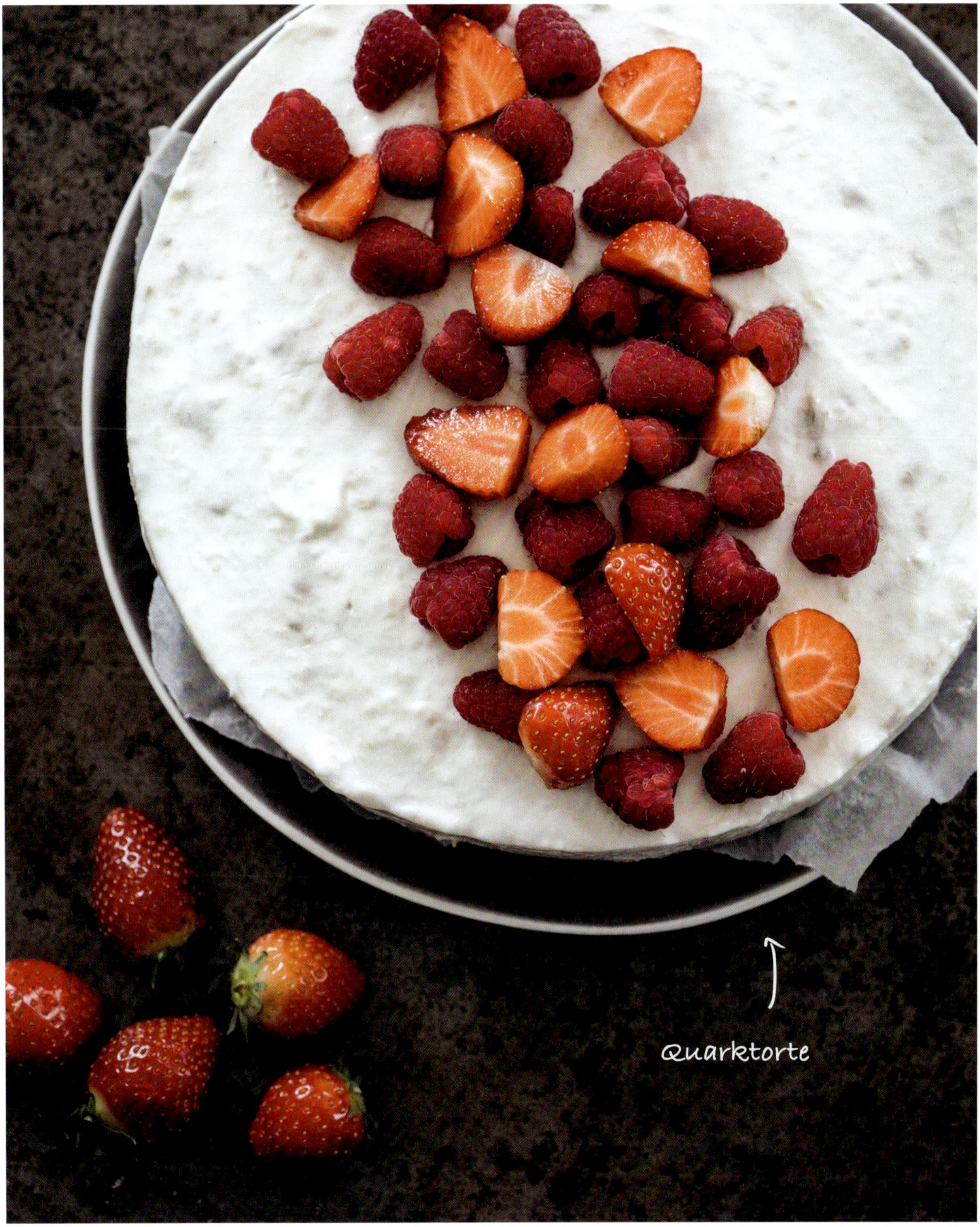
Quarktorte

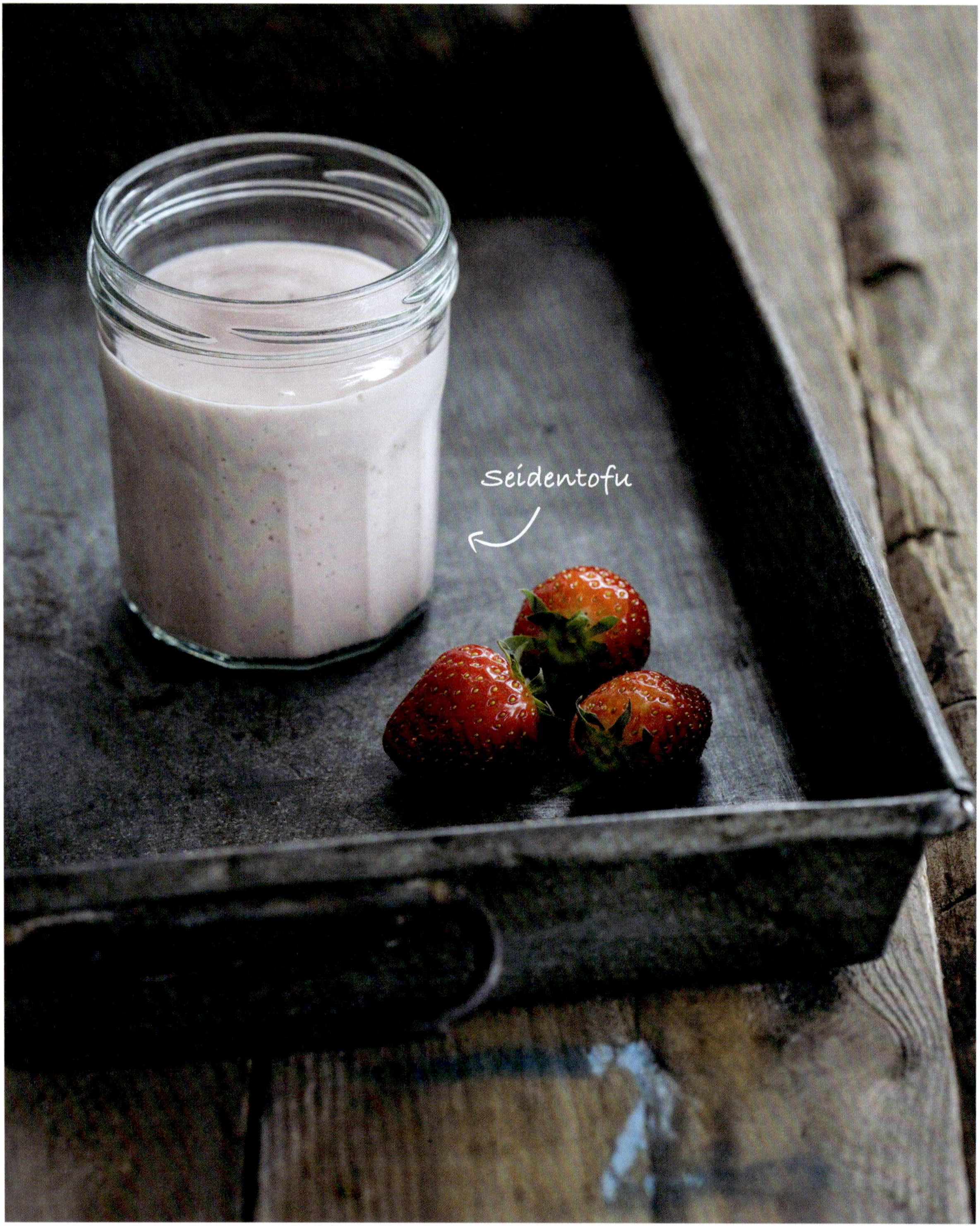
Seidentofu

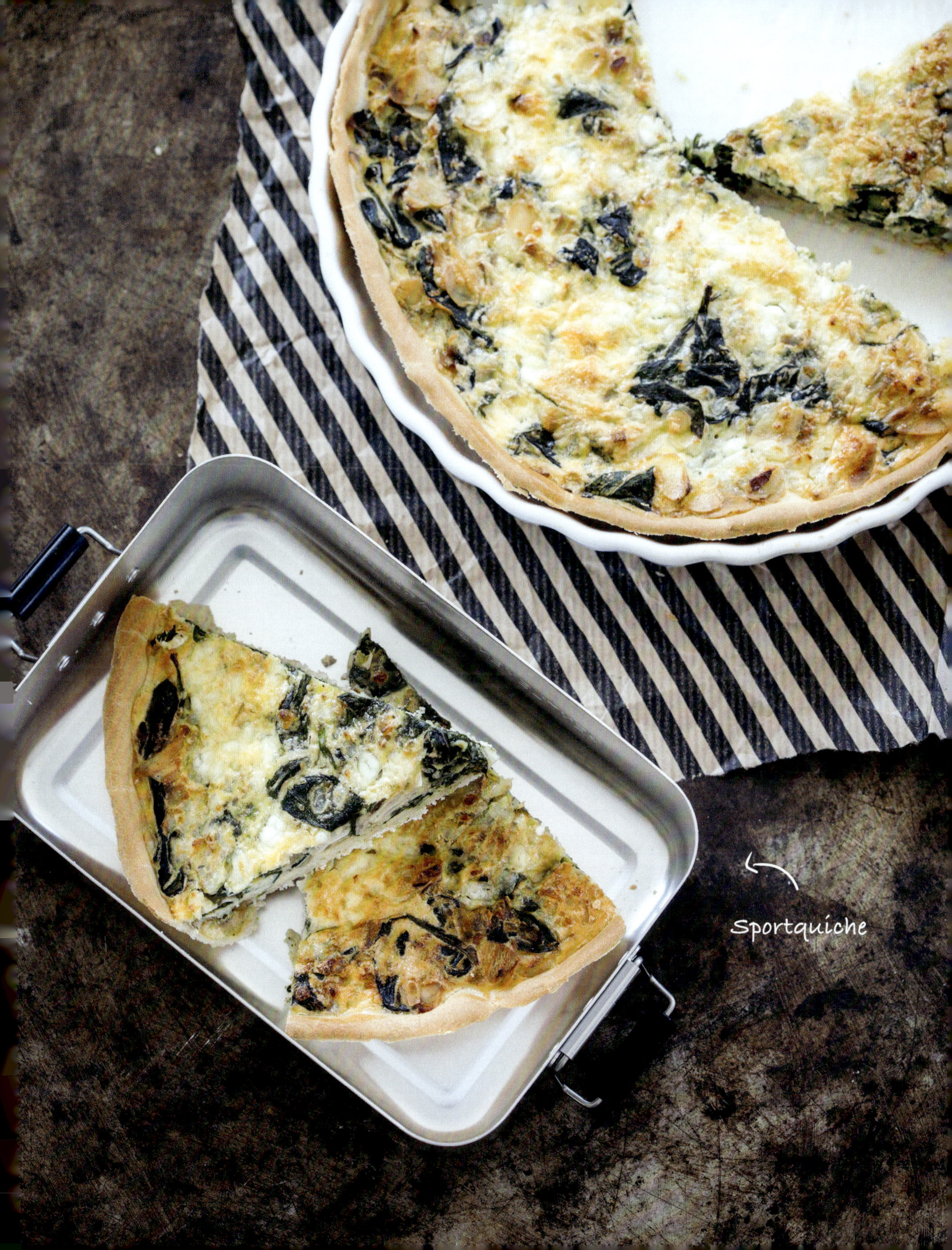

Sportquiche

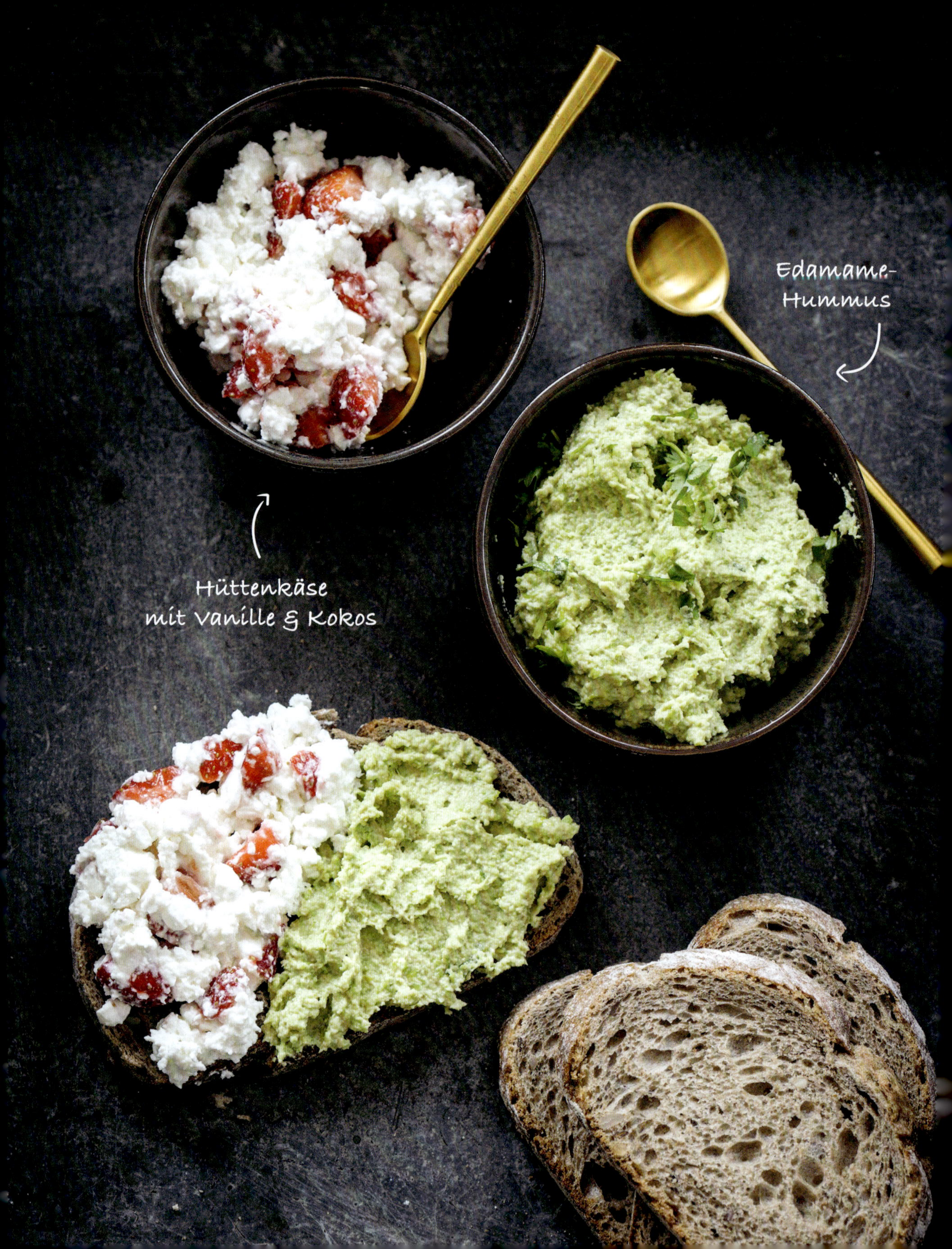
Edamame-
Hummus
Hüttenkäse
mit Vanille & Kokos

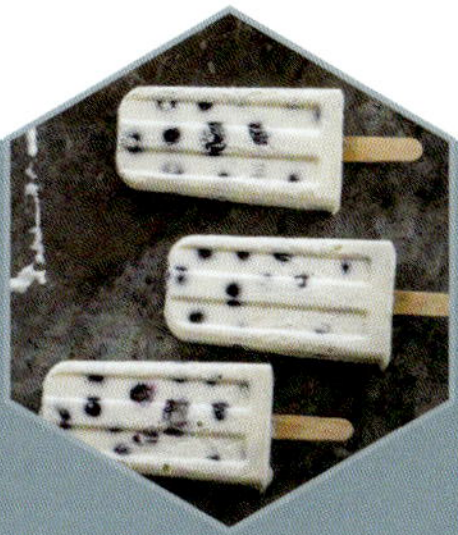

FRUCHTEIS

FÜR 6 EISFORMEN
Zubereitungszeit: 5 Minuten
Gefrierzeit: 6 Stunden

Zutaten

- √ *400 ml griechischer Joghurt 0 % Fett*
- √ *2 TL Honig oder Ahornsirup*
- √ *300 g Blaubeeren (oder andere Früchte)*

Zubereitung

Zwei Drittel der Früchte mit dem Pürierstab oder im Standmixer zu einer glatten Masse verarbeiten. Den griechischen Joghurt in eine Schüssel geben und mit dem Honig verrühren. Fruchtpüree und ganze Früchte vorsichtig untermischen und die Masse auf die Eisformen verteilen. In den Gefrierschrank legen und mindestens sechs Stunden kühlen.

Nährwerte pro Portion

kcal	*73*
Kohlenhydrate	*9*
Eiweiß	*7*
Fette	*0*
Ballaststoffe	*4*

Allergene: Milch, Laktose.

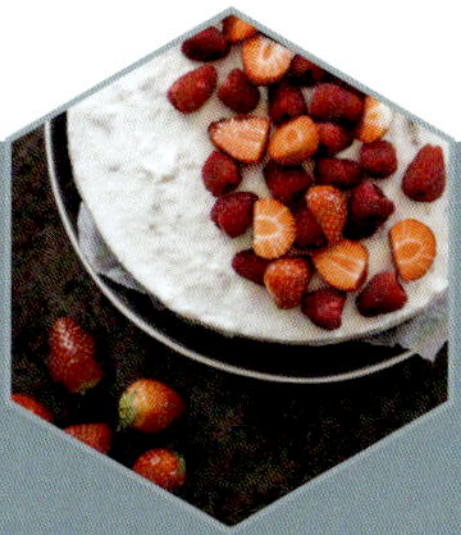

QUARKTORTE

FÜR 8 TORTENSTÜCKE
Zubereitungszeit: 10 Minuten
Gelierzeit: 3 Stunden

Material

Küchenmaschine oder Pürierstab, Springform (28 cm Durchmesser)

TIPP: Die Torte am Vorabend zubereiten.

Zutaten

- √ *150 g Haferflocken*
- √ *3 Handvoll Rosinen*
- √ *6 EL Honig, Ahorn- oder Agavensirup*
- √ *9 Blatt Gelatine oder 5 g konzentriertes Agar-Agar*
- √ *1,5 kg Magerquark*
- √ *2 Bananen (oder anderes Obst nach Wahl außer Kiwi, Ananas, Papaya oder Mango. Diese Früchte enthalten das Enzym Protease, das Eiweiße in Milchprodukten und Gelatine spaltet. Dadurch schmecken die Milchprodukte bitter, und die Gelatine wird nicht fest.)*
- √ *200 g rote Früchte*

Zubereitung Boden

Haferflocken, Rosinen und 2 EL Honig in einer Küchenmaschine oder mit dem Pürierstab (das ist etwas schwieriger) vermengen. Die Masse auf dem Boden einer Springform (28 cm ø) verteilen und mit einem Löffel gut andrücken.

Zubereitung Füllung

Die Gelatineblätter fünf Minuten (nicht zu lange, sonst lösen sie sich vollständig auf) in Wasser einweichen. In einer Schüssel den Quark mit den Bananen (oder anderem Obst) sowie dem restlichen Honig mischen. Die gequollene Gelatine leicht ausdrücken und mit 2 EL Wasser in einem Stieltopf bei geringer Hitze auflösen. Die geschmolzene Gelatine sofort zur Quarkmasse geben und mit dem Stabmixer rasch unterrühren, da die Gelatine sonst zu schnell fest wird und klumpt. Die Masse in die Springform füllen und die Torte mindestens drei Stunden schnittfest werden lassen. Zum Servieren mit (roten) Früchten verzieren.

Nährwerte pro Portion

kcal	*257*
Kohlenhydrate	*41*
Eiweiß	*20*
Fette	*2*
Ballaststoffe	*3*

Allergene: Gluten, Hafer, Laktose, Milch.

TIPP: Den Boden mit der Grillfunktion fünf Minuten im Ofen backen.

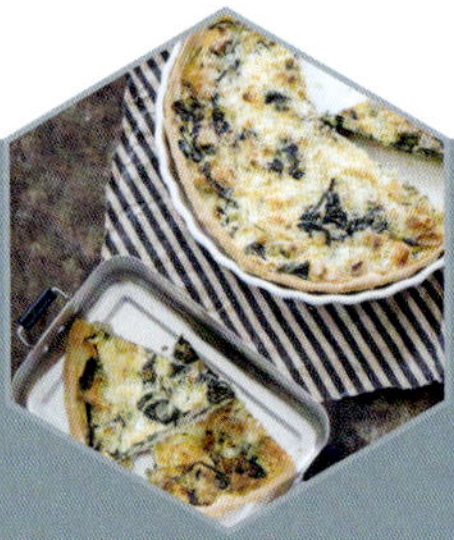

SPORTQUICHE

FÜR 4 PERSONEN
Zubereitungszeit: 40 Minuten

Material

Springform (25 cm Durchmesser), Backpapier, Sieb

Zutaten

- *5 Scheiben herzhafter Teig, tiefgekühlt*
- *1 Knoblauchzehe, fein geschnitten*
- *1 Zwiebel, fein geschnitten*
- *3 EL Olivenöl*
- *600 g frischer Blattspinat*
- *5 Eier*
- *200 g Hüttenkäse*
- *½ TL Muskatnuss, gemahlen*
- *75 g Mandelblätter*

Zubereitung

Den Backofen auf 180° C vorheizen. Den Tiefkühlteig auftauen lassen. Im Wok 2 EL Olivenöl erhitzen, Zwiebel und Knoblauch darin anschwitzen. Den Spinat portionsweise hinzufügen und rühren, bis alle Blätter zusammengefallen sind. Anschließend den Spinat in ein Sieb geben, abtropfen lassen und mit einem großen Löffel die restliche Flüssigkeit gründlich ausdrücken. Den Boden einer Springform (25 cm ø) mit Backpapier auskleiden und den Rand mit Öl einfetten. Die Form mit den Teigblättern auskleiden, diese gut andrücken. In einer Schüssel die Eier verschlagen und mit dem Hüttenkäse vermengen. Muskatnuss und Mandelblätter zum Spinat geben. Den Spinat in der Form verteilen und die Eiermischung darübergießen.
Die Quiche in der Mitte des Ofens ca. 30 Minuten backen.

Nährwerte pro Portion

kcal	*539*
Kohlenhydrate	*35*
Eiweiß	*27*
Fette	*31*
Ballaststoffe	*8*

Allergene: Weizen, Gluten, Milch, Ei, Laktose, Nüsse.

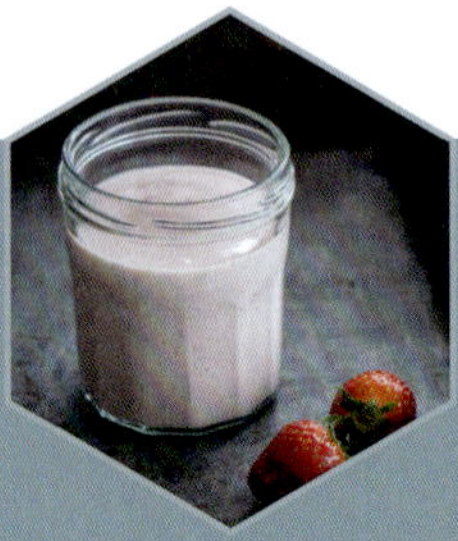

SEIDENTOFU

FÜR 1 PERSON
Zubereitungszeit: 5 Minuten

Zutaten

- *200 g Seidentofu*
- *½ TL Vanillepulver*
- *1 EL Agaven- oder Ahornsirup*
- *100 g frische Erdbeeren*

Zubereitung

Seidentofu, Vanillepulver und Sirup im Standmixer oder mit dem Pürierstab ca. eine Minute mixen. Die Erdbeeren hinzufügen und nochmals eine Minute mixen.

Nährwerte pro Portion

kcal	*302*
Kohlenhydrate	*25*
Eiweiß	*25*
Fette	*14*
Ballaststoffe	*4*

Allergene: Soja.

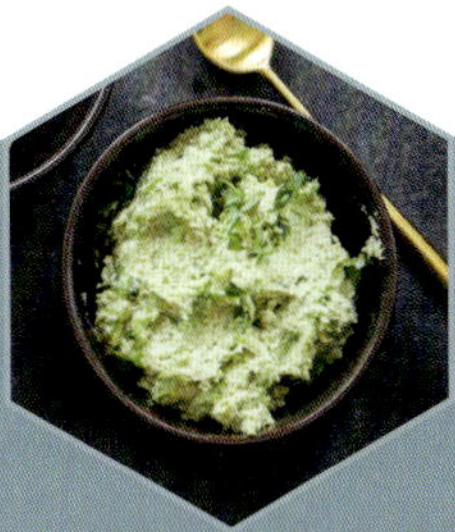

EDAMAME-HUMMUS

FÜR 8 PORTIONEN À 25 G
Zubereitungszeit: 5 Minuten

Zutaten

- √ *175 g Edamame (Sojabohnen), gekocht*
- √ *4 EL Tahin*
- √ *2 EL Olivenöl*
- √ *2 Knoblauchzehen*
- √ *1 TL Koriander*
- √ *Saft von einer halben Limone*
- √ *1 TL Cayenne- oder Chilipfeffer (wahlweise)*
- √ *1 Prise Pfeffer und Salz (wahlweise)*

Zubereitung

Die Sojabohnen in einer Küchenmaschine oder mit dem Pürierstab zu einer gleichmäßigen Masse verarbeiten. Die übrigen Zutaten hinzufügen und nochmals mixen. Abschmecken und je nach Geschmack Kräuter und Gewürze untermischen.

Nährwerte pro Portion

kcal 107
Kohlenhydrate 4
Eiweiß 9
Fette 7
Ballaststoffe 1
Allergene: Soja, Sesamsamen.

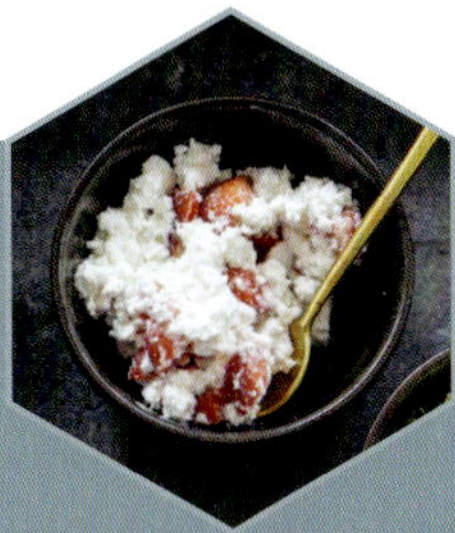

HÜTTENKÄSE MIT VANILLE UND KOKOS

FÜR 4 PORTIONEN À 50 G
Zubereitungszeit: 5 Minuten

Material

Stabmixer, Küchenmaschine oder eine Gabel

Zutaten

- √ *200 g Hüttenkäse*
- √ *3 EL Kokosraspeln*
- √ *50 g frische Erdbeeren, in kleine Stücke geschnitten*
- √ *1-2 TL Vanillezucker*

Zubereitung

Hüttenkäse, Kokosraspeln, Erdbeeren und Vanillezucker mischen und je nach Geschmack noch etwas Kokosraspeln oder Vanillezucker hinzufügen.

Nährwerte pro Portion

kcal 81
Kohlenhydrate 4
Eiweiß 6
Fette 4
Ballaststoffe 1
Allergene: Milch, Laktose.

FAKT ODER FABEL

BRAUCHT EIN SPORTLER EIWEISSSHAKES?

Im Handel werden Hunderte von verschiedenen Eiweißshakes angeboten, von Molkeproteinshakes, Sojaproteinshakes, Hanfproteinshakes bis hin zu Caseinproteinshakes. Die muss ein Sportler jedoch nicht unbedingt zu sich nehmen. Verschiedene Studien zeigen zwar, dass der Muskelaufbau stimuliert wird, wenn man nach einem intensiven Training Eiweiße mit vielen essenziellen Aminosäuren zu sich nimmt. Das lässt sich aber auch ohne Weiteres mit ganz gewöhnlichen Grundnahrungsmitteln wie Milcherzeugnissen, Geflügelfleisch oder Sojaprodukten erreichen. Weitere Beispiele für eiweißreiche Lebensmittel finden sich auf iamafoodie.nl/favorietenlijst-eet-als-een-atleet. Manche Sportler greifen allerdings aus Bequemlichkeit auf Eiweißshakes zurück, zum Beispiel, wenn sie zweimal am Tag intensiv trainieren, zwischendurch zur Arbeit müssen und keine gekühlten Lebensmittel mitnehmen können. Angesichts des Preises lohnt es sich jedoch durchaus, darauf zu verzichten. Eine Portion Eiweißshake mit 25 g hochwertigen Eiweißen kostet zwischen 0,60 € und 1,- €, an der Bar im Sportstudio oft sogar noch mehr.
Eine Portion Magerquark mit derselben Menge an hochwertigen Eiweißen bekommt man dagegen schon für 0,30-0,40 €.

WAS IST DER UNTERSCHIED ZWISCHEN MOLKE- UND CASEINPROTEINEN?

Wer einen Eiweißshake verwenden möchte, kann unter anderem zwischen *Molke-* und *Caseineiweiß* wählen. Beide Eiweißarten sind in Kuhmilch in einem Molke-Casein-Verhältnis von circa 20:80 enthalten. *Molkeeiweiß* ist die schnell verdaulichere Variante. Dadurch gelangen die darin enthaltenen Aminosäuren, unter anderem die BCAAs, relativ schnell in die Blutbahn, und die Regeneration kann rasch beginnen. Beim *Caseineiweiß* verläuft dieser Prozess etwas langsamer. Damit bietet sich ein Caseinproteinshake vor allem kurz vor dem Schlafengehen an. Da die Aminosäuren während der Nacht allmählich freigesetzt werden, wird die Regeneration im Schlaf gefördert. Doch keine Angst, für den Effekt braucht man nicht unbedingt so einen Shake. Gewöhnliche Milchprodukte wie Milch, Quark und Joghurt enthalten dieselben Eiweiße.

LIEBER KEINE MILCHPRODUKTE?

„Wer auf Milcherzeugnisse lieber verzichtet, kann eine pflanzliche Variante, zum Beispiel einen Sojadrink oder einen Shake mit Soja- oder Erbsenprotein wählen. Diese Eiweiße werden zwar etwas langsamer aufgenommen als Molke- oder Caseineiweiß, doch da sie alle BCAAs enthalten, fördern sie ebenfalls die Regeneration (69, 70)."

Inspiration: Selbst gemachter Kakao

Kakao ist ein ideales Regenerationsgetränk, das man gut selbst zubereiten kann. Im Winter schmeckt er auch warm sehr lecker!

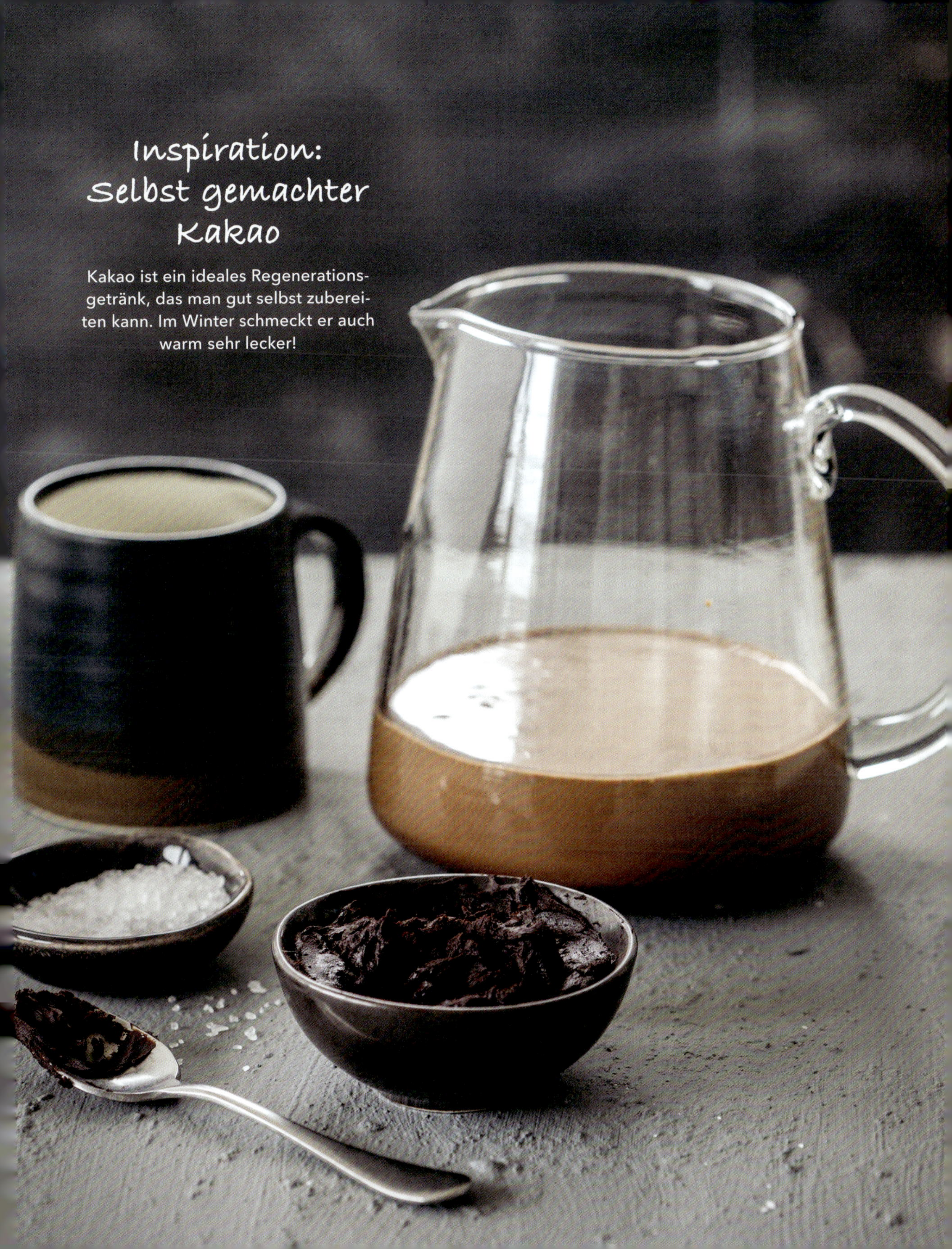

FAKT ODER FABEL

IST KAKAO GUT FÜR DIE REGENERATION?

Kakao ist bei Sportlern beliebt. Nicht ohne Grund, denn mit einem optimalen Eiweiß-Kohlenhydrat-Verhältnis scheint er als Regenerationsgetränk äußerst geeignet. Zudem ist Kakao reich an den Elektrolyten Kalzium, Natrium, Kalium und Magnesium sowie an der Aminosäure Leucin, und natürlich versorgt er den Körper mit der nötigen Flüssigkeit. Nach einer intensiven Belastung müsste man ungefähr 600 ml mageren Kakao trinken, um in etwa die für eine optimale Regeneration empfohlene Menge zu erreichen. Abhängig von der Marke liefern 600 ml Kakao circa 70 g Kohlenhydrate und 20 g Eiweiße (71-73). Ein Beispiel findet sich auf iamafoodie.nl/favorietenlijst-eet-als-een-atleet. Natürlich braucht man nicht nach jeder Belastung 600 ml Kakao zur Regeneration. Nach einer halben Stunde lockerem Joggen führt man sich damit nur überflüssige Kalorien zu. In dem Fall trinkt man am besten Wasser. Regenerationsnahrung ist nur nach längeren und intensiven Belastungen notwendig.

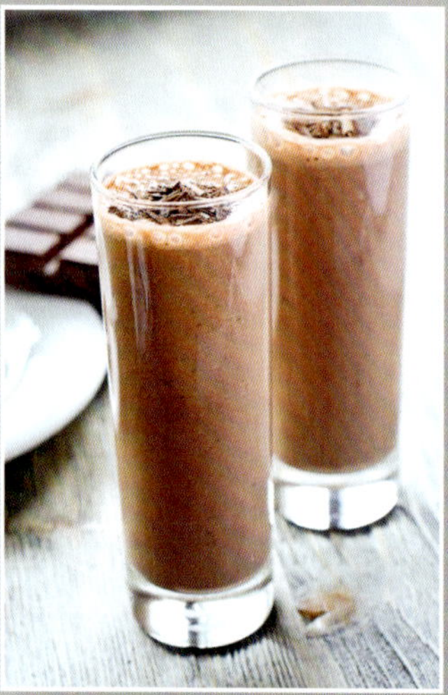

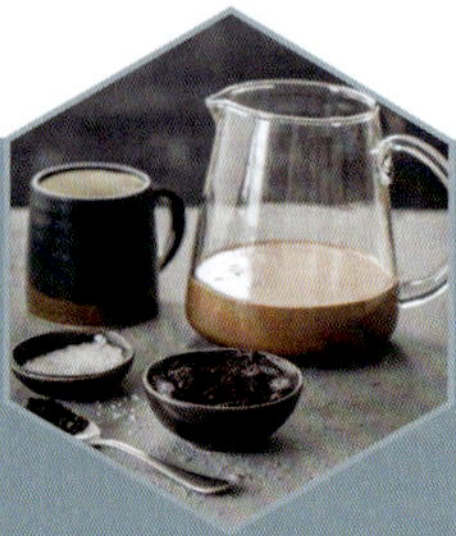

KAKAO

FÜR 4 PERSONEN
Zubereitungszeit: 10 Minuten

Zutaten

- √ *75 ml Wasser*
- √ *75 g (brauner) Zucker*
- √ *75 g Kakaopulver, ungesüßt*
- √ *1 TL Vanilleextrakt*
- √ *1 l Magermilch*

Zubereitung

Wasser und Zucker in einem Topf erwärmen. Nach und nach das Kakaopulver hinzufügen und mit einem Schneebesen verschlagen, damit sich keine Klümpchen bilden. Zwei Minuten weiterrühren, anschließend den Topf von der Herdplatte nehmen. Das Vanilleextrakt hinzufügen und die Masse abkühlen lassen. Die Kakaomischung ist ca. zwei Wochen im Kühlschrank haltbar. Wenn man den Kakao trinken will, gibt man 1 EL von der Mischung sowie eine Prise Salz in ein Glas, gießt kalte Milch hinzu und verrührt alles.

Nährwerte pro Portion

kcal	220
Kohlenhydrate	33
Eiweiß	13
Fette	4
Ballaststoffe	0

Allergene: Laktose, Milch.

▶ **MIT WELCHER ERNÄHRUNGSSTRATEGIE KANN LUNA OPTIMAL REGENERIEREN?**

Regenerationsnahrung ist für Tennisspielerin Luna, 56 kg, die fünfmal wöchentlich trainiert und außerdem Turniere spielt, äußerst wichtig. Ihr Training findet immer am Ende des Nachmittags statt und dauert jeweils zwei Stunden. Luna möchte jeden Tag wieder frisch auf dem Platz stehen. Da sie am Ende des Nachmittags trainiert, nimmt sie ihre Abendmahlzeit erst nach dem Training ein. Dann sorgt sie dafür, dass die Mahlzeit mindestens 17 g Eiweiß enthält (0,3 g pro Kilogramm Körpergewicht), zum Beispiel durch eine Portion Fisch oder Geflügel. Ihre Glykogenspeicher füllt sie mit mindestens 45 g Kohlenhydraten auf (0,8 g pro Kilogramm Körpergewicht), etwa mit 150 g gekochten Nudeln (circa 70 g ungekochte Nudeln). Manchmal trainiert Luna auswärts. Dann kann sie ihre Abendmahlzeit nicht direkt nach dem Training einnehmen. In solchen Fällen nimmt sie 400 ml mageren Kakao mit. Siehe Tab. 15.

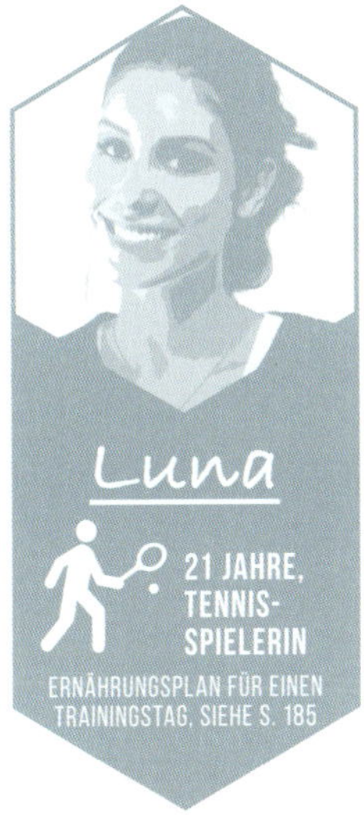
Luna
21 JAHRE, TENNIS-SPIELERIN
ERNÄHRUNGSPLAN FÜR EINEN TRAININGSTAG, SIEHE S. 185

TAB. 15

REGENERATIONSNAHRUNG FÜR LUNA

	KOHLENHYDRATE (G)	EIWEISS (G)
70 G UNGEKOCHTE NUDELN	50	9
75 G GEFLÜGEL	0	18
250 G GEMÜSE	6	2
INSGESAMT	56	29

ODER

	KOHLENHYDRATE (G)	EIWEISS (G)
400 ML MAGERER KAKAO	45	14

Nudeln mit Lachs

Rezept siehe Seite 120

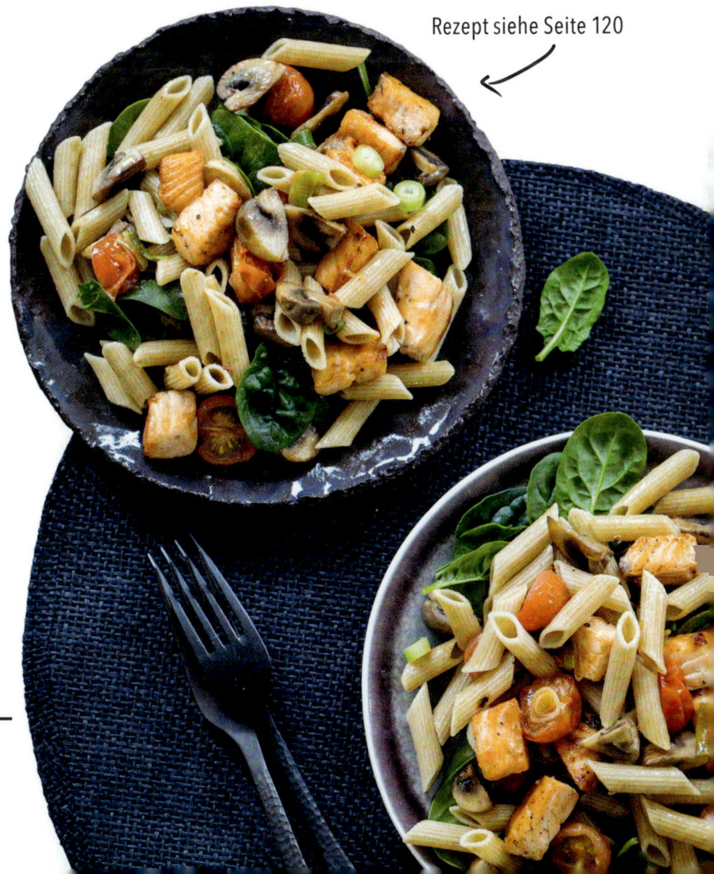

Inspiration: Kohlenhydratreiche Abendmahlzeiten

Diese Gerichte eignen sich sowohl vor als auch nach dem Training zum Auffüllen der Eiweiß- und Kohlenhydratspeicher.

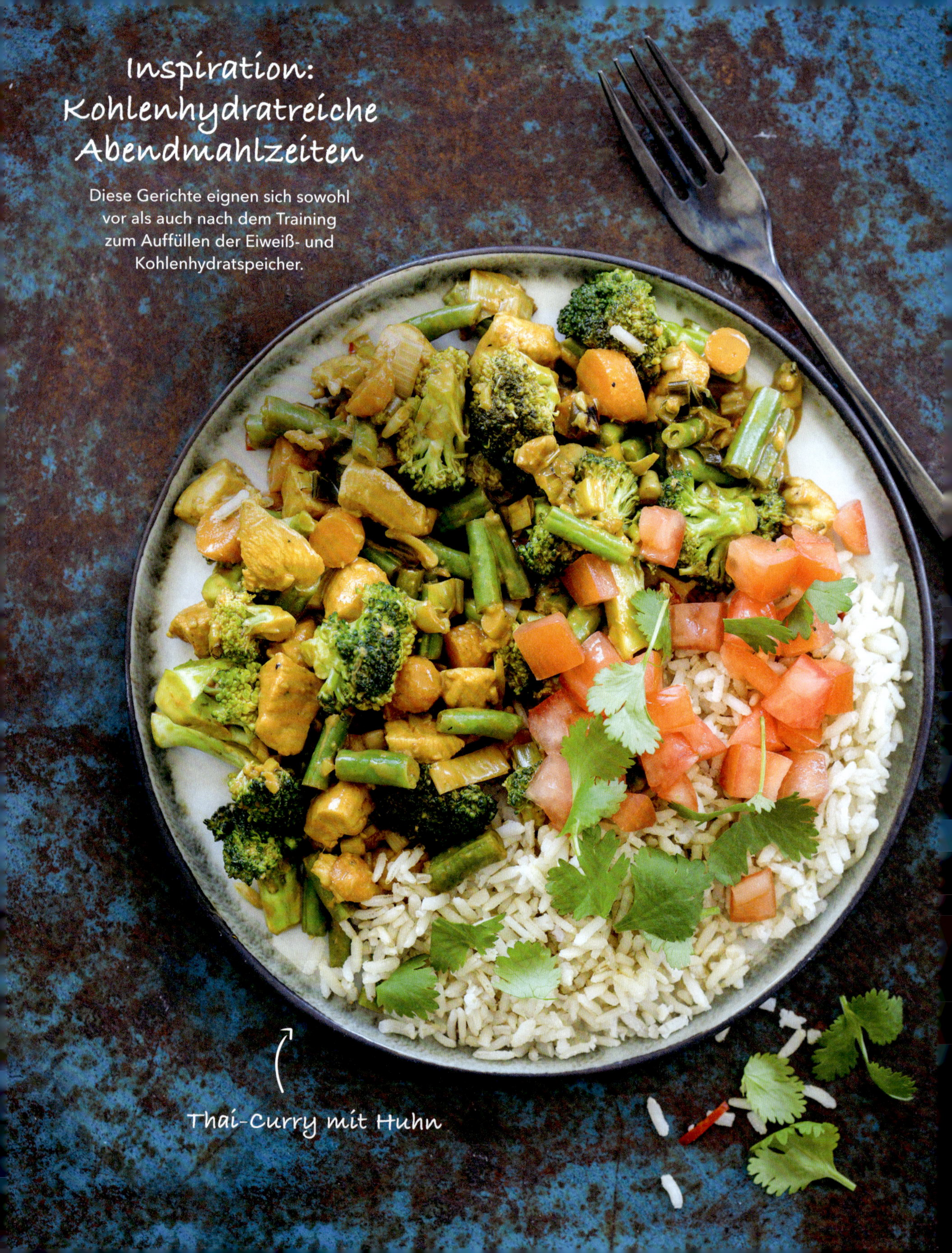

Thai-Curry mit Huhn

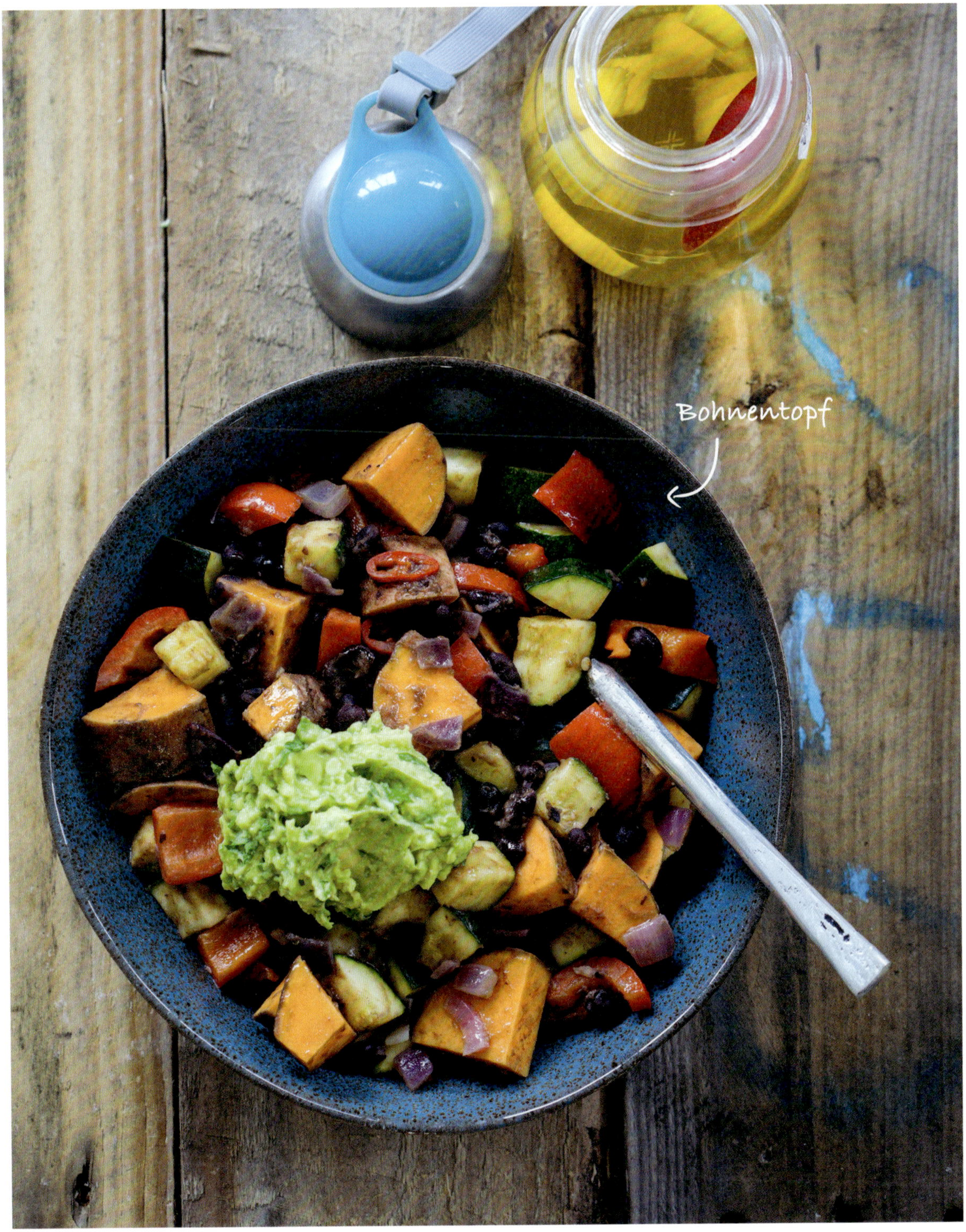
Bohnentopf

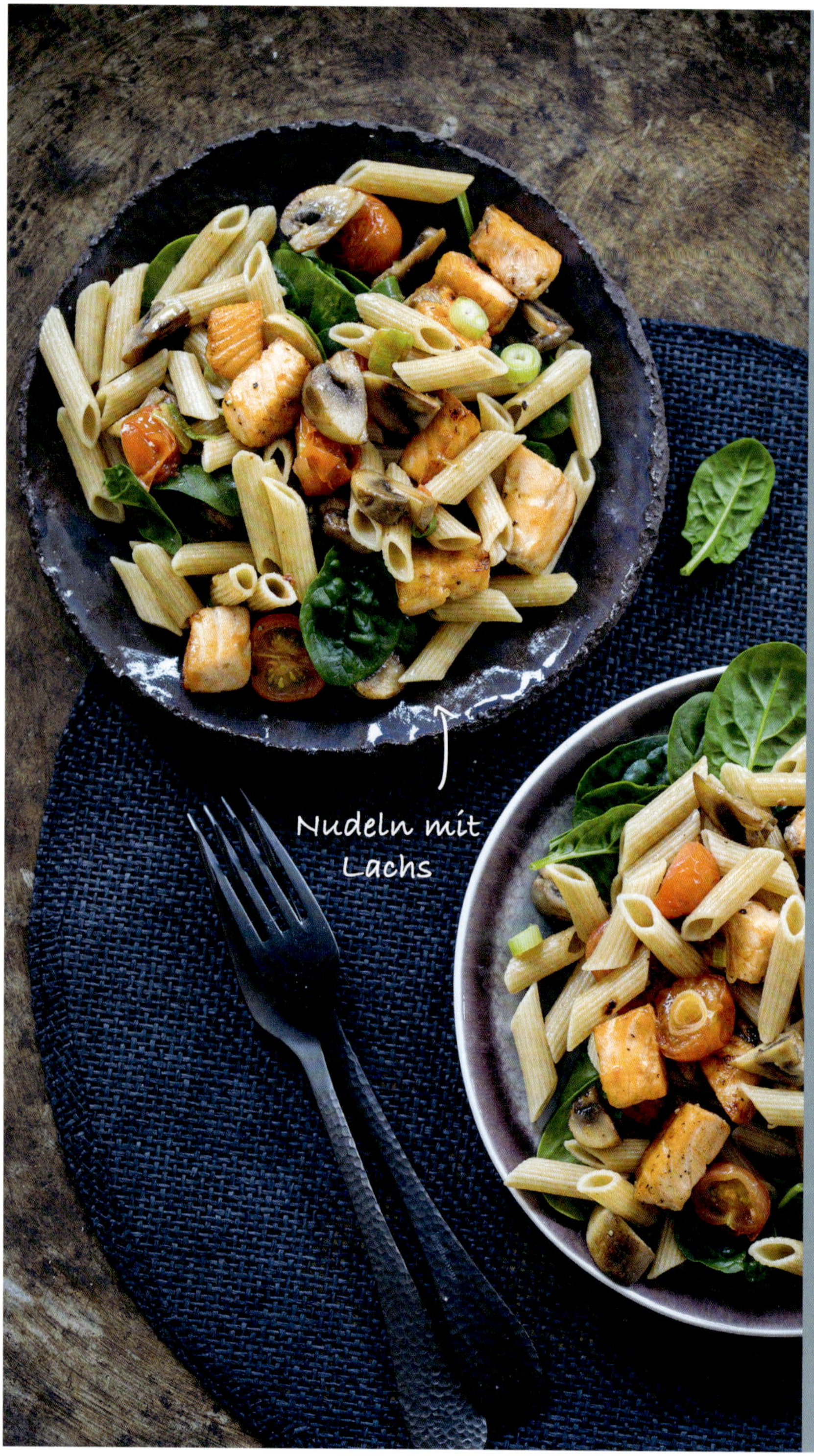

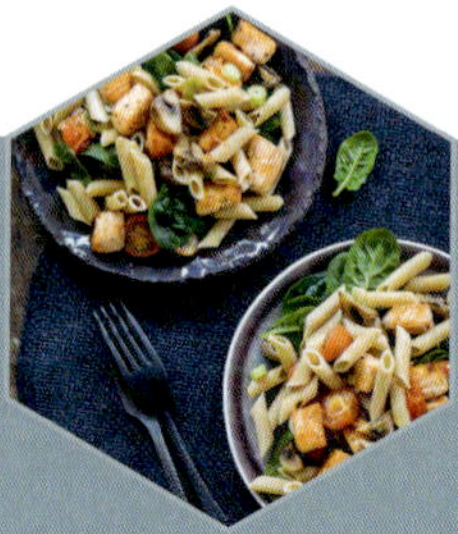

NUDELN MIT LACHS

FÜR 4 PERSONEN
Zubereitungszeit: 15 Minuten

Zutaten

- *300 g frischer Lachs*
- *450 g Vollkornnudeln*
- *400 g Champignons*
- *1 Prise Pfeffer*
- *2 Frühlingszwiebeln, in Ringe geschnitten*
- *400 g Cherrytomaten, halbiert*
- *200 g frischer Spinat*

Zubereitung

Die Nudeln nach Packungsanweisung kochen. Inzwischen den Lachs in Stücke schneiden, in einer Pfanne anbraten, die Champignons hinzufügen und kurz mitbraten. Die Nudeln abgießen, zum Lachs und den Champignons in die Pfanne geben, die Frühlingszwiebeln untermischen und mit Pfeffer abschmecken. Alles zusammen noch drei Minuten schmoren, zum Schluss die Cherrytomaten hinzufügen. Den Spinat auf vier Tellern verteilen und die Nudelmischung daraufgeben.

Nährwerte pro Portion

kcal	*605*
Kohlenhydrate	*75*
Eiweiß	*34*
Fette	*17*
Ballaststoffe	*15*

Allergene: Fisch, Gluten, Weizen.

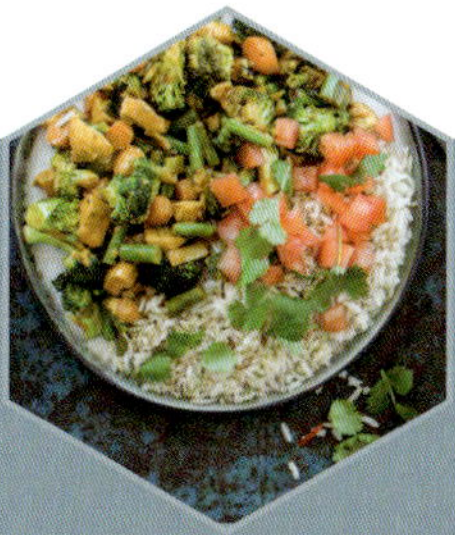

THAI-CURRY MIT HUHN

FÜR 4 PERSONEN
Zubereitungszeit:
30 Minuten

Zutaten

- *300 g Vollkornreis*
- *1 EL Olivenöl*
- *6 Frühlingszwiebeln, in Ringe geschnitten*
- *4 Knoblauchzehen, gepresst*
- *2 gehäufte TL Currypulver*
- *2 gehäufte TL frischer Ingwer*
- *200 ml Kokosmilch, weniger als 8 % Fett*
- *4 EL Ketjap Manis*
- *Saft und abgeriebene Schale von 2 Limonen*
- *300 g Hühnchenfilet, in Würfel geschnitten*
- *200 g grüne Bohnen, in Stücke geschnitten*
- *200 g Brokkoli, in Röschen zerteilt*
- *200 g Möhren, in dünne Scheiben geschnitten*
- *1 rote Chilischote, fein geschnitten*
- *1 Handvoll frischer Koriander*
- *3 Tomaten, gewürfelt*

Zubereitung

Den Reis nach Packungsanweisung garen. Olivenöl in einem Wok erhitzen, Frühlingszwiebeln und Knoblauch darin anschwitzen. Currypulver und Ingwer hinzufügen und kurz schmoren lassen, damit sich alle Aromen entfalten können. Kokosmilch, Ketjap Manis und Limonenabrieb hinzugeben und gut durchmischen. Das Hühnchenfilet bei hoher Temperatur kurz kochen, anschließend grüne Bohnen, Brokkoli, Möhren, Chilischote und Limonensaft hinzufügen.
10 Minuten köcheln lassen, bis alles gar ist. Das Currygericht auf Tellern anrichten, mit Koriander und Tomatenwürfeln bestreuen und mit Reis servieren.

Nährwerte pro Portion

kcal 615
Kohlenhydrate 95
Eiweiß 33
Fette 10
Ballaststoffe 15
Allergene: Weizen, Soja, Gluten.

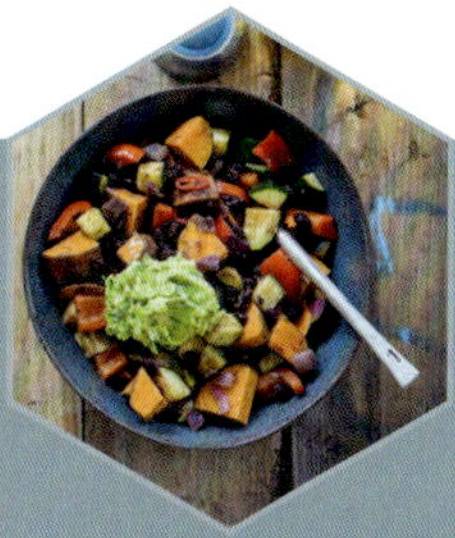

BOHNENTOPF

FÜR 4 PERSONEN
Zubereitungszeit:
15 Minuten

Zutaten

- *750 g Süßkartoffeln, ungeschält, in 1,5 cm großen Stücken*
- *1 Dose schwarze Bohnen (Abtropfgewicht 400 g)*
- *1 Dose Kidneybohnen (Abtropfgewicht 400 g)*
- *2 rote Paprika, gewürfelt*
- *2 Zucchini, gewürfelt*
- *2 kleine rote Zwiebeln, in Ringe geschnitten*
- *1 rote Chilischote oder 2 TL Cayennepfeffer*
- *2 Avocados, püriert*
- *1 TL Knoblauch, fein gehackt*
- *4 EL Koriander, gehackt*
- *4 EL Minze, gehackt*
- *2 TL Chilipulver*
- *2 TL gemahlener Kümmel*

Zubereitung

Süßkartoffeln gar dämpfen oder kochen. Inzwischen Paprika, Zucchini, Zwiebeln und Chilischote klein schneiden, zusammen mit den Bohnen in einen Topf geben, unter Rühren mit etwas Wasser erhitzen und mit den Gewürzen abschmecken. Die gegarten Süßkartoffeln hinzufügen. Die pürierten Avocados mit Knoblauch, Koriander und Minze vermischen und zum Bohnentopf servieren.

Nährwerte pro Portion

kcal 600
Kohlenhydrate 85
Eiweiß 22
Fette 12
Ballaststoffe 29
Allergene: keine.

TIPP: Bohnen (Hülsenfrüchte) können beim Sporttreiben Magen-Darm-Beschwerden verursachen. Deshalb sollte dieses Gericht rechtzeitig vor oder erst nach der Belastung verzehrt werden.

FAKT ODER FABEL

VERBRENNT MAN MEHR FETT, WENN MAN NACH DEM SPORT NICHTS ISST?

Gelegentlich heißt es, die Fettverbrennung würde länger andauern, wenn man nach der Belastung nichts isst. Das stimmt auch, doch es bedeutet nicht, dass man nach dem Sport nichts essen sollte. Denn nicht nur die Fettverbrennung, sondern der gesamte Stoffwechsel ist nach einer körperlichen Belastung erhöht. Dieser Effekt kann bei sehr intensiven oder längeren Belastungen mehr als einen Tag anhalten. Daher hat man manchmal auch am nächsten Tag mehr Hunger als sonst (74). Der Körper ist dann damit beschäftigt, sich zu erholen. Das kostet Energie, und deshalb verbraucht er auch Fett als Brennstoff. Für eine schnellere, bessere Regeneration sollte man nach einer sportlichen Belastung etwas essen. Verzichtet man darauf, macht man den Trainingseffekt zunichte. Für die Reparatur von Muskelschäden nimmt man am besten Eiweiße zu sich; mit Kohlenhydraten füllt man den Tank für das nächste Training (75). Selbst um neun Uhr abends oder später ist es für die Regeneration auf jeden Fall besser, die Energiespeicher wieder aufzufüllen. Keine Angst, die Gesamtverbrennung bleibt nach der Belastung trotzdem höher. Da der Körper in Ruhe Fett als wichtigste Brennstoffquelle nutzt, verwendet er sie auch zur Deckung des erhöhten Energiebedarfs. Ein Verzicht auf Nahrung wirkt sich negativ auf die Regeneration aus. Nimmt man dagegen die richtigen Nährstoffe zu sich, ist man bei der nächsten Belastung fitter und kann bessere Leistungen erzielen (8, 76). Nach einer ruhigen körperlichen Aktivität, bei der keine Muskelschäden entstanden sind, etwa nach einem halbstündigen Spaziergang oder einer Stunde Billard, braucht der Körper keine Erholung. In diesem Fall reicht es, etwas zu essen, wenn man Hunger hat.

NICHT NACH JEDER SPORTLICHEN BELASTUNG MUSS MAN DIREKT ETWAS ESSEN

Nicht nach jeder sportlichen Belastung ist innerhalb einer halben Stunde ein Griff in den Kühlschrank notwendig. Wie schnell die Speicher wieder mit Eiweißen und Kohlenhydraten aufgefüllt werden müssen, hängt davon ab, ob man kurz vor dem Sport noch etwas gegessen hat, wie man trainiert hat und wie viel Zeit zwischen den einzelnen Belastungseinheiten liegt (37, 39). Nimmt man nach dem Sport eine (Zwischen-)Mahlzeit ein, bildet der Körper Insulin. Insulin sorgt dafür, dass der Körper in eine Aufbauphase kommt. Dieser Prozess wird auch *Anabolismus* genannt (29, 77). Insulin wird zum Auffüllen der Glykogenspeicher sowie zum Wiederaufbau von Muskeleiweißen benötigt. Am besten füllt man die Brenn- und Baustoffe innerhalb von zwei Stunden nach der Belastung an (39, 69, 78). Wenn man kurz vor der Belastung etwas gegessen hat, verfügt der Körper oft noch über Bau- und Brennstoffe. In diesem Fall kann man mit der Nahrungsaufnahme ruhig etwas länger warten, insbesondere, wenn in den beiden darauf folgenden Tagen kein Training oder Wettkampf ansteht. Auch nach einem leichten Training, zum Beispiel einer lockeren Joggingrunde, muss man seine Glykogenspeicher nicht oder kaum auffüllen (79). Nach intensiven oder längeren Belastungen beziehungsweise bei einer kurzen Zeitspanne zwischen zwei Trainingseinheiten sollten die Speicher für einen maximalen Trainingserfolg dagegen so schnell wie möglich wieder aufgefüllt werden. Die Produktion von Muskeleiweißen, die mit eiweißreicher Nahrung unterstützt wird, erfolgt nicht nur direkt im Anschluss an eine Belastung. Der Effekt hält mindestens 1-2 Tage an. Deshalb ist es wichtig, nach dem Sport den ganzen Tag über ausreichend Eiweiße zu sich zu nehmen (78, 80, 81). Bei zwei Trainingseinheiten relativ kurz hintereinander (z. B. eine morgens und eine später am Tag oder eine abends und eine am nächsten Morgen) ist eine schnelle Regeneration essenziell. In diesem Fall führt man seinem Körper am besten direkt nach der ersten Trainingseinheit die notwendigen Brenn- und Baustoffe zu, damit die Speicher bei der nächsten Belastung wieder ausreichend gefüllt sind.

Das Auffrischen der Speicher erfordert Zeit. Pro Stunde kann der Körper ungefähr 5 % der Glykogenspeicher auffüllen. Deshalb empfiehlt sich nach dem ersten Training auf jeden Fall eine kleine Mahlzeit oder ein Snack, beispielsweise ein Schälchen Quark mit etwas Obst, insbesondere, wenn am nächsten Morgen wieder eine intensive Belastung auf dem Programm steht.

BRAUCHT HAILEY EINE REGENERATIONSSTRATEGIE?

Hailey hat zwischen ihrem Zumba- und Yogatraining meistens 2-3 sportfreie Tage. In ihrem Fall ist eine spezielle Regenerationsstrategie überflüssig, da sie genug Zeit hat, sich zwischen ihren Sportstunden zu erholen. Allerdings kann sie den Zeitpunkt der Nahrungsaufnahme ein wenig anpassen, indem sie den Joghurt, den sie normalerweise zum Nachtisch isst, erst nach dem Training verzehrt und mit etwas Obst ergänzt. Oder sie nimmt ihre Abendmahlzeit nicht vor, sondern direkt nach dem Sport ein.

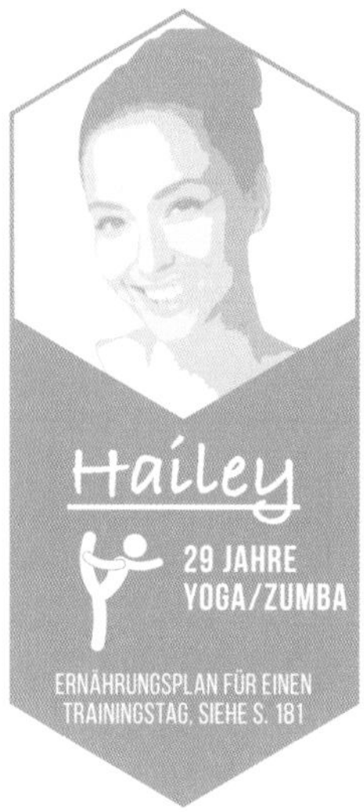

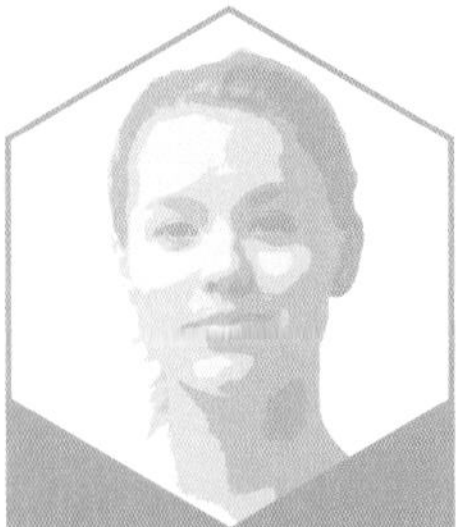

Feline

19 JAHRE, SCHWIMMERIN

ERNÄHRUNGSPLAN FÜR EINEN TRAININGSTAG, SIEHE S. 180

BRAUCHT FELINE EINE REGENERATIONSSTRATEGIE?

Feline trainiert viermal wöchentlich zweimal am Tag, das heißt, sie absolviert jeweils ein Schwimmtraining morgens und eines nachmittags. Damit ist die Ernährung ein wichtiger Bestandteil ihrer Regeneration. Mit einem Körpergewicht von 60 kg braucht sie nach dem gut zweistündigen Morgentraining mindestens 12-24 g Eiweiß (0,2 g Eiweiß x 60 kg = 12 g und 0,4 g Eiweiß x 60 kg = 24 g). Da flüssige Nahrung etwas schneller aufgenommen wird als feste und nachmittags wieder ein Training ansteht, trinkt Feline nach dem Morgentraining einen Molkeeiweißshake. Der Shake, den sie verwendet, liefert 25 g Eiweiße und ist damit mehr als ausreichend. Neben Eiweißen sind auch Kohlenhydrate für Feline sehr wichtig, damit ihre Glykogenspeicher angefüllt werden und sie beim nächsten Training wieder über genügend Brennstoff verfügt. Bei ihrem Körpergewicht sind das 1,2 g Kohlenhydrate x 60 kg = 72 g Kohlenhydrate. Deshalb sollte Feline nach dem Morgentraining außer dem Eiweißshake zum Beispiel auch noch zwei Scheiben Brot mit Marmelade und etwas Obst essen. Siehe Tab. 16.

TAB. 16

REGENERATIONSNAHRUNG FÜR FELINE

	KOHLENHYDRATE (G)	EIWEISS (G)
1 EIWEISSSHAKE	0	25
2 SCHEIBEN VOLLKORNBROT	41	8
20 G MARMELADE	24,5	0
1 APFEL	17,6	0,4
INSGESAMT	83	33,4

„WER NACH DEM TRAINING EIN KILO LEICHTER IST, MUSS AUF JEDEN FALL 1,5 L FLÜSSIGKEIT AUFFÜLLEN."

FLÜSSIGKEIT AUFFÜLLEN

Wasser und Tee sind eine gute Wahl, aber auch Milch eignet sich hervorragend, um einen Flüssigkeitsverlust auszugleichen (82, 83). Wie Kakao liefert sie Flüssigkeit, Eiweiße und Elektrolyte. Ein Glas Saft oder (isotonisches) Sportgetränk sind weitere Optionen. Da beides viel Zucker enthält, eignen sich diese Getränke vor allem, um nach einer intensiven Ausdauerbelastung Kohlenhydrate aufzufüllen, insbesondere, wenn man Mühe hat, nach der Belastung etwas zu essen. Als Faustregel gilt für Sportler, anderthalbmal so viel Flüssigkeit zu trinken, wie man verloren hat (4, 84). Ein Teil der aufgenommenen Flüssigkeit wird über die Nieren wieder ausgeschieden, sodass nicht die gesamte Menge effektiv genutzt werden kann, um den Flüssigkeitshaushalt des Körpers auszugleichen.

WIE KANN TIM NACH EINEM FUSSBALLTRAINING SEINEN FLÜSSIGKEITSVERLUST AM BESTEN AUSGLEICHEN?

Tim hat mit der Waage gemessen, dass er nach dem Training 0,5 kg leichter ist als davor. Beim Training hat er also 0,5 l Flüssigkeit verloren. Demzufolge muss Tim nach dem Training 0,5 x 1,5 = 0,75 l Flüssigkeit (z. B. Wasser, Tee, Milch oder ein isotonisches Sportgetränk) trinken, damit sein Flüssigkeitshaushalt wieder vollkommen ausgeglichen ist. Das muss nicht direkt die gesamte Menge sein. Tim kann sie auch über ein paar Stunden verteilen. Tatsächlich ist das sogar noch günstiger, als wenn er alles auf einmal trinkt, da sein Körper aufgrund der großen Menge relativ etwas mehr Flüssigkeit ausscheidet. Außerdem sollte er ruhig eine Kleinigkeit essen. Offensichtlich wird der Flüssigkeitshaushalt etwas schneller ausgeglichen, wenn dem Körper gleichzeitig ein paar Eiweiße und Kohlenhydrate zugeführt werden (28, 85).

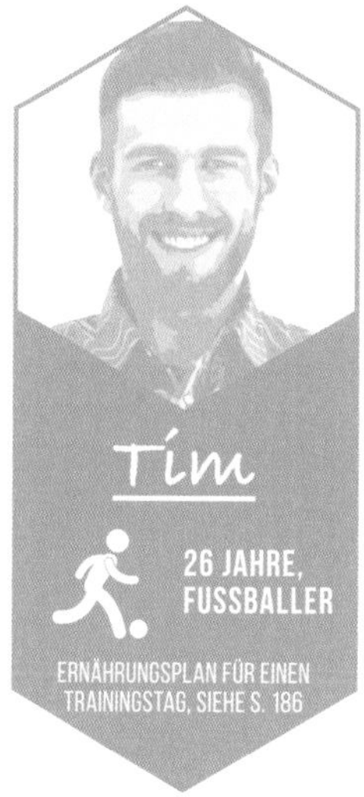

DIE DRITTE HÄLFTE

Natürlich ist sie gesellig, die dritte Hälfte. Doch welchen Einfluss hat ein Bier auf die Regeneration? Interessanterweise eignet sich die Zusammensetzung von alkoholfreiem Bier, das hauptsächlich aus ein paar Kohlenhydraten und Elektrolyten besteht, hervorragend als isotonisches Getränk. Auf alkoholhaltiges Bier sollte man dagegen verzichten, da Alkohol den Regenerationprozess in vielfältiger Weise beeinträchtigt. Unter anderem scheiden die Nieren nach Alkoholkonsum mehr Flüssigkeit aus, womit es schwieriger wird, den Flüssigkeitsverlust auszugleichen. Außerdem beeinträchtigt Alkohol das Reaktionsvermögen und die Koordination (86). Damit steigt das Risiko für Verletzungen. Ferner verlangsamt er die Produktion neuer Muskelproteine sowie die Wiederauffüllung der Glykogenspeicher (87, 88). Darüber hinaus hat Alkohol negative Auswirkungen auf den Hormonhaushalt (u. a. auf den Testosteronspiegel) und damit auf die Regeneration nach dem Training. Dieser Effekt scheint bei Männern stärker zu sein als bei Frauen (89, 90). Schließlich schläft man nach Alkoholkonsum schlechter und erholt sich dementsprechend langsamer. Abgesehen von all diesen die Regeneration beeinträchtigenden Folgen belegen diverse Studien einen Zusammenhang zwischen Alkoholkonsum und einem erhöhten Risiko für Herz-Kreislauf-Erkrankungen und einige Krebsarten (91). Auf Alkohol sollte man also besser verzichten. Und wer einen fantastischen Sieg doch einmal mit einem alkoholischen Getränk feiern möchte, sollte es nicht direkt anschließend tun, vor allem nicht, wenn kurz darauf schon wieder die nächste sportliche Leistung verlangt wird (92).

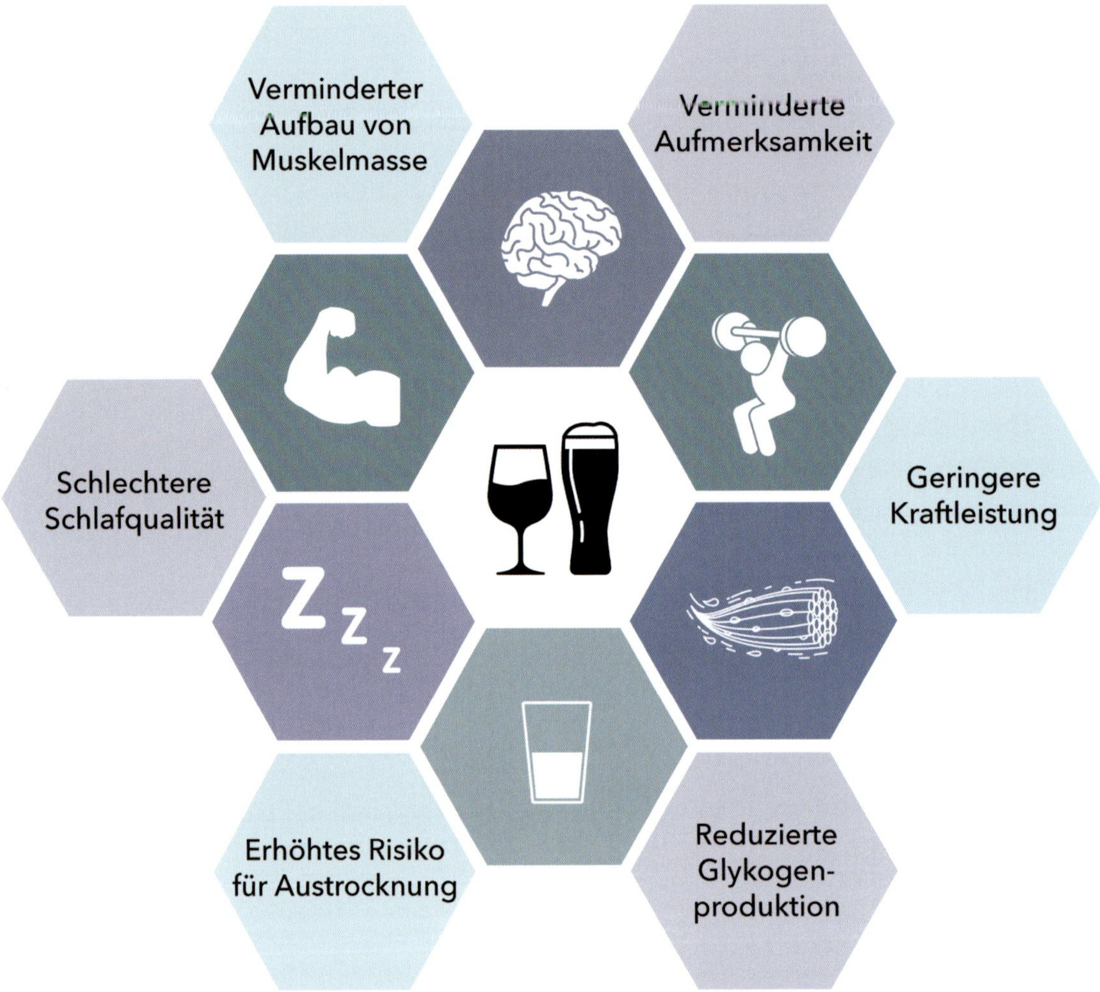
Verminderter Aufbau von Muskelmasse
Verminderte Aufmerksamkeit
Schlechtere Schlafqualität
Geringere Kraftleistung
Erhöhtes Risiko für Austrocknung
Reduzierte Glykogen-produktion

ABB. 10: DER EINFLUSS VON ALKOHOL AUF DIE REGENERATION

I'M A FOODIE

NAHRUNGS-ERGÄNZUNGSMITTEL: DIE SPITZE FÜR SPITZENLEISTUNGEN

NAHRUNGSERGÄNZUNGSMITTEL: DIE SPITZE FÜR SPITZENLEISTUNGEN

Nahrungsergänzungsmittel für die letzten paar Prozent

Er kam völlig begeistert herein. Ein Radrennfahrer, den eine von uns begleitete, hatte Rote-Bete-Saft entdeckt, und er hatte es gleich gemerkt. Bei dem einen Rennen fuhr er bis zum Schluss um den Sieg mit, und ein anderes hatte er sogar gewonnen. Lag das an der soliden Grundernährung, auf die er jetzt immer achtete? Nein, er war fest davon überzeugt, dass es der Rote-Bete-Saft war, der ihm dazu verholfen hatte. Doch was stellte sich heraus? Die Marke, die er gewählt hatte, enthielt nur wenig Nitrat. Dabei ist gerade Nitrat die wirksame Substanz in Rote-Bete-Saft. Seine guten Leistungen waren also unmöglich auf den Saftkonsum zurückzuführen. Hier zeigte sich wieder einmal, dass ein Placeboeffekt ab und zu auch Wunder wirken kann. Nahrungsergänzungsmittel sind die Spitze der Sporternährungspyramide. Für Sportler, die das Fundament (Grundernährung, s. Seite 17ff.) und die mittlere Schicht (sportspezifische Ernährung, s. S. 55ff.) bereits voll ausschöpfen, können Nahrungsergänzungsmittel eine nützliche Zugabe sein. Man sollte von ihnen jedoch keine spektakulären Leistungsverbesserungen erwarten. Nahrungsergänzungsmittel sorgen nur für die letzten paar Prozent. Und ohne eine gute Basis profitiert man ohnehin nicht von ihnen. Ein schlechtes Training oder eine ungesunde Ernährung lässt sich nicht mit Nahrungsergänzungsmitteln kompensieren. Eine Umfrage unter einer großen Gruppe niederländischer Sportler ergab, dass nicht weniger als 97 % der befragten Wettkampfsportler schon einmal Nahrungsergänzungsmittel genommen hatte (1). Die Wahrscheinlichkeit ist groß, dass auch der Leser irgendwann mal ein Eiweißpulver, Kreatin, Rote-Bete-Saft oder ein Multivitaminpräparat verwendet hat. Zu Nahrungsergänzungsmitteln gehören Eiweißpräparate wie Molkepulver und BCAA-Kapseln, Vitamin-

und Mineralstoffpräparate sowie leistungssteigernde Substanzen wie Kreatin, Koffein, Glyzerin, Beta-Alanin und Nitrat.

EINTEILUNG DER NAHRUNGSERGÄNZUNGSMITTEL

Bei der Einteilung der Nahrungsergänzungsmittel halten wir uns größtenteils an die des *Australian Institutes of Sport*, das als Erstes ein ABCD-Klassifizierungssystem erstellt hat (2).

- **Kategorie A** = wissenschaftlich bewiesen effektiv (bei bestimmten Bedingungen und Sportarten). Dabei wird zwischen Nahrungsergänzungsmitteln unterschieden, die direkt zur Leistungssteigerung beitragen, und solchen, die bei Mangelerscheinungen helfen.
- **Kategorie B** = möglicherweise effektiv, aber wissenschaftlich noch nicht ausreichend bewiesen.
- **Kategorie C** = nicht bewiesen effektiv und deshalb nicht empfehlenswert.
- **Kategorie D** = auf der Verbotsliste der Welt-Anti-Doping-Agentur (WADA) oder mit einem hohen Risiko für Verunreinigungen mit verbotenen Substanzen verbunden; von der Anwendung wird abgeraten.

Der Markt für Nahrungsergänzungsmittel boomt, dabei ist nur eine Handvoll von ihnen wirklich effektiv. In diesem Kapitel betrachten wir die Nahrungsergänzungsmittel näher, die für die sportliche Leistung der Leser relevant sein könnten oder die im Sport häufig verwendet werden. Aufgrund der Vielzahl der Nahrungsergänzungsmittel können wir nicht alle besprechen. Deshalb konzentrieren wir uns auf diejenigen, deren Effektivität bewiesen ist (Kategorie A). Andere, oft verwendete, jedoch nicht als wirksam erwiesene Substanzen erläutern wir kurz in Tab. 17. Arzneimittel und Dopingsubstanzen gehören nicht zu den Nahrungsergänzungsmitteln.

SIND NAHRUNGSERGÄNZUNGSMITTEL SICHER?

Viele Hersteller können oder wollen die Sicherheit von Nahrungsergänzungsmitteln nicht garantieren. Das ist ein Problem, wenn Sportler mit Dopingkontrollen rechnen müssen. Denn Nahrungsergänzungsmittel können ohne Weiteres verunreinigt sein. Das heißt, dass bei der Produktion Substanzen hineingeraten sind, die nicht auf der Verpackung angegeben sind. Stehen diese Substanzen auf der Dopingliste der WADA, hat man ein Problem. Immer wieder gibt es Sportler, die es nicht fassen können, wenn ihre Urinprobe beim Dopingtest plötzlich positiv ist. Zum Glück gibt es in den Niederlanden das NZVT-System (Nederlands Zekerheidssysteem Voedingssupplementen Topsport), mit dem sich überprüfen lässt, ob ein Produkt auf Verunreinigungen und verbotene Substanzen getestet wurde. Alle in diese Datenbank aufgenommenen Produkte sind garantiert frei von verbotenen Substanzen und enthalten nur das, was auf der Liste der Inhaltsstoffe steht. Auch wer mit Dopingkontrollen nichts zu tun hat, kann diese Liste zurate ziehen, wenn er sicher sein will, ein sauberes Produkt zu kaufen.
Als Sicherheitscheck ist die Liste praktisch; über die Effektivität der Produkte sagt sie jedoch nichts aus. (Anmerkung: In Deuschland gibt es die sogenannte *Kölner Liste*.)

Die NZVT-Datenbank (garantiert dopingfreie Nahrungsergänzungsmittel) findet man über[36] http://www.dopingautoriteit.nl/nzvt/disclaimer.
(https://www.koelnerliste.com)

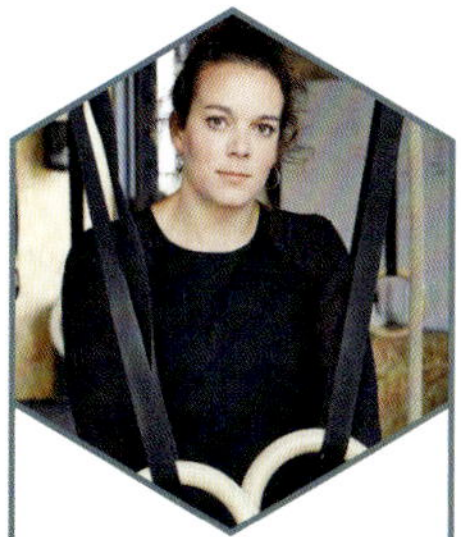

Vera

WORAUF MAN ACHTEN KANN, WENN KEIN NZVT-LOGO AUF DEM PRODUKT STEHT

„Wer nichts mit Dopingkontrollen zu tun hat, kann bei fehlendem NZVT-Logo überprüfen, ob das Nahrungsergänzungsmittel bei Informed Sports (der amerikanischen Variante zur NZVT) oder der Kölner Liste (der deutschen Variante) bekannt ist, oder ob es im Rahmen der Good Manufacturing Practices (GMP) produziert wurde. Das ist auf der Verpackung oder der Website des Produzenten angegeben. GMP garantiert die Qualität und Reinheit des Produkts, über seine Effektivität sagt es nichts aus."

TAB. 17

NAHRUNGSERGÄNZUNGSMITTEL:

(Mögliche) Funktion und Gebrauchsempfehlungen

NAHRUNGSER-GÄNZUNGSMITTEL	(MÖGLICHE) FUNKTION	BESTIMMT FÜR	KATEGORIE	GEBRAUCHSEMPFEHLUNG
BETA-ALANIN	Verzögert die Übersäuerung der Muskulatur, damit eine hochintensive Belastung länger durchgehalten werden kann.	Kurzzeitige Belastungen von 1-8 Minuten, z. B. Schwimmen, Bahnradsport, Rudern, Leichtathletik, bei Intervallbelastungen in Mannschafts- oder Kampfsportarten	A	Siehe Seite 147.
BCAAS	Schnellere Regeneration durch rasche Aufnahme von Aminosäuren	Langzeitige Belastungen, z. B. ein Triathlon oder mehrtägige Radrennen	C	Siehe Seite 39.
BIKARBONAT	Verzögert die Übersäuerung der Muskulatur, damit eine hochintensive Belastung länger durchgehalten werden kann.	Kurzzeitige Belastungen von 1-8 Minuten, z. B. Schwimmen, Bahnradsport, Rudern, Leichtathletik, bei Intervallbelastungen in Mannschafts- oder Kampfsportarten	A	Siehe Seite 148.
ROTE-BETE-SAFT	Erweiterung der Blutgefäße sowie Verbesserung des Zellstoffwechsels, wodurch mehr und/oder länger Leistung geliefert werden kann.	Kurzzeitige Belastungen von 4-10 Minuten, z. B. Bahnradsport, BMX, Shorttrack oder Rudern.	A	Siehe Seite 142.
KOFFEIN	Förderung der Reaktionsfähigkeit sowie Verzögerung des Ermüdungsgefühls	Längere Trainingseinheiten und mehrstündige Wettkämpfe, z. B. im Radsport, Triathlon und Langstreckenlauf oder bei Intervallbelastungen, z. B. beim Tennisspiel	A	Siehe Seite 144.
KALZIUM	Aufbau und Erhalt von Knochenmasse. Bei unzureichender Kalziumzufuhr entzieht der Körper dem Knochen Kalzium. Längerfristig kann dies zu Osteoporose führen.	Sportler mit einem Risiko für Mangelerscheinungen, z. B. Frauen, Vegetarier oder Sportler, die eine kalorienarme Diät halten (oder halten müssen, damit sie das gewünschte Wettkampfgewicht erreichen).	A	Individuelle Dosierung nach Anweisung eines (Sport-) Arztes oder Sporternährungsberaters bei einem nachgewiesenen Mangel (3, 4)

NAHRUNGSERGÄNZUNGSMITTEL	(MÖGLICHE) FUNKTION	BESTIMMT FÜR	KATEGORIE	GEBRAUCHSEMPFEHLUNG
CARNITIN	Verbesserung der Fähigkeit, im Verhältnis etwas mehr Fette als Kohlenhydrate als Brennstoff zu verwenden.	Langzeitige Belastungen von mehr als 1,5-2 Stunden, bei denen Kohlenhydrate der leistungsbegrenzende Faktor sind, z. B. Radrennen, Triathlon oder Langstreckenlauf.	B	Anwendung nicht sinnvoll; die tatsächliche Wirkung ist nicht ausreichend belegt (5-10).
KOLOSTRUM	Zunahme von Kraft und Muskelmasse; möglicherweise positiver Effekt auf das Immunsystem	Keine sportliche Aktivität	D	Nicht anwenden: enthält dopingrelevante Substanzen; die Folgen für die Gesundheit sind nicht geklärt.
KREATIN	Zunahme von (explosiver) Kraft und Muskelmasse	Explosive und wiederholte Kraftbelastungen, z. B. Sprint und Gewichtheben oder Mannschaftssportarten wie Hockey	A	Siehe Seite 146.
(Antioxidantien in) EXOTISCHEN BEEREN (Goji, Açaí)	Reduzierung von Muskelschäden nach intensiver Belastung	Schwere, explosive und/oder langzeitige Belastungen mit hoher Intensität, wie Schwimmen, Sprinten, Gewichtheben, Marathonlauf oder Belastungen in einer intensiven Wettkampfperiode, z. B. einer Fußball- oder Volleyballsaison	B	Anwendung nicht sinnvoll, wenn es darum geht, dass sich der Körper für eine bessere Regeneration anpassen soll. Möglicherweise sinnvoll in Wettkampfphasen, die genaue Dosierung ist jedoch unklar; für eine Anwendungsempfehlung liegen nicht genügend Studien vor (11-13).
FATBURNER	Stimulation der Fettverbrennung; oft mittels aufputschender Substanzen	Keine sportliche Aktivität	D	Nicht anwenden! Hohes Risiko für die Anwesenheit dopingrelevanter Substanzen; kann Herzprobleme verursachen (14, 15).
GELATINE	Stärkung von Sehnen und Bändern kurz vor Training oder Wettkampf zur Vermeidung von Verletzungen	Sportler mit einem hohen Risiko für Sehnenverletzungen, z. B. Tennis-, Volleyball- und Fußballspieler, Springer und Sprinter	Keine Klassifizierung; neu auf dem Markt	Noch zu wenig Studien für Dosierungsempfehlungen; vielversprechend, weitere Entwicklungen sollten beobachtet werden (16, 17).
GLUKOSAMIN	Reparatur von Schäden, die durch sportliche Aktvitäten oder den Alterungsprozess an Gelenken entstanden sind, sowie Linderung der damit verbundenen Schmerzbeschwerden.	Alle Sportler mit Gelenkschäden	B	Anwendung nicht sinnvoll; die tatsächliche Wirkung ist nicht ausreichend belegt (18-22).

NAHRUNGSERGÄNZUNGSMITTEL	(MÖGLICHE) FUNKTION	BESTIMMT FÜR	KATEGORIE	GEBRAUCHSEMPFEHLUNG
GLUTAMIN	Erhalt von Muskelmasse sowie Verbesserung der Widerstandsfähigkeit bei intensiver Belastung	Sportler mit verringerter Widerstandsfähigkeit, rundum langzeitige, intensive Belastungen, z. B. bei einem Triathlon oder in schweren Trainingsphasen	B	Anwendung nicht sinnvoll; die tatsächliche Wirkung ist nicht ausreichend belegt (23-27).
GLYZERIN	Bindung von Flüssigkeit im Körper, wodurch er möglicherweise nicht so schnell austrocknet.	Keine sportliche Aktivität	D	Nicht anwenden: Doping, außerdem gesundheitsgefährdend
WACHSTUMSHORMONE UND PROHORMONE	Förderung des Muskelmassenwachstums; können Pre-Workout-Präparaten und anderen Nahrungsergänzungsmitteln zugesetzt sein.	Keine sportliche Aktivität	D	Nicht anwenden: Doping, außerdem gesundheitsgefährdend
HMB (Beta-Hydroxy-Beta-Methyl-Butyrat)	Bewirken eine leichte Zunahme an Muskelmasse und -kraft	Kraftsportler wie Gewichtheber sowie sportliche Disziplinen mit explosiven Bewegungen, z. B. Sprint in der Leichtathletik, Schwimmen, Bahnradfahren, Judo und Karate	B	Studien zeigen unterschiedliche Ergebnisse; vielversprechend, weitere Entwicklungen sollten beobachtet werden (28, 29).
(Antioxidantien und Melatonin in) KIRSCHSAFT	Reduzierung von Muskelschäden nach intensiver Belastung; schlaffördernde Wirkung	Schwere, explosive und/oder längere Trainingseinheiten oder Wettkämpfe mit hoher Intensität, z. B. bei Schwimmern, Sprintern, Gewichthebern und Marathonläufern; Sportler in einer intensiven Wettkampfphase (z. B. Fußball- oder Volleyballsaison); Sportler, die schlecht oder wenig schlafen.	B	Anwendung nicht sinnvoll, wenn es darum geht, dass sich der Körper für eine schnellere Regeneration und bessere Physis anpassen soll; möglicherweise sinnvoll in Wettkampfphasen, die genaue Dosierung ist allerdings unklar; für eine Anwendungsempfehlung liegen nicht genügend Studien vor; weitere Entwicklungen sollten jedoch beobachtet werden (16, 30-36).
KETONE	Kohlenhydrate sparen bei einer Belastung.	Langzeitige Belastungen von mehr als 1,5-2 Stunden, bei denen Kohlenhydrate der leistungsbegrenzende Faktor sind, z. B. Radrennfahren, Triathlon oder Langstreckenlauf.	Keine Klassifizierung; neu auf dem Markt	Von einer Anwendung ist abzuraten. Der Einfluss auf die Leistung ist unklar; außerdem auf dem europäischen Markt als Lebensmittelzusatz (z. B. in Sportgetränken) verboten (37-39).

NAHRUNGSER-GÄNZUNGSMITTEL	(MÖGLICHE) FUNKTION	BESTIMMT FÜR	KATEGORIE	GEBRAUCHSEMPFEHLUNG
MULTIVITAMINE	Vorbeugung eines möglichen Vitamin- und Mineralstoffmangels	Sportler mit einem Vitaminmangel oder einem erhöhten Risiko dafür, z. B. wenn sie sich sehr intensiv belasten, eine kalorienarme Diät halten oder wenig Kontrolle über ihre Mahlzeiten haben, z. B. auf Reisen oder während eines Trainingslagers.	A	Siehe Seite 139.
MAGNESIUM	Reduzierung von Muskelkrämpfen im Zusammenhang mit sportlichen Belastungen	Keine sportlichen Aktivitäten	C	Nutzen nicht erwiesen; Anwendung nicht sinnvoll (40, 41)
OMEGA-3-FETTSÄUREN (Fischöl)	Verbesserung der kognitiven Funktion: Informationsverarbeitung, Aufmerksamkeit und Konzentration. Spielt möglicherweise eine Rolle bei der Stärkung des Immunsystems.	Sportler, bei denen die Konzentration ein leistungsbestimmender Faktor ist, z. B. bei Hockey, Volleyball, Denksportarten, Rugby und Fußball sowie Sportler, die sich verletzen, z. B. Radrennfahrer mit Schürfwunden nach einem Sturz.	B	Möglicherweise sinnvoll, wenn Omega-3-Fettsäuren über die Grundernährung kaum aufgenommen werden; tatsächliche Wirkung auf die sportliche Leistung unzureichend belegt (42-46).
PRE-WORKOUT-PRÄPARATE	Verstärkung der Belastung; Pre-Workout-Präparate umfassen eine Vielfalt von Nahrungsergänzungsmitteln,die oft Kombinationen von Koffein, Kreatin, Beta-Alanin und weiteren aufputschenden Substanzen enthalten.	Keine sportlichen Aktivitäten	D	Nicht anwenden! Hohes Risiko einer Verunreinigung mit verbotenen Substanzen; kann zudem Herzprobleme verursachen (47-49).
PROBIOTIKA	Förderung einer gesunden Darmflora sowie Erhalt der Widerstandskraft gegen Krankheiten	Sportler, die in Länder mit schlechten Hygienebedingungen reisen oder sich langzeitigen und intensiven Belastungen aussetzen, z. B. Marathonläufer, Freiwasserschwimmer und Triathleten.	A	Siehe Seite 140.
(Antioxidantien in) QUERCETIN	Reduzierung von Muskelschäden nach einer intensiven Belastung	Schwere, explosive und/oder langzeitige Belastungen mit hoher Intensität, z. B. beim Schwimmen, Sprint, Gewichtheben und Marathonlauf oder Sportler in einer intensiven Wettkampfphase, z. B. während einer Fußball- oder Volleyballsaison	B	Anwendung nicht sinnvoll, wenn es darum geht, dass sich der Körper für eine schnellere Regeneration und bessere Physis anpassen soll; möglicherweise sinnvoll in Wettkampfphasen, die genaue Dosierung ist allerdings unklar; für eine Anwendungsempfehlung liegen nicht genügend Studien vor (50-53).

NAHRUNGSER-GÄNZUNGSMITTEL	(MÖGLICHE) FUNKTION	BESTIMMT FÜR	KATEGORIE	GEBRAUCHSEMPFEHLUNG
STIMULANTIEN	Aufputschmittel; den Sportler über seine (physischen) Grenzen hinaustreiben	Keine sportlichen Aktivitäten	D	Nicht anwenden: Doping, außerdem gesundheitsgefährdend! Kann u. a. ernsthafte Herzprobleme verursachen.
VITAMIN C	Reduzierung von Muskelschäden nach einer intensiven Belastung	Schwere, explosive und/oder langzeitige Belastungen mit hoher Intensität, z. B. beim Schwimmen, Sprint, Gewichtheben und Marathonlauf oder Sportler in einer intensiven Wettkampfphase, z. B. einer Fußball- oder Volleyballsaison	B	Anwendung nicht sinnvoll, wenn es darum geht, dass sich der Körper für eine schnellere Regeneration und bessere Physis anpassen soll; möglicherweise sinnvoll in Wettkampfphasen, die genaue Dosierung ist allerdings unklar; für eine Anwendungsempfehlung liegen nicht genügend Studien vor; weitere Entwicklungen sollten jedoch beobachtet werden (54-57).
VITAMIN D	Sorgt für einen adäquaten Knochenaufbau und -erhalt; spielt eine Rolle bei der Muskelsteuerung; stärkt das Immunsystem. Ein Vitamin-D-Mangel wirkt sich negativ auf die Leistung aus, da er Muskelkraft und Explosivität beeinträchtigt.	Hallensportler, z. B. Schwimmer, Judokas und Tänzer; farbige Sportler; Sportler, die Sonnencreme mit einem hohen Lichtschutzfaktor verwenden; weibliche Sportler über 50.	A	Individuelle Dosierung nach Anweisung eines (Sport-) Arztes oder Sporternährungsberaters bei einem nachgewiesenen Mangel (58-60).
VITAMIN E	Reduzierung von Muskelschäden nach einer intensiven Belastung	Schwere, explosive und/oder langzeitige Belastungen mit hoher Intensität, z. B. beim Schwimmen, Sprint, Gewichtheben und Marathonlauf oder Sportler in einer intensiven Wettkampfphase, z. B. während einer Fußball- oder Volleyballsaison	B	Anwendung nicht sinnvoll, wenn es darum geht, dass sich der Körper für eine schnellere Regeneration und bessere Physis anpassen soll; möglicherweise sinnvoll in Wettkampfphasen, die genaue Dosierung ist allerdings unklar; für eine Anwendungsempfehlung liegen nicht genügend Studien vor (56, 61, 62).
EISEN	Verbesserung des Sauerstofftransports für ausreichend Energie während der Belastung	Sportler mit Eisenmangel bzw. erhöhtem Risiko dafür, z. B. Sportler, die sich sehr intensiv belasten, eine kalorienarme Diät halten oder sich vegetarisch/vegan ernähren.	A	Individuelle Dosierung nach Anweisung eines (Sport-) Arztes oder Sporternährungsberaters bei einem nachgewiesenen Mangel (63-66).
ZINK	Wichtig für ein gesundes Immunsystem (Widerstandsfähigkeit)	Sportler, die mehr als fünfmal pro Woche sehr intensiv oder ausdauernd Sport treiben.	C	Anwendung ohne Rücksprache mit einem (Sport-)Arzt oder Sporternährungsberater nicht sinnvoll. Nur in ganz speziellen Situationen sinnvoll.

Bei Kategorie-D-Substanzen, wie Wachstumshormonen, Prohormonen und Stimulantien, empfiehlt es sich, einen Blick in die WADA-Dopingliste zu werfen.

Nahrungsergänzungsmittel, deren Wirksamkeit bewiesen ist

Bei Nahrungsergänzungsmitteln der Kategorie A ist eine leistungsfördernde Wirkung unter bestimmten Umständen und bei bestimmten Sportarten bewiesen. Die wenigen Produkte, die dazugehören, lassen sich in drei Gruppen einteilen: Produkte an der Grenze zwischen Nahrungsmittel und Nahrungsergänzungsmittel, zum Beispiel Sportgetränke, Sportgele und Eiweißpulver (siehe Kap. 2), Präparate, deren Effektivität im Falle nachgewiesener Mangelerscheinungen belegt ist (z. B. Vitamin-D-, Kalzium-, Eisen-, Probiotika- oder Multivitaminpräparate) sowie leistungsfördernde Substanzen wie Koffein, Beta-Alanin, Bikarbonat, Kreatin und Nitrat in Rote-Bete-Saft.

Nahrungsergänzungsmittel bei Mangelerscheinungen

Es gibt keine wissenschaftlichen Belege dafür, dass eine zusätzliche Einnahme von Vitaminen und Mineralstoffen die sportliche Leistung fördert. Bei nachgewiesenen Mangelerscheinungen oder einem Risiko dafür können Kalzium-, Eisen-, Vitamin-D-, Probiotika- oder Multivitaminpräparate verhindern, dass sich ein Mangel negativ auf die Leistung auswirkt. Wie viele Nährstoffe mit der normalen Nahrung aufgenommen werden, lässt sich mit Programmen wie *de Eetmeter van het Voedingscentrum* berechnen. In Deutschland gibt es z. B. den Nährwertrechner, (https://www.naehrwertrechner.de/). Darüber hinaus kann man sich von einem Ernährungsberater oder Arzt beraten lassen. Mit einer abwechslungsreichen, ausgewogenen Ernährung führt man seinem Körper in der Regel alle notwendigen Vitamine und Mineralstoffe in genügendem Maße zu. Reichlich Kalzium ist unter anderem in Molkereiprodukten (z. B. Milch, Joghurt und Käse), aber auch in grünem Blattgemüse (z. B. Spinat), Fisch (z. B. Sardinen), Seetang und Nüssen enthalten. Eisen kommt in Lebensmitteln als Hämeisen und Nicht-Hämeisen vor. Hämeisen findet sich nur in tierischen Produkten und wird vom Körper leicht aufgenommen. Nicht-Hämeisen ist Bestandteil pflanzlicher Lebensmittel wie Vollkorngetreide (z. B. Weizen, Roggen und Teff), Hülsenfrüchte (z. B. Kichererbsen, Linsen und Sojabohnen) und Gemüse. Nicht-Hämeisen kann der Körper schlechter verwerten als Hämeisen. Vitamin D bildet der Körper unter Einwirkung von Sonnenlicht in der Haut. Auch in tierischen Lebensmitteln wie fettem Fisch und Ei ist Vitamin D enthalten. In den Niederlanden wird es außerdem Margarine, Halbfettmargarine sowie Back- und Bratprodukten zugesetzt. Wie Azra ihren Körper mit ausreichend Kalzium versorgt, Feline und Jill ihre Mahlzeiten mit eisenhaltigen Lebensmitteln anreichern können und warum sich Luna doch für ein Multivitaminpräparat entscheidet, ist auf den folgenden Seiten zu lesen.

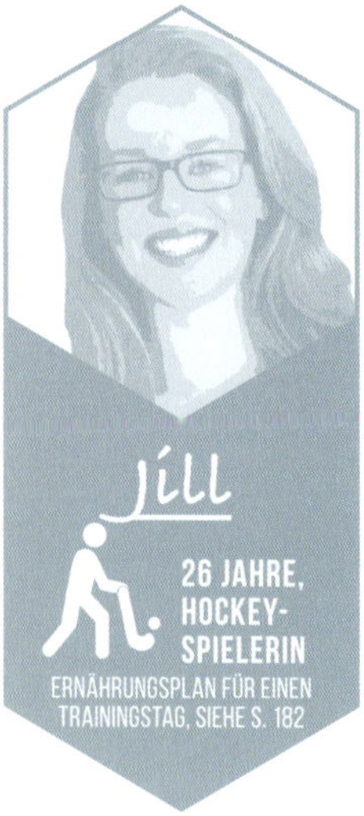

JILL: EISEN AUS FLEISCH

Frauen im gebärfähigen Alter benötigen 15 mg Eisen pro Tag. Wie deckt Hockeyspielerin Jill, die relativ viel Fleisch isst, ihren täglichen Eisenbedarf?

TAB. 18

DECKUNG DES EISENBEDARFS BEI JILL

		EISEN (MG)
FRÜHSTÜCK	2 Scheiben Vollkornbrot, belegt mit 30 g Rauchfleisch	2,9
ZWISCHENMAHLZEIT	1 Apfel und eine Handvoll (25 g) ungesalzene Nüsse	0,9
MITTAGESSEN	3 Scheiben Vollkornbrot mit 45 g Roastbeef und 25 g Spinat	3,5
ZWISCHENMAHLZEIT	100 g Rohkost mit 25 g Hummus	1,0
ABENDMAHLZEIT	130 g Süßkartoffeln, 200 g Gemüse und 75 g Tartar	7,0
SNACK	Ein Vollkorncracker mit Hühnchenfilet (15 g)	0,9
	INSGESAMT	16,2

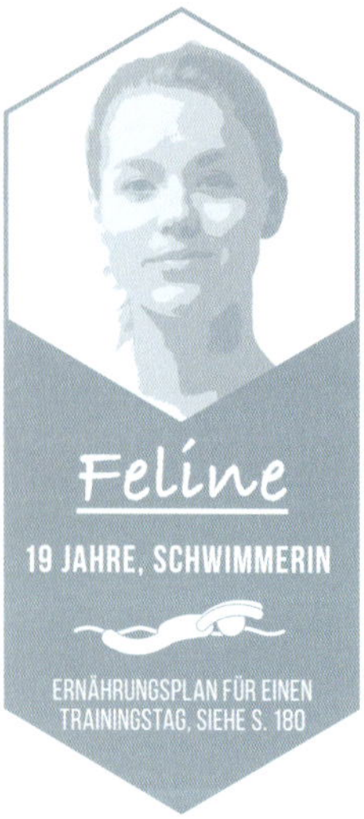

FELINE: GENÜGEND EISEN OHNE FLEISCH

Auch als Vegetarierin kann Schwimmerin Feline ihren Körper mit gesunder Ernährung ohne Weiteres mit genügend Eisen versorgen. Ihr Eisenbedarf ist allerdings etwas höher, da sie nur Nicht-Hämeisen aufnimmt. Der Multiplikationsfaktor beträgt 1,8, das heißt, Felines täglicher Eisenbedarf liegt bei 27 mg (67).

TAB. 19

DECKUNG DES EISENBEDARFS OHNE FLEISCHKONSUM

		EISEN (MG)
FRÜHSTÜCK	Teffbrei aus 50 g Teffmehl und 250 ml Sojadrink (siehe S. 48), 1 Orange	0,9
ZWISCHENMAHLZEIT	4 Scheiben dunkles Roggenbrot mit 40 g Apfelkraut (mit Eisen angereichert) (Anmerkung: In Deutschland wird Apfelkraut nicht mit Eisen angereichert.)	14,8
LUNCH	Salat mit Spinat (100 g), Falafel (120 g) und Vollkorncouscous (200 g gekocht) (s. Rezept auf S. 79)	3,9
ZWISCHENMAHLZEIT	100 g Rohkost + 100 g Feldsalat mit 40 g Hummus	2,5
ABENDMAHLZEIT	Bohnengericht mit 60 g Kidneybohnen und 60 g schwarzen Bohnen, Paprika und 200 g Vollkornreis (s. Rezept auf S. 121)	3,5
SNACK	Eine Portion Seidentofu mit Obst und 25 g Walnüssen (s. Rezept auf S. 112)	1,6
	INSGESAMT	27,2

AUSREICHEND KALZIUM OHNE NAHRUNGSERGÄNZUNGSMITTEL

Azra ist Vegetarierin. Ab und zu verwendet sie Milcherzeugnisse wie Käse, am liebsten jedoch so wenig wie möglich. Trotzdem versorgt sie ihren Körper mit genügend Kalzium, wie in der unten stehenden Tabelle zu sehen ist.

Azra

22 JAHRE, TÄNZERIN

ERNÄHRUNGSPLAN FÜR EINEN TRAININGSTAG, SIEHE S. 178

TAB. 20

DECKUNG DES KALZIUMBEDARFS BEI AZRA

		KALZIUM (MG)
FRÜHSTÜCK	200 ml Joghurtalternative auf Sojabasis	240
	30 g Vollkornmüsli natur	15
ZWISCHENMAHLZEIT	35 g Walnüsse	41
	250 ml Sojadrink	300
MITTAGESSEN	3 Scheiben Vollkornbrot	38
	2 Portionen Hummus	34
	1 Portion Ziegenkäse	161
	150 g Rohkost	41
ABENDMAHLZEIT	300 g Spinat	315
	100 g Tofu	188
	INSGESAMT	1.373

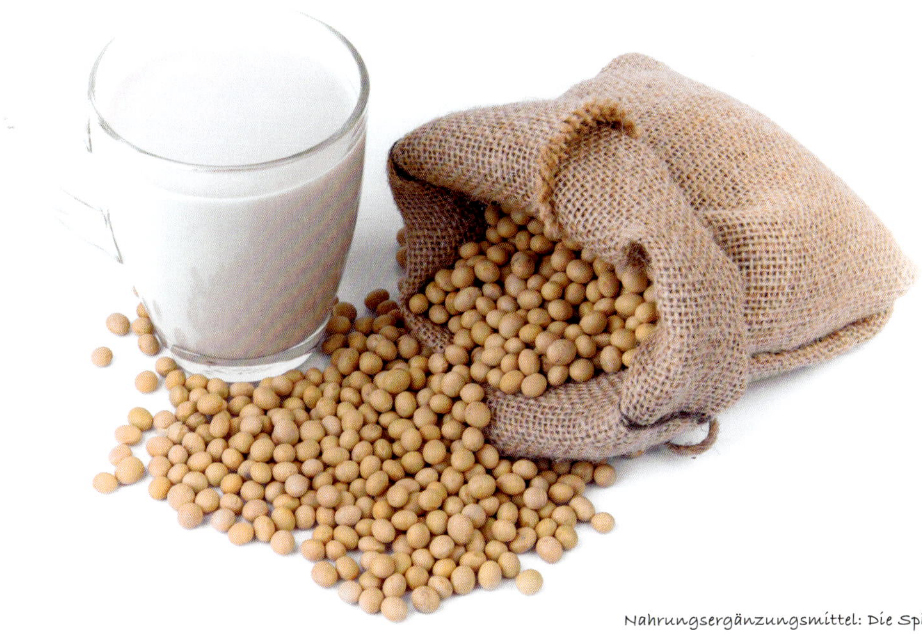

MILCHERSATZPRODUKTE UND KALZIUM

Nicht alle pflanzlichen Alternativen für Milchprodukte, z. B. ein Sojadrink, enthalten Kalzium. Falls doch, steht es auf der Inhaltsstoffliste. Zugesetztes Kalzium wird im Allgemeinen als (Tri-)Kalziumphosphat aufgeführt.

OPTIMIERUNG DER EISENAUFNAHME

Der Körper braucht Eisen, um Sauerstoff – unter anderem zur Muskulatur – transportieren zu können. Sportler leiden häufig unter Eisenmangel. Besonders gefährdet sind Frauen und Ausdauersportler. Mit folgenden Tipps lässt sich die Eisenaufnahme verbessern:

- Vitamin C fördert die Eisenaufnahme. Also am besten zu einer Scheibe Vollkornbrot Vitamin-C-reiches Obst oder Gemüse (z. B. eine Orange, eine Kiwi, zwei Mandarinen oder ein Stück Paprika) verzehren. Auf Tee, Kaffee oder Milch als Begleitgetränk verzichten, da diese die Eisenaufnahme hemmen.
- Mindestens einmal pro Woche Hülsenfrüchte auf den Speiseplan setzen, z. B. ein Bohnengericht mit Vitamin-C-reichem Gemüse (siehe Rezept auf Seite 121).
- Rotes Fleisch (z. B. Tartar, Beefsteak, Roastbeef) ist reich an Hämeisen (= gut verwertbar). Der *Gezondheidsraad* empfiehlt, den Verzehr von rotem Fleisch auf maximal 500 g pro Woche zu beschränken. Für Sportler mit Eisenmangel kann hin und wieder ein Stück rotes Fleisch trotzdem sinnvoll sein. (Anmerkung: Siehe für Deutschland die Ernährungsempfehlungen der Deutschen Gesellschaft für Ernährung.)
- Ab und zu eine Scheibe Schwarzbrot mit Apfelkraut (mit Eisen angereichert) oder Teffbrei zum Frühstück essen. Teff ist eine Getreideart, die relativ viel Eisen enthält und in Ökoläden erhältlich ist. Mit kaltem oder warmem Sojadrink zubereiten und mit Vitamin-C-haltigem Obst kombinieren.

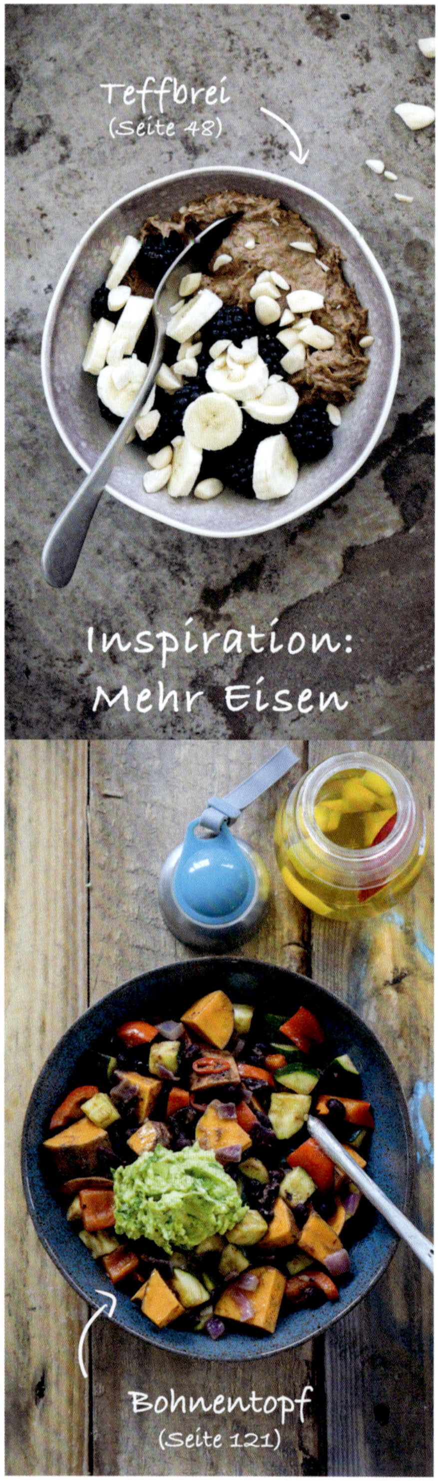

JEDEN TAG EIN MULTIVITAMINPRÄPARAT: NÜTZT ES NICHT, SO SCHADET ES AUCH NICHT?

Ein Multivitaminpräparat ist ein Nahrungsergänzungsmittel, das fast alle Vitamine und Mineralstoffe enthält. Es wirkt zwar nicht leistungsfördernd, doch es kann verhindern, dass Mangelerscheinungen die Leistung beeinträchtigen. Wer sich ausgewogen ernährt, braucht kein Multivitaminpräparat. Bei vielen Sportlern ist das nicht der Fall; sie nehmen mit der Grundernährung zu wenig von einem oder mehreren Vitaminen und/oder Mineralstoffen auf (68). Auch durch häufige Reisen und Hotelmahlzeiten ist eine optimale Grundernährung nicht immer gewährleistet. Trotzdem sollte man Multivitaminpräparate nur in Absprache mit einem Sporternährungsberater in einer nicht all zu hohen Dosis, das heißt zwischen 50 und 100 % der empfohlenen Tagesmenge, verwenden (69). Denn die Rechnung nach dem Motto: „Nützt es nicht, so schadet es auch nicht", geht nicht auf. Abhängig von Hersteller und Darreichungsform (Pille, Brausetablette, Kapsel) kann sich die Zusammensetzung und das Verhältnis zwischen Vitaminen und Mineralstoffen erheblich voneinander unterscheiden. Manche Multivitaminpräparate enthalten grotesk hohe Dosierungen bestimmter Vitamine oder Mineralstoffe, manchmal sogar mehr als 40-mal so viel wie die empfohlene Tagesmenge. Vitamin B_6 ist ein typisches Beispiel dafür, dass zu hohe Dosierungen gefährlich sein können. So kann eine Vitamin-B_6-Überdosierung neurologische Beschwerden auslösen, bei denen die Patienten unter einem Kribbeln in den Händen und Füßen leiden (70 73). Manche Spitzensportler waren nach längerem Gebrauch von Nahrungsergänzungsmitteln mit viel zu viel Vitamin B_6 eine ganze Saison lang ausgeschaltet.

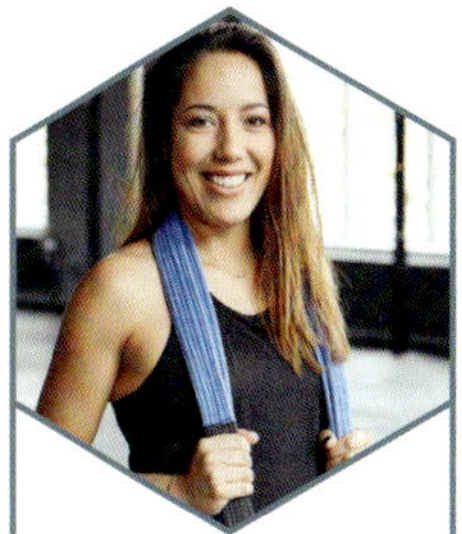

Saraï

EISENREICHE ERNÄHRUNG

„Abgesehen von unseren Tipps für eine eisenreiche Ernährung empfehle ich Sportlern in seltenen Fällen Roosvicee Ferro. Selten deshalb, weil mit einer ausgewogenen Grundernährung so viel zu erreichen ist, und ich es wichtig finde, dass Sportler es zuerst damit versuchen."

MANGELERSCHEINUNGEN MIT MULTIVITAMINPRÄPARATEN VORBEUGEN

Als Tennistalent reist Luna für ihre Turniere durch das ganze Land. Dann übernachtet sie oft in Hotels, in denen sie nicht immer selbst darüber entscheiden kann, was sie zum Frühstück oder Abendessen vorgesetzt bekommt. Während eines Turniers fällt das Mittagessen häufig aus, da sie dann auf dem Platz steht. An diesen Tagen braucht Luna vor allem genügend Energie in Form von Kohlenhydraten, ausreichend Flüssigkeit, um einem Leistungsabfall vorzubeugen, und Eiweiße zur Regeneration. Obwohl sie zu Hause auf gesunde Ernährung achtet, hat sie bei Turnieren oft Schwierigkeiten, ihren Vitamin- und Mineralstoffbedarf zu decken. Deshalb empfiehlt es sich für Luna, in diesen Phasen zur Vorbeugung von Mangelerscheinungen ein Multivitaminpräparat, dosiert auf 50-100 % der empfohlenen Tagesmenge für die einzelnen Vitamine und Mineralstoffe, einzunehmen.

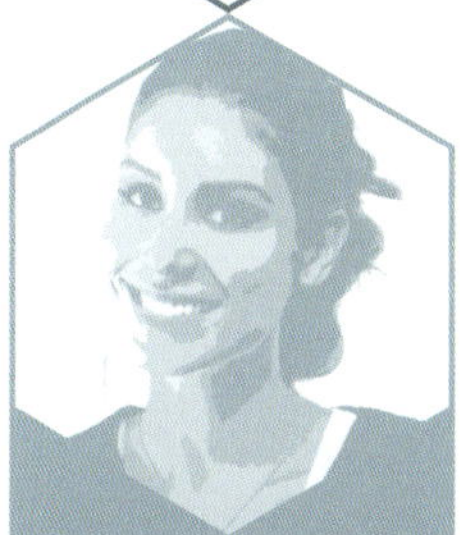

Luna

21 JAHRE, TENNIS-SPIELERIN

ERNÄHRUNGSPLAN FÜR EINEN TRAININGSTAG, SIEHE S. 185

WIE ERKENNT MAN EIN GEEIGNETES MULTIVITAMINPRÄPARAT?

- Dosierung zwischen 50-100 % der empfohlenen Tagesdosis für die einzelnen Vitamine und Mineralstoffe;
- NZVT-Logo (Empfehlung der *Kölner Liste* beachten);
- produziert gemäß *Good Manufacturing Practices* (GMP), wodurch Qualität und Inhaltsstoffe standardisiert sind;
- Kapselform (oder eventuell Brause- oder Kautablette);
- gut verwertbare Verbindungen, wie Eisenfumarat und Magnesiumzitrat;
- keine schlecht verwertbaren Verbindungen, wie Eisenoxid und Magnesiumoxid.

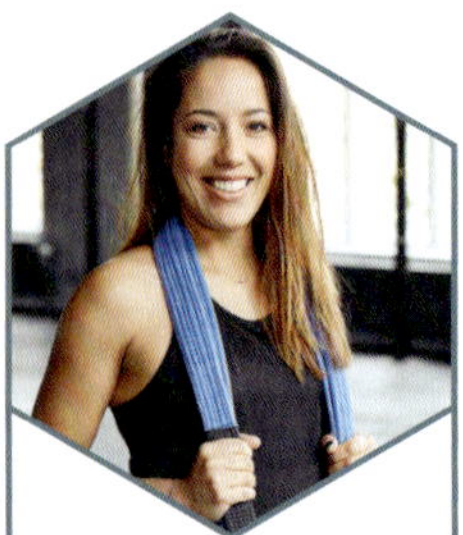

Saraï

MEHR IST NICHT IMMER BESSER

„In der Praxis beobachten wir, dass Sportlern mit einem Vitamin-D-Mangel die tägliche Einnahme eines Vitamin-D-Präparats mehr hilft als eine einmalige Gabe von 250 mg. Mehr ist also nicht immer besser."

PROBIOTIKA: ZUR STÄRKUNG DES IMMUNSYSTEMS

Im menschlichen Darm lebt eine atemberaubend große Anzahl von sowohl nützlichen als auch schädlichen Bakterien, die zusammen die sogenannte *Darmflora* bilden. Herrscht ein harmonisches Gleichgewicht zwischen den *Good Guys* und den *Bad Guys*, ist die Darmflora gesund. In diesem Fall ist die Einnahme von Probiotika in Form von Nahrungsergänzungsmitteln wenig sinnvoll. Probiotika sind Produkte, die gute, lebende Bakterien enthalten. Teilweise befinden sie sich in Grundnahrungsmitteln, wie Milch, Joghurt, Käse und Sauerkraut. Probiotika unterstützen ebenso wie Ballaststoffe aus Obst, Gemüse, Hülsenfrüchten und Vollkorngetreide die Vermehrung guter Darmbakterien (82). Zu einer direkten Leistungssteigerung führen sie jedoch nicht (83, 84). Wohl können Probiotika zur Stärkung des Immunsystems beitragen, da die Immunabwehr großenteils im Darm geregelt wird. Das kann für Sportler, deren Immunsystem durch intensive Trainingsphasen oder langzeitige, intensive Belastungseinheiten geschwächt wird, durchaus nützlich sein (85-88). Denn bei langen körperlichen Anstrengungen unterdrückt der Körper zeitweise das Immunsystem (89, 90). Jüngste Übersichtsstudien zeigen, dass Sportler, die Probiotika zu sich nehmen, seltener unter Atemwegsinfektionen leiden und kürzer krank sind. Ferner gibt es Hinweise darauf, dass Probiotika das Risiko für Darminfektionen senken. Das ist vorteilhaft, wenn man Länder bereist, in denen mit mangelnder Hygiene bei der Nahrungszubereitung gerechnet werden muss. Weiterführende Studien nach dem perfekten Probiotikum sowie der optimalen Dosierung und Anwendungsdauer fehlen noch. Auf Grundlage der heutigen Literatur empfiehlt sich die tägliche Einnahme von etwa 10 Milliarden Laktobazillus- oder Bifidobakterien über ein paar Wochen. Auf der Verpackung ist die Menge als 10^{10} lebende Bakterien pro 100 ml oder Kapsel angegeben (66, 88, 91, 92).

EINE REGELMÄSSIGE EINNAHME VON NAHRUNGSERGÄNZUNGSMITTELN IST NICHT RATSAM

Manche Vitamine und Mineralstoffe, wie Zink oder Vitamin C und E, die unter anderem in Obst, Gemüse, Getreide und Hülsenfrüchten enthalten sind, fungieren im Körper als Antioxidant. *Antioxidantien* sind Substanzen, die *freie Radikale* neutralisieren können, damit diese keine Schäden, zum Beispiel an der Zell-DNA, anrichten. Freie Radikale bilden sich ständig im Körper. Sie entstehen unter anderem durch Nikotingenuss, Alkoholkonsum und Luftverschmutzung, aber auch durch intensive sportliche Belastungen, was dazu führen kann, dass sich die Muskeln schlechter zusammenziehen (74, 75). Aus diesem Grund sind Nahrungsergänzungsmittel mit Antioxidantien bei Sportlern beliebt. Führt man seinem Körper große Mengen an Antioxidantien zu, produziert er selbst weniger antioxidative Enzyme, das heißt Hilfsmittel zum Unschädlichmachen freier Radikaler. Gerade das ist aber nützlich, um die freien Radikalen schneller und effizienter zu vernichten. Durch dieses Anpassungsvermögen kann der Körper beim nächsten Training oder Wettkampf mehr leisten (13, 76-79). Von einer regelmäßigen Einnahme von Nahrungsergänzungsmitteln mit hohen Dosen, gleichgültig, welches Antioxidans, ist deshalb auch abzuraten. Ein eventueller Konsum in speziellen Trainings- und Wettkampfphasen sollte mit einem Sporternährungsberater abgestimmt werden (80, 81).

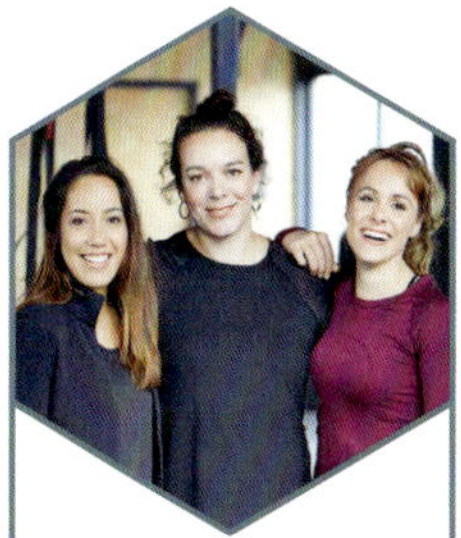

VITAMIN D: DAS SONNENVITAMIN

„Er verstand die Welt nicht mehr, der Sportler, der mitten im Winter in der Praxis erschien. Er achtete ganz allgemein auf seine Ernährung, und dann auch noch besonders im Hinblick auf eine optimale Regeneration, eigentlich führte er seinem Körper also alles zu, um sich topfit zu fühlen, doch stattdessen war er müde und schlapp. Was stellte sich heraus? Er aß weder Fisch noch Halbfettmargarine. Beide Lebensmittel sind, außer der Sonne, zwei wichtige Vitamin-D-Quellen. Zwei Monate später fühlte er sich dank eines entsprechenden Nahrungsergänzungsmittels wesentlich fitter."

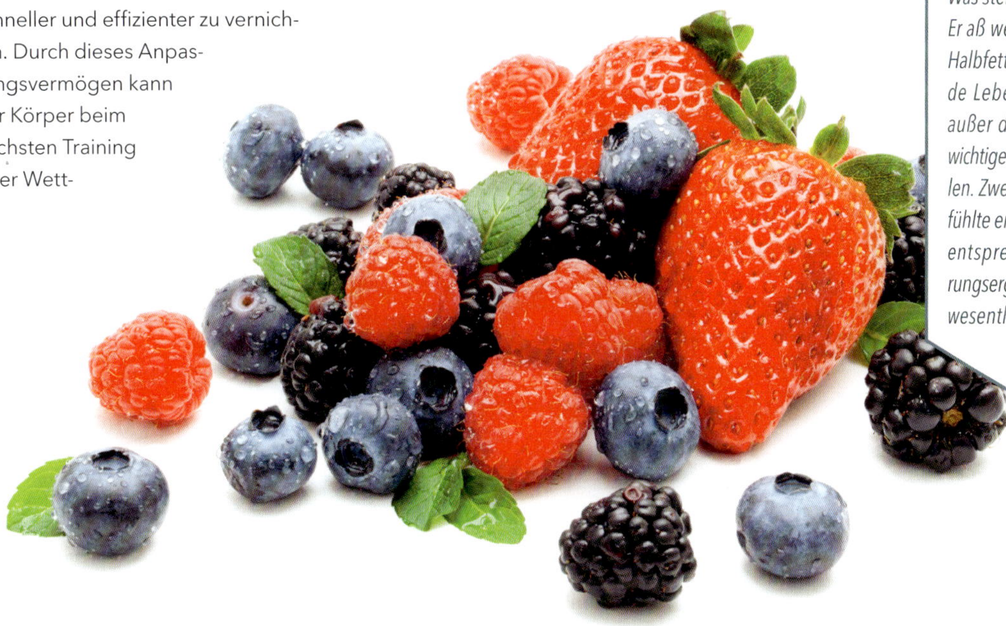

Leistungsfördernde Nahrungsergänzungsmittel

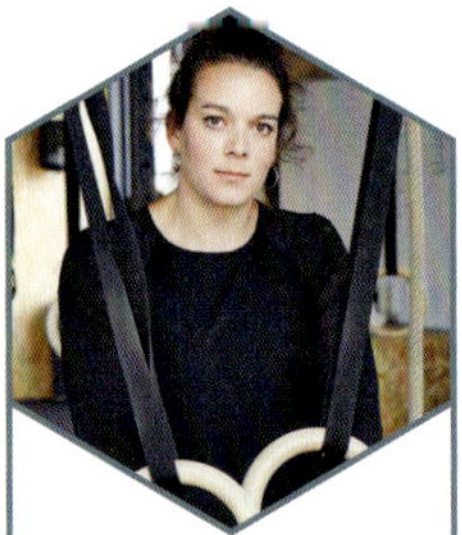

Vera

ROTE-BETE-SAFT, DAS MAGISCHE ROTE GETRÄNK

„Ein Radrennfahrer wollte es unbedingt mal ausprobieren. Beim nächsten Beratungsgespräch kam er total begeistert herein. Er hatte ein Rennen gewonnen. Das lag natürlich am Rote-Bete-Saft und nicht an der Ernährungsumstellung. Bei Nachfragen stellte sich heraus, dass er eine Variante mit einem sehr niedrigen Nitratgehalt gewählt hatte. Auch im Sport spielt der Placeboeffekt also eine nicht zu unterschätzende Rolle."

MACHE DICH „HARD TO BEAT" MIT ROTE-BETE-SAFT

Nitrat in Rote-Bete-Saft sorgt dafür, dass sich die Stickstoffmonoxidproduktion im Körper erhöht. Dadurch erweitern sich die Blutgefäße, und sauerstoffreiches Blut wird leichter zur Muskulatur transportiert. Außerdem lässt Stickstoffmonoxid die Mitochondrien, die kleinen Energiefabriken in den Muskelzellen, effizienter arbeiten. Dadurch kann der Körper mehr und/oder länger Leistung liefern. Zunächst schien die Einnahme von Nitrat nur bei Ausdauerbelastungen sinnvoll. Neueste Untersuchungen deuten jedoch darauf hin, dass bei kurzzeitigen Belastungen zwischen vier und 10 Minuten, bei denen ein schnelles Reaktionsvermögen verlangt wird, wenig Zeit zur Regeneration bleibt und Sauerstoffmangel ein leistungsmindernder Faktor ist, die positiven Auswirkungen größer sind. Man denke zum Beispiel an kurze Bahnradrennen, BMX, Shorttrack oder Rudern. Dabei soll es ausreichen, etwa drei Stunden vor der sportlichen Belastung circa 300-600 mg Nitrat zu sich zu nehmen, beispielsweise in einer konzentrierten Form von Rote-Bete-Saft wie einem Fläschchen *Beet-it* (93). Nicht jeder Rote-Bete-Saft enthält die gleiche Menge Nitrat. So kann sie je nach Standort der Pflanze variieren.
Obwohl noch nicht ganz deutlich ist, wie sich der Aufbau der Dosen genau auswirkt, scheint der Effekt größer zu sein, wenn man den Rote-Bete-Saft über mehrere (maximal 15) Tage verteilt trinkt, als eine einmalige Dosis. Nach dem Trinken sollte man sich nicht direkt die Zähne putzen und auch keinen Kaugummi kauen, da ein Teil des Nitrats bereits in der Wangenschleimhaut von Bakterien in die wirksame Form umgewandelt wird. Grünes Blattgemüse, wie Spinat, Salat, Paksoi und Rucola, enthält ebenfalls viel Nitrat. Es gibt Hinweise, dass der vermehrte Verzehr dieser Gemüsesorten denselben positiven Effekt hat wie Rote-Bete-Saft (94, 95). So verrückt war Popeye also offensichtlich nicht (96, 97). Die Sache hat allerdings noch einen Haken. Gut trainierte Sportler nutzen Sauerstoff häufig schon sehr effizient. Außerdem führen sie ihrem Körper oft bereits ausreichend Nitrat zu, da sie im Allgemeinen mehr essen als Nichtsportler. Leistungssportler scheinen deshalb weniger von Rote-Bete-Saft zu profitieren.

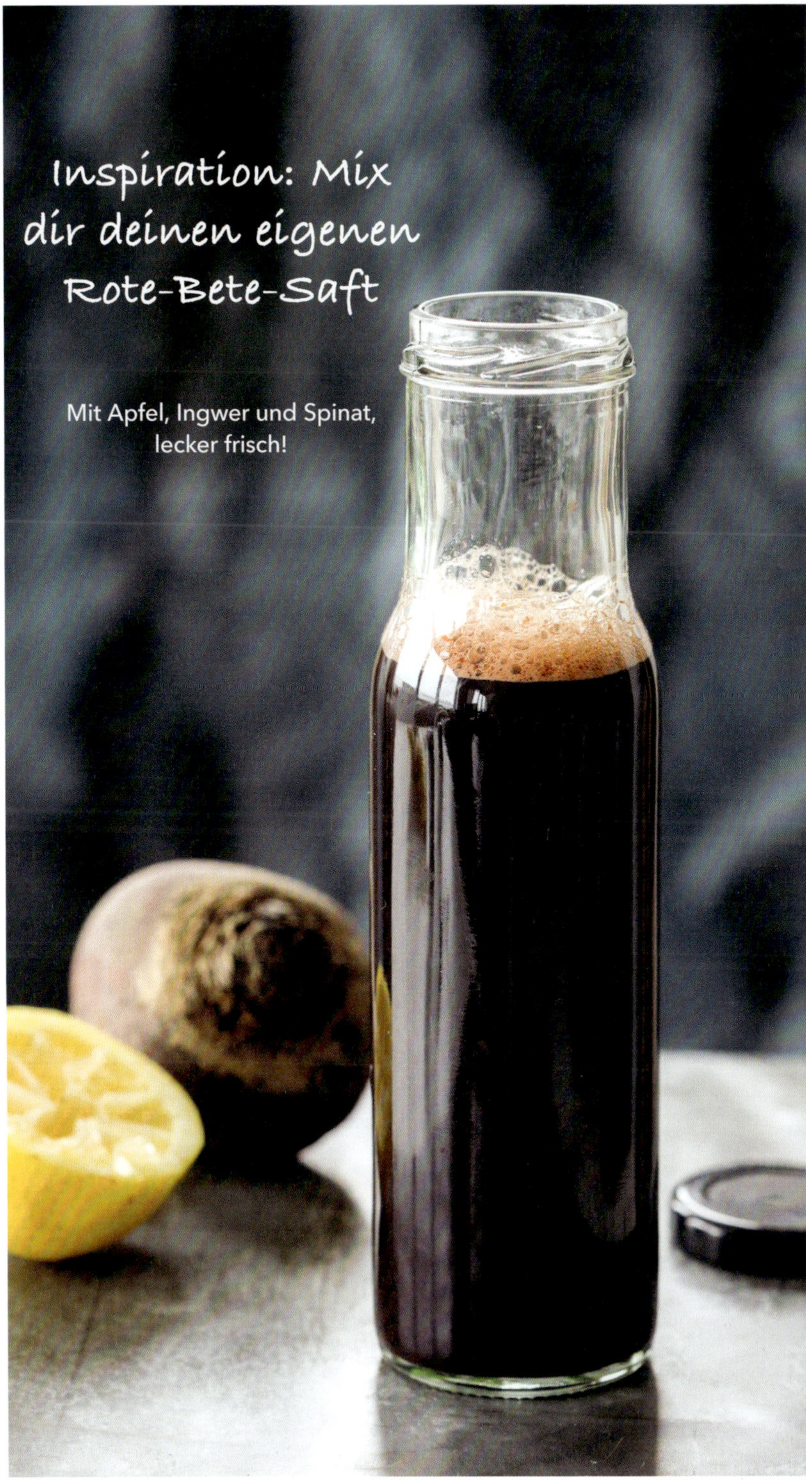

Inspiration: Mix dir deinen eigenen Rote-Bete-Saft

Mit Apfel, Ingwer und Spinat, lecker frisch!

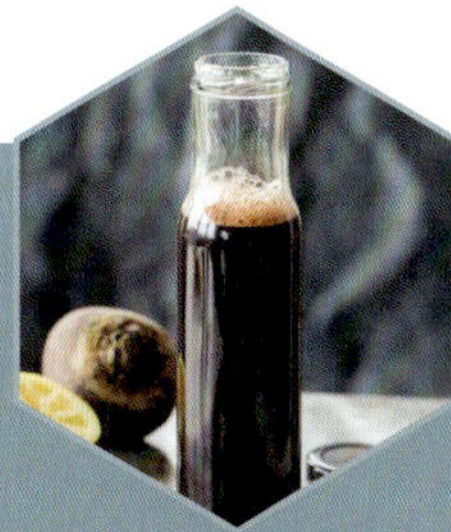

ROTE-BETE-SAFT

FÜR 4 PERSONEN
Zubereitungszeit: 10 Minuten

Material

Standmixer

Zutaten

- *250 ml Wasser*
- *500 g rohe oder gekochte Rote Bete, in Stücke geschnitten*
- *1 Apfel, geschält, in Stücke geschnitten*
- *50 g frischer Spinat*
- *1 kleines Stück frischer Ingwer, geschält*
- *Saft einer halben Zitrone*

Zubereitung

In einem Standmixer die Rote Bete mit Wasser pürieren. Nach einer Minute Apfel, Spinat, Ingwer und Zitronensaft hinzufügen und eine weitere Minute mixen. Ein Sieb über eine tiefe Schüssel hängen, das Püree hineinfüllen und mit einem Löffel fest andrücken, damit der Saft ausläuft.

Nährwerte

kcal	*80*
Kohlenhydrate	*15*
Eiweiß	*3*
Fette	*0,5*
Ballaststoffe	*5*

Allergene: keine.

DER KOFFEINKICK

Vor allem bei längeren Belastungen, zum Beispiel einem Radrennen, Tennis- oder Fußballspiel, wirkt Koffein leistungsfördernd. Die Substanz mit stimulierender Wirkung hilft, bis in die Schlussphase eines Trainings oder Wettkampfs, aufmerksam zu bleiben; außerdem unterdrückt sie Ermüdungsgefühle (98-100) und reduziert Schmerzempfindungen, die durch eine intensive Belastung entstehen (101). Bis vor einigen Jahren stand Koffein wegen seiner leistungssteigernden Wirkung auf der Dopingliste. Doch was stellte sich heraus? Die Halbwertzeit – ein Maß für die Geschwindigkeit, mit der eine Substanz vom Körper abgebaut wird – von Koffein schwankt von Person zu Person viel zu stark. So könnte der eine Sportler bereits als Dopingsünder dastehen, wenn er drei Stunden vor dem Wettkampf zwei Tassen schlappen Kaffee getrunken hat, während sein Gegner eine Stunde vorher noch drei doppelte Espresso in sich hineinschütten kann, ohne eine positive Urinprobe abzugeben. Deshalb steht Koffein momentan nicht auf der Verbotsliste der WADA. Eine Dosis von 3-6 mg pro Kilogramm Körpergewicht weniger als eine Stunde vor der sportlichen Belastung ist eine gute Strategie. Bei einem 70 kg schweren Sportler entspricht das etwa 2-4 Tassen Kaffee. Diese Koffeinmenge beeinflusst den Flüssigkeitshaushalt des Körpers nicht beziehungsweise kaum (siehe auch Kap. 2, Seite 51). Übrigens scheinen auch kleinere Mengen von 1-2 Tassen Kaffee bereits effektiv zu sein, zumindest bei Ausdauerbelastungen (102). Eine Tasse Tee oder ein Stück koffeinhaltige Schokolade hilft dagegen wenig, da beides zu wenig Koffein enthält. Der Konsum von mehr als vier Tassen Kaffee hat keine zusätzliche Wirkung. Abgesehen davon kann eine so große Menge Zittern, Herzrasen und Darmbeschwerden verursachen (99). Bei Ausdauerbelastungen besteht die Möglichkeit, zu Beginn und gegen Ende des Trainings oder Wettkampfs einen koffeinhaltigen Kaugummi, ein Sportgetränk oder Gel beziehungsweise einen Booster, das heißt einen *Shot* mit Koffein, zu sich zu nehmen (siehe Abb. 11). Es ist gleichgültig, ob man nur Kaffee trinkt oder Nahrungsergänzungsmittel verwendet, solange der Koffeingehalt derselbe ist (103, 104). Selbstverständlich nutzt es nichts, sich fünf Minuten vor dem Ende eines Marathonlaufs in irgendeiner Form Koffein einzuwerfen. Ungefähr 3 mg pro Kilogramm Körpergewicht 45 Minuten bis eine Stunde vor Wettkampfende scheint dagegen eine gute Strategie zu sein (102, 105). Siehe hierzu auch unsere Empfehlungen für Radrennfahrer Koen auf Seite 146.

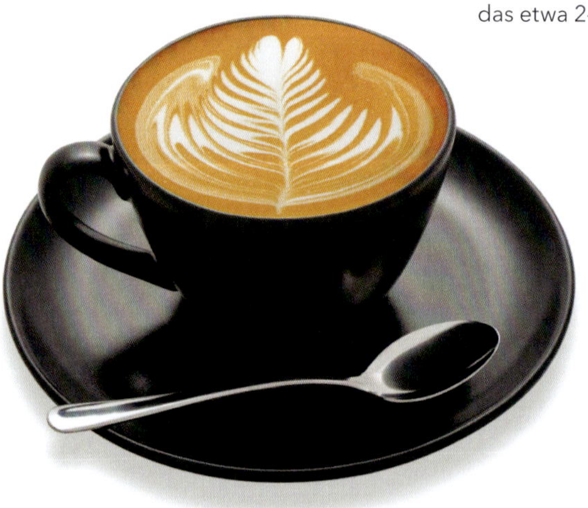

DER WETTKAMPF:
KOFFEIN WÄHREND DER BELASTUNG

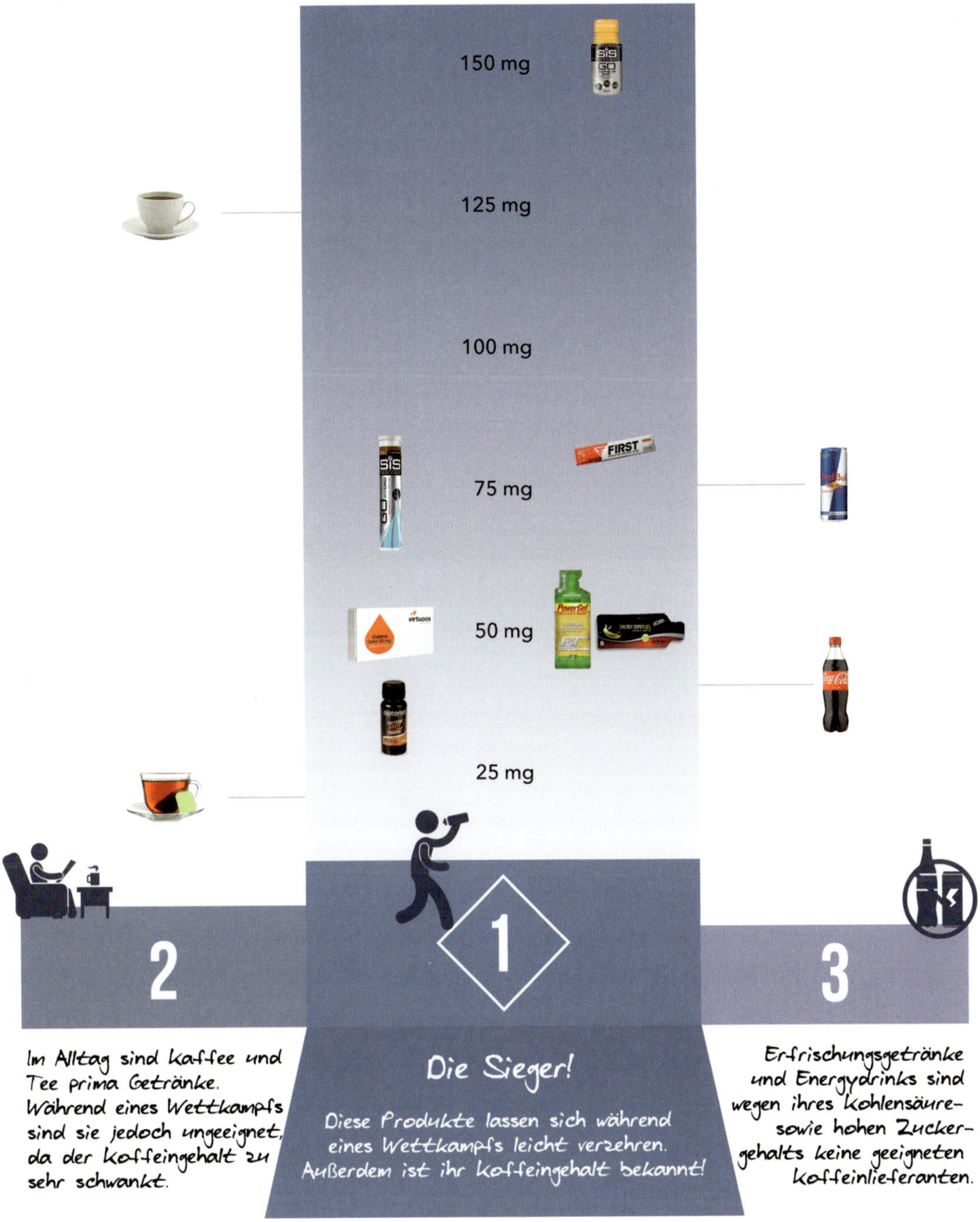

ABB. 11: KOFFEIN WÄHREND EINER BELASTUNG

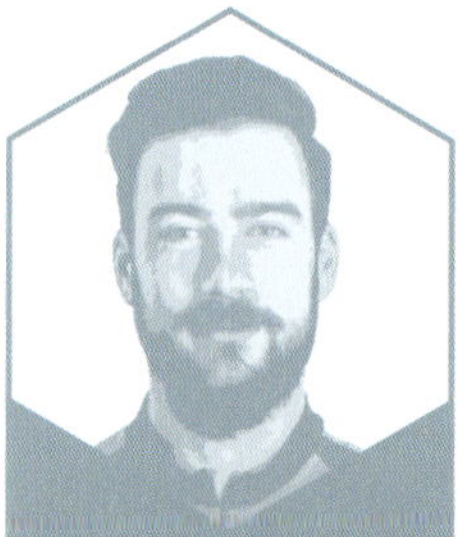

Koen

39 JAHRE, RADRENNFAHRER/ EISSCHNELLLÄUFER

ERNÄHRUNGSPLAN FÜR EINEN TRAININGSTAG, SIEHE S. 184

BEI EINEM RADRENNEN KANN KOEN KOFFEIN GUT GEBRAUCHEN

Koen hat ein gut vierstündiges Radrennen vor sich. Bei einer derartigen Ausdauerbelastung macht eine zusätzliche Koffeineinnahme sicher Sinn. Zum Schluss geht es bergauf, und der letzte Anstieg dauert ungefähr 30 Minuten. Wie geht Koen am besten vor? Da er 70 kg wiegt, empfiehlt sich für ihn eine Dosis von circa 3 mg x 70 kg = 210 mg Koffein gegen Ende des Rennens. Ein koffeinhaltiges Sportgel enthält circa 50 mg, ein koffeinhaltiges Sportgetränk durchschnittlich 10 mg pro 100 ml und ein Booster zwischen 100 und 200 mg (s. Abb. 11).

TAB. 21

KOENS KOFFEINAUFNAHME

		KOFFEIN (MG)
60 Minuten vor Wettkampfende	1 Gel	50
40 Minuten vor Wettkampfende	1 Booster	150
75-30 Minuten vor Wettkampfende	500 ml koffeinhaltiges Sportgetränk	50
	INSGESAMT	250

KRAFT DURCH KREATIN

Kreatin ist eine körpereigene Substanz und Bestandteil von Kreatinphosphat. Wie auf Seite 20 beschrieben, stellt Kreatinphosphat eine wichtige Energiequelle für kurzzeitige und explosive Belastungen dar. Hierzu zählen unter anderem Sprints, Gewichtheben und Teamsportarten wie Hockey, bei denen ab und zu gesprintet werden muss. Sportlern, die häufig ein Kraft- oder Explosivitätstraining absolvieren, hift Kreatin, Muskelmasse aufzubauen und zu vergrößern. Wer Kreatin als Nahrungsergänzungsmittel verwendet, kann seinen Speicher schnell anfüllen und sich so länger mit hoher Intensität belasten. Für Ausdauersportler ist Kreatin weniger geeignet, da sie sich nicht kurz und explosiv belasten und ein ganz anderes Energiesystem nutzen (hauptsächlich das aerobe System, siehe Seite 19). Am besten verwendet man ein Nahrungsergänzungsmittel mit Kreatinmonohydrat. Diese Substanz wird von der Muskulatur am besten aufgenommen. Sollen die Kreatinspeicher mit einem entsprechenden Nahrungsergänzungsmittel angefüllt werden, gibt es zwei Vorgehensweisen. Entweder startet man mit einer Ladephase, mit der schnellere Effekte zu erzielen sind, da die Muskulatur rascher mit Kreatin gesättigt ist. Oder man beginnt mit einer sogenannten *Erhaltungsdosis*. Entscheidet man sich für die erste Option, startet man mit einer vier- bis siebentägigen Phase, bei der 20-25 g (bzw. 0,3 g/kg Körpergewicht) Kreatin pro Tag, verteilt auf vier Dosen, eingenommen werden (106, 107). Danach nimmt man 3-4 Wochen eine Dosis von 2-5 g (bzw.

> „LEISTUNGSSTEIGERNDE NAHRUNGSERGÄNZUNGSMITTEL SOLLTE MAN AM BESTEN ZUERST IN TRAININGSEINHEITEN TESTEN, IN DENEN EINE WETTKAMPFSITUATION SIMULIERT WIRD. SO WEISS MAN, WIE DER EIGENE KÖRPER DARAUF REAGIERT."

0,03 g/kg Körpergewicht). Anschließend wird die Einnahme für 1-2 Wochen ausgesetzt, ehe man von vorne beginnt. Bei der Ladephase ist es wichtig, dass die Kreatingaben gut über den Tag verteilt und immer zusammen mit einer Mahlzeit eingenommen werden. Auf diese Weise lässt sich das Risiko für Nebenwirkungen wie Übelkeit, Magen-Darm-Krämpfe und Durchfall verringern. Alternativ kann man mit der Erhaltungsdosis beginnen, also einer geringeren Dosis als bei der Ladephase. Konkret handelt es sich dabei um 2-5 g (bzw. 0,03 g/kg Körpergewicht) pro Tag, wobei diese Dosierung über einen längeren Zeitraum beibehalten wird. Damit erzielt man denselben Effekt, ohne Nebenwirkungen befürchten zu müssen. Das Kreatin sollte möglichst zusammen mit einem kohlenhydratreichen Nahrungsmittel und ausreichend Wasser eingenommen werden. Dadurch wird die Aufnahme verbessert und das Risiko für Magen-Darm-Krämpfe gesenkt. Nicht jeder Sportler profitiert von einer Kreatinsupplementierung. Es gibt sogenannte *Responder* und *Nicht-Responder*. Wie lässt sich nun erkennen, ob man selbst ein Responder ist, das heißt jemand, der auf die Substanz anspringt? Personen, bei denen ein Effekt erkennbar ist und der Kreatingehalt der Muskeln steigt, nehmen etwas an Gewicht zu, da mehr Flüssigkeit in der Muskulatur gespeichert wird (108-110). Das ist nicht immer hilfreich, vor allem bei Sportarten, in denen es Gewichtsklassen gibt. Oft werden wir gefragt, ob der Körper selbst weniger Kreatin produziert, wenn man über einen längeren Zeitraum ein Kreatinpräparat einnimmt. Das ist nicht der Fall. Weder kurz- noch langfristiger Gebrauch hat Einfluss auf die körpereigene Kreatinproduktion (111-113). Kreatin ist sicher kein Wundermittel für jeden Sportler. Deshalb sollte man sich erst einmal bei einem Sporternährungsberater erkundigen, ob es für einen selbst überhaupt infrage kommt, und sich nicht nur auf die Informationen auf Dosen oder Fitnesswebsites verlassen.

ÜBERSÄUERUNG VERZÖGERN

Zur Gruppe der erwiesenermaßen wirksamen Nahrungsergänzungsmittel gehören zwei Substanzen, die eine Übersäuerung der Muskulatur leicht verzögern können: *Beta-Alanin* und *Natriumhydrogenkarbonat*. Besonders effektiv sind sie, wenn eine Übersäuerung bei Belastungen von wenigen Minuten entsteht. Beide Mittel haben Vor- und Nachteile.

BETA-ALANIN: VOR ALLEM FÜR KURZE LEISTUNGSSPITZEN

Beta-Alanin ist ein Säurepuffer, das heißt eine Substanz, die den Säuregehalt im Körper (pH) beeinflusst. Mit der Einnahme von Beta-Alanin lässt sich bei kurzzeitigen Belastungen von einigen Minuten die *Übersäuerung* der Muskulatur etwas verzögern, sodass eine hohe Intensität länger durchgehalten werden kann. Man denke hierbei an sportliche Aktivitäten, bei denen innerhalb kurzer Zeit viel Milchsäure (Laktat) freigesetzt wird. Dazu gehören ein- bis achtminütige Belastungen, wie sie unter anderem im Schwimmsport, beim Bahnradfahren und Rudern, in der Leichtathletik sowie bei Intervallaktivitäten in Team- oder Kampfsportarten auftreten (114, 115). Kurzfristig kann Beta-Alanin ein Kribbeln auf der Haut verursachen. Das ist zwar unangenehm, gesundheitlich aber unbedenklich. Außerdem spürt der Sportler unter Umständen nicht mehr, was er seinem Körper zumuten kann, und er ist nach dem Training übermüdet. Das Gefühl für die eigenen Belastungsgrenzen verbessert sich etwa drei Wochen nach Einnahmebeginn. Für eine

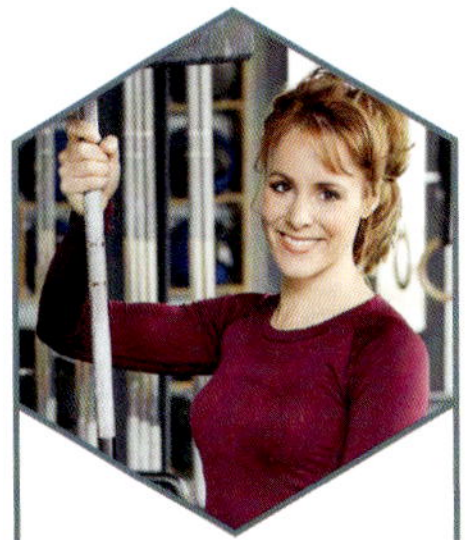

Titia

HAUTKRIBBELN DURCH BETA-ALANIN

„Eine von uns hat es als Sportlerin selbst mal ausprobiert. Angenehm war es nicht. Es fühlte sich an, als würde man an einem kalten Tag plötzlich einen warmen Raum betreten, verbunden mit einem Gefühl, als hätte man gerade eine schlechte Nachricht erhalten, so, als würde einem plötzlich sämtliches Blut aus dem Kopf sacken. Das geschah immer wieder, anfallartig. Zum Glück war es nach ein paar Wochen vorbei."

VORSICHT!

„Backsoda ist nicht dasselbe wie Backpulver. Bei Backsoda handelt es sich um reines Natriumhydrogenkarbonat. Sobald es mit Säure in Verbindung kommt, beginnt es zu wirken. Backpulver besteht aus Natriumhydrogenkarbonat, dem ein Säuerungsmittel sowie ein Stabilisator zugesetzt wurde, wodurch seine Wirkung schwächer ist."

effektive Nutzung empfiehlt sich eine sechs- bis achtwöchige Ladephase mit einer täglichen Dosis von circa 3 g für leichtere Sportler (50-60 kg) bis 6 g für schwerere Sportler (80-90 kg) (116, 117). Mögliche Nebenwirkungen lassen sich reduzieren, indem man die Slow-Release-Variante wählt, die Tagesdosis in drei Portionen über den Tag verteilt und das Präparat zu den Mahlzeiten einnimmt. Letzteres ist zudem wirksamer als eine Einnahme zwischen den Mahlzeiten (118). Nach der Ladephase kann man zur Erhaltungsphase übergehen. Bei der Erhaltungsphase scheinen 1,5-2 g pro Tag auszureichen (119). Es ist noch nicht deutlich, wie lange sich die Erhaltungsphase beibehalten lässt; zum gegenwärtigen Zeitpunkt sind keine unerwünschten Nebenwirkungen bei einer langfristigen Einnahme von Beta-Alanin bekannt. Wie bei allen anderen Nahrungsergänzungsmitteln gilt jedoch auch hier: keine Einnahme ohne vorherige Abstimmung mit einem Sporternährungsberater und Coach.

BACKSODA: DAMIT KRIEGT MAN'S GEBACKEN

Backsoda oder *Speisenatron* sind handelsübliche Bezeichnungen für *Natriumhydrogenkarbonat*, das wie Beta-Alanin als Säurepuffer wirkt. Eine Übersäuerung der Muskulatur lässt sich bei 2-8-minütigen sportlichen Maximalbelastungen, zum Beispiel bei Intervallaktivitäten in Team- oder Kampfsportarten, und intensiven Belastungen, wie einem kurzen Zeitfahren im Radsport oder einem 5.000-m-Lauf, durch die Einnahme eines Säurepuffers verzögern (120, 121). Natriumhydrogenkarbonat neutralisiert die Übersäuerung im Blut, während Beta-Alanin denselben Effekt in Muskelzellen erzeugt. Da beide Substanzen auf verschiedenen Wegen wirken, kann man Beta-Alanin und Natriumhydrogenkarbonat gleichzeitig verwenden (122). Die Kombination könnte den leistungssteigernden Effekt sogar verstärken, für einen eindeutigen Beleg sind jedoch weitere Untersuchungen erforderlich (123). Die Einnahme von Natriumhydrogenkarbonat zeigt nur kurzfristige Effekte. Deshalb hat es keinen Sinn, langsam eine Dosis aufzubauen. Idealerweise nimmt man 300 mg pro Kilogramm Körpergewicht ein, verteilt über 2-3 Stunden vor der sportlichen Belastung (97). Natriumhydrogenkarbonat in Form von Backsoda ist im Supermarkt erhältlich. Als Backtriebmittel sorgt es dafür, dass der Kuchenteig schön aufgeht und besonders locker wird. Leider hat es keinen Sinn, extra viele Törtchen zu essen. Die darin enthaltene Menge Natriumhydrogenkarbonat ist viel zu gering für eine leistungssteigernde Wirkung. Für einen optimalen Effekt nimmt man am besten Natriumhydrogenkarbonatkapseln, da sie besser wirken als Pulver. Dank der Hülle erreichen die wirksamen Substanzen den Darm vollständiger, und der Körper kann sie besser aufnehmen. Zudem verursachen Natriumhydrogenkarbonatkapseln weniger Magen-Darm-Beschwerden als Pulver. Allerdings haben auch Kapseln Nachteile, da eine Kapsel durchschnittlich „nur" 500 mg Natriumhydrogenkarbonat enthält. Ein 70 kg schwerer Sportler müsste demzufolge circa 42 (!) Kapseln einnehmen, um die ideale Dosis zu erreichen. Bei dieser Menge erhöht sich das Risiko für Blähungen und Durchfall (120, 121). Deshalb empfiehlt es sich auch hier, in einer nachgestellten Wettkampfsituation zu testen, wie man auf das Mittel reagiert. Dabei sollte man die Vor- und Nachteile gegeneinander abwägen und erst dann entscheiden, ob man die Substanz als leistungssteigerndes Mittel einsetzen möchte. Wegen der Nachteile verzichten übrigens viele Leistungssportler darauf (119-121).

SPORTERNÄHRUNG IST MASSARBEIT

SPORTERNÄHRUNG IST MASSARBEIT

In den vorangegangenen Kapiteln haben wir beschrieben, wie sich jeder Sportler, abhängig von seiner sportlichen Aktivität und Zielsetzung, optimal ernähren kann. Manchmal gibt es allerdings Situationen, in denen sich die Standardempfehlungen nicht umsetzen lassen. Was soll man zum Beispiel essen, wenn man sich im Ausland auf einen Wettkampf vorbereitet und auf Hotelmahlzeiten angewiesen ist? Worauf muss man achten, wenn man bei Hitze oder Kälte trainiert? Was nützt und was schadet, wenn man verletzt ist? Wie geht man am besten vor, wenn man auf gesunde Weise seinen Körperfettanteil reduzieren möchte? Sporternährung ist immer Maßarbeit. Viele Wege führen nach Rom, und nicht immer gibt es die perfekte Lösung. Oft gilt es, das Beste aus den Möglichkeiten zu machen, die einem zur Verfügung stehen.

Abnehmen oder zunehmen: Fange rechtzeitig damit an

Bei manchen Sportarten hat man einen Vorteil, wenn man wenig wiegt, etwa bei ästhetischen Sportarten wie Turnen oder Tanzen, bei Sportarten mit Gewichtsklassen, Ausdauersportarten und Leichtgewichtsrudern. Bei anderen Sportarten ist es wiederum günstiger, wenn man mehr Gewicht auf die Waage bringt, zum Beispiel beim Rugby und Kugelstoßen oder bei Sportarten mit einer offenen Gewichtsklasse. Gewicht, Muskelmasse oder Körperfettanteil zu verändern, das klingt einfacher, als es in der Praxis ist. Auf eine gesunde Weise seine Körperzusammensetzung zu verändern, verlangt Disziplin und Vorbereitung. Oder besser gesagt: Fange rechtzeitig damit an und vermeide

Last-Minute-Aktionen, wie besonders kalorienarme oder -reiche Ernährungspläne, um das Ziel auf die Schnelle zu erreichen. Denn so etwas kann Leistung und Gesundheit langfristig erheblich beeinträchtigen.

DEN KÖRPERFETTANTEIL BESTIMMEN: NICHT SO EXAKT, WIE ES SCHEINT

Es gibt keine Methode, mit der sich der Körperfettanteil bis auf drei Stellen hinter dem Komma bestimmen lässt. Schließlich kann man nicht sämtliches Fett aus dem Körper absaugen und auf die Waage legen. Alle verfügbaren Methoden, wie Hautfaltenmessung, DEXA-Scan oder Bioimpedanzmessung, sind indirekt. Trotzdem können sie zuverlässig sein. In diesem Fall liefern sie unter denselben Bedingungen ungefähr dasselbe Ergebnis. Hat man sich vielleicht schon mal gefragt, woher die Waage im Fitnessstudio – auch *Bioimpedanzmessung* oder *bioelektrische Impedanzanalyse (BIA)* genannt – so genau weiß, wie hoch der Körperfettanteil ist? Nun, das weiß die Waage auch nicht. Der Apparat macht bereits verschiedene Annahmen, bevor man sich überhaupt darauf stellt. Anstelle von 25 % Körperfettanteil könnte man genauso gut 22 % haben. Trotzdem ist die Methode recht zuverlässig. Die Wahrscheinlichkeit, dass bei einer zweiten Messung dasselbe Ergebnis herauskommt, ist ziemlich groß. Die Methode eignet sich also ganz gut, wenn man seinen Körperfettanteil über einen längeren Zeitraum kontrollieren möchte.

Für die Zuverlässigkeit einer Messung müssen die Messbedingungen möglichst weitgehend übereinstimmen. Wenn man montags seine Hautfalten mit einem geeichten Hautfaltenmesser von einer erfahrenen Sporternährungsberaterin messen lässt und dienstags mit einer Plastikzange von einer Praktikantin im Fitnessstudio, ist die Wahrscheinlichkeit gering, dass die Ergebnisse übereinstimmen. Werden die Messungen dagegen stets von demselben dafür ausgebildeten Profi, zum Beispiel einem zertifizierten Sporternährungsberater, ausgeführt, darf man erwarten, dass die Ergebnisse nah beieinanderliegen und der tatsächliche Unterschied bestimmt wird.

DEN KÖRPERFETTANTEIL REDUZIEREN: ETWAS WENIGER ESSEN, ALS MAN BRAUCHT

Zum Abnehmen sollte man sich Zeit lassen. Wer zu schnell zu viel will, verliert neben Fett auch Muskelmasse, und das ist nie hilfreich. Wenn man weniger Energie zu sich nimmt, als man verbraucht, reduziert man seinen Körperfettanteil allmählich (1). Dabei ist es völlig einerlei, ob man Kohlenhydrate oder Fett einspart, solange man den Diätplan durchhält und er nicht zulasten der Leistung geht (2). Am besten sollte man wöchentlich einen Gewichtsverlust von weniger als 1 % des Gesamtkörpergewichts anstreben (3, 4). Bei einem Körpergewicht von 80 kg sind das 0,8 kg pro Woche. Das entspricht einer durchschnittlichen täglichen Kalorienzufuhr, die 250-500 kcal unter dem tatsächlichen Energiebedarf liegt. 1 kg Fettmasse entspricht ungefähr 7.000 kcal. Wer also jeden Tag 500 kcal weniger zu sich nimmt, als er verbraucht, verliert theoretisch in zwei Wochen 1 kg Fettmasse. Auch wenn die Rechnung nicht in jedem Fall genau aufgeht, so liefert sie doch einen guten Richtwert. Außerdem empfiehlt es sich, dem Körper zum Erhalt der Muskelmasse etwas mehr Eiweiße zuzuführen als ein Sportler, der seinen Körperfettanteil nicht reduzieren will. Eine tägliche Eiweißeinnahme von circa 2,3 g pro Kilogramm Körpergewicht scheint optimal zu sein (2, 5). Das heißt, ein 80 kg schwerer Athlet sollte pro Tag circa 184 g Eiweiß zu sich

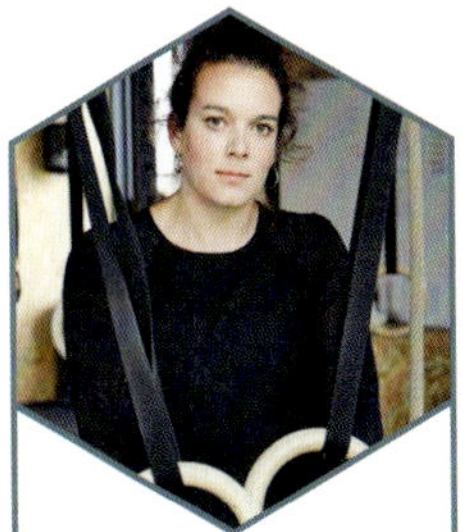

Vera

HAUTFALTENMESSER: DIE UNTERSCHIEDE SIND ENORM!

*„Hautfaltenmesser sind qualitativ sehr unterschiedlich. Messgeräte aus Metall wie der **Harpenden Skinfold Caliper** sind geeicht und können bei richtiger Anwendung zuverlässige Ergebnisse liefern. Hautfaltenmesser aus Plastik sind wesentlich ungenauer. Plastik hat bei Übergewichtigen nicht genügend Kneifkraft, wodurch sich häufig äußerst optimistische Werte ergeben. Und: Je länger man die Fettzange auf der Hautfalte platziert, desto dünner wird diese. So lässt es sich leicht abnehmen! Regelmäßig erscheinen bei mir stark übergewichtige Kunden mit strahlendem Gesicht und der Mitteilung, ihr Körperfettanteil sei total in Ordnung, denn der Rest sei alles Muskulatur!"*

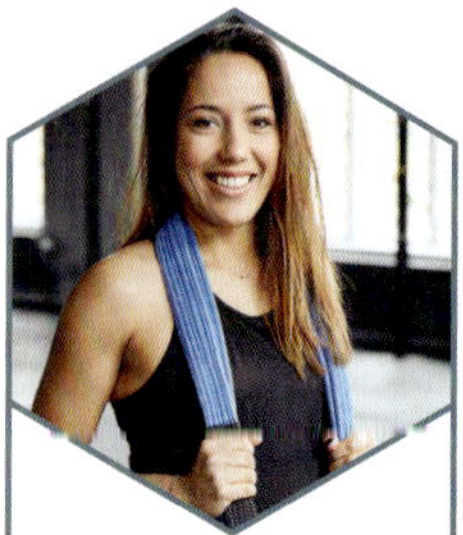

Saraï

VERANTWORTUNGSBEWUSST ABNEHMEN

„Ein MMA-Kämpfer berichtete mir von seiner Strategie, in einer Woche gut 6 kg abzunehmen. Sie bestand vor allem darin, pro Tag nur noch eine Packung Quark zu essen. Keine gute Idee, wie er merkte. Während des Wettkampfs fühlte er sich total schlapp und energielos. Da habe ich mit ihm eine andere Ernährungsstrategie zur Wettkampfvorbereitung und Regeneration (direkt nach dem Wiegen) besprochen: früher mit dem Abnehmen anfangen und in den letzten Tagen vor dem Wettkampf vor allem für Ballaststoffe, Natrium und etwas Kohlenhydrate sorgen. Den nächsten Wettkampf hat er gewonnen, und er sah, dass es tatsächlich auch anders geht."

nehmen. Mit einer gesunden Grundernährung ist diese Menge, am besten in fünf Portionen über den Tag verteilt, leicht zu erreichen. Eiweißriegel, Protein Bites oder zig Eiweißshakes am Tag sind dabei völlig überflüssig.

BULKEN UND CUTTEN

Wer regelmäßig ins Fitnessstudio geht, hat die Begriffe *Bulken* und *Cutten* sicher schon mal gehört. Vorausgesetzt, es wird richtig praktiziert, sind es geeignete Strategien zum Muskelaufbau beziehungsweise zur Körperfettreduktion. Ziel ist es, nach dem Bulken und Cutten netto mehr Muskelmasse (und weniger Körperfett) übrig zu behalten. Das gelingt oft nicht, wenn ohne fachliche Beratung einfach drauflosgebulkt und -gecuttet wird. So legen Sportler beim Bulken häufig zu viel Körperfett zu oder verlieren beim Cutten Muskelmasse, weil sie zu wenig essen. Der Begriff *Bulken* spricht schon ein wenig für sich: viel essen, damit man an Gewicht zulegt. Das kann bei manchen Sportarten, zum Beispiel beim Kugelstoßen und Gewichtheben, ein Vorteil sein. Richtig und maßvoll angewendet, wie zum Beispiel bei Jill (siehe Seite 153), eignet sich diese Methode ausgezeichnet für Sportler, die etwas schwerer werden wollen, ohne übermäßig an Körperfett zuzulegen. Übertreibt man es mit *Weight Gainern*, kalorienhaltigen Pulvern oder anderer kalorienreicher Nahrung, geht es schnell schief. Auf diese Weise erzeugt man eine zu große positive Energiebilanz und muss sich anschließend mächtig anstrengen, um die überflüssigen Kilos Körperfett wieder loszuwerden. *Cutten* ist das Gegenteil von *Bulken*: wenig essen, damit man Gewicht, das heißt, vorzugsweise Körperfett, verliert. In sozialen Netzwerken werden zum Cutten oft bis aufs Gramm genau abgewogene Mahlzeiten mit Reis, Brokkoli und Huhn empfohlen, am besten dreimal täglich. Cutten ist aber auch mit einer ganz normalen, gesunden und ausgewogenen Ernährung möglich, bei der die Gesamtenergiezufuhr etwas geringer ist als der Energiebedarf, das heißt etwa 500 kcal pro Tag weniger als sonst. Dabei ist auch nichts gegen ein belegtes Brot einzuwenden. Der mögliche Nutzen von Bulken und Cutten hängt von den jeweiligen Zielen ab. Wer einfach nur zum Spaß ins Fitnessstudio geht, für den macht es wenig Sinn. Dieser Sportler sollte sich besser auf sein Training konzentrieren und sich ganz einfach gesund ernähren. Und wer sich beim Essen nicht beherrschen kann und anschließend alles dafür tun muss, um wieder abzunehmen? Demjenigen hilft es ebenso wenig. Es kann sogar sein, dass die Waage am Ende mehr anzeigt, ohne dass ein Muskelaufbau stattgefunden hat. Für ambitionierte Sportler, die ihren Körperfettanteil zwecks Leistungssteigerung reduzieren möchten, können Bulken und Cutten dagegen sinnvolle Methoden sein. Doch Vorsicht, monatelanges Cutten kann vor allem bei Frauen den Hormonhaushalt für längere Zeit stören (6). Deshalb sollte man ohne einen soliden, gut durchdachten Ernährungs- und Trainingsplan die Finger davon lassen. Muskelaufbau und Körperfettreduktion zugleich lassen sich übrigens auch durch entsprechendes Training und eine gesunde, eiweißreiche Ernährung erreichen, bei der die Energiezufuhr dem Energiebedarf entspricht beziehungsweise knapp darunter liegt (zur Berechnung des

Energiebedarfs siehe Formel auf Seite 24). Das erfordert allerdings monatelange Disziplin, die nicht jeder aufbringt. Manche Sportler machen stattdessen lieber die verrücktesten Sprünge, um ihr Ziel zu erreichen. So sitzt der eine stundenlang in einem Dampfbad oder in der Sauna, während andere in Regenkleidung Seilspringen. Diese Praktiken sind für den Körper jedoch nicht gesund (7).

„MUSKELAUFBAU UND KÖRPERFETTREDUKTION LASSEN SICH AUCH GLEICHZEITIG ERREICHEN. DAS ERFORDERT JEDOCH MONATELANGE DISZIPLIN."

JILL WILL STÄRKER WERDEN. WIE SOLL SIE BULKEN?

Hockeyspielerin Jill findet es schwierig, sich richtig zu ernähren. Von Freunden, Eltern und Trainern hört sie die unterschiedlichsten Ratschläge. Sie möchte auf ihrem Niveau die Leistungsspitze erreichen, und ihr Trainer meinte, es sei für sie wichtig, stärker zu werden und mehr Muskelmasse aufzubauen. Aber „dick" will Jill auf keinen Fall werden. Welche Strategie ist für sie also geeignet? An einem sportfreien Tag liegt Jills Energiebedarf bei fast 2.300 kcal (siehe Seite 182). Damit Jill möglichst wenig an Körperfett zunimmt, sind 500 kcal pro Tag über ihren eigentlichen Energiebedarf hinaus prima. Die zusätzlichen Kalorien kann sie zum Beispiel mit folgenden Lebensmitteln decken:

TAB. 22

500 KALORIEN EXTRA

1 Banane	124 kcal
1 Portion Magerquark à 250 g	145 kcal
35 g Mandeln	231 kcal
INSGESAMT	500 KCAL

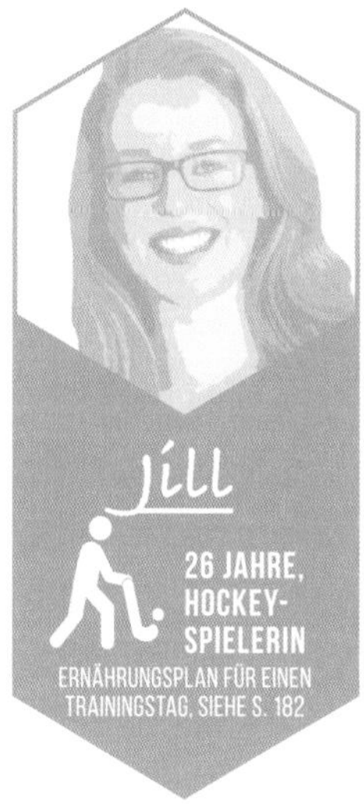

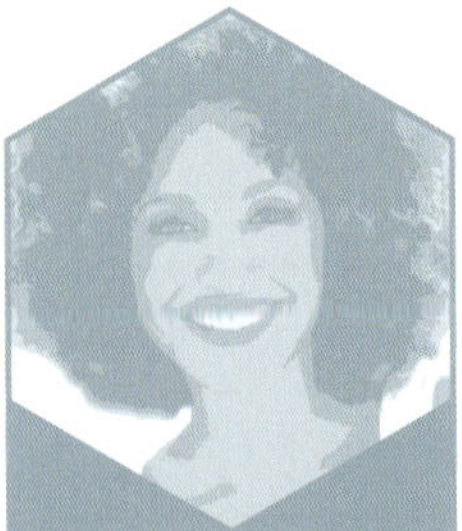

Azra

22 JAHRE, TÄNZERIN

ERNÄHRUNGSPLAN FÜR EINEN TRAININGSTAG, SIEHE S. 178

AZRA WILL IHREN KÖRPERFETTANTEIL REDUZIEREN

Azra nimmt regelmäßig an Tanzwettbewerben teil. Sie will ihren Körperfettanteil reduzieren, damit sie schlanker aussieht. Schließlich ist Tanzen ein Jurysport! An einem Trainingstag liegt Azras Energiebedarf bei circa 2.200 kcal. Da sie nicht viel Energie braucht, sind 500 kcal weniger etwas zu viel für sie. Für ihre sportlichen Aktivitäten würde dann zu wenig Brennstoff übrig bleiben, und das kann zulasten der Leistung gehen. In Azras Fall sind 250-300 kcal weniger am Tag realistischer. Das heißt, sie müsste täglich circa 1.900 kcal zu sich nehmen. Ihre tägliche Eiweißzufuhr sollte 2,0 g pro Kilogramm Körpergewicht, also 110 g, betragen. Wie kann Azra diese Menge erreichen, ohne dass sie damit ihren Energiebedarf überschreitet? Die unten stehenden Lebensmittel decken etwa 70 % ihres Gesamtenergiebedarfs. Daneben ist also auch noch genug Platz für etwas Obst und eine kohlenhydratreiche Zwischenmahlzeit, zum Beispiel ein paar Dattelbällchen (siehe Rezept Seite 94), oder eine Scheibe Dattelbrot (siehe Rezept Seite 94) vor dem Training.

TAB. 23

2 G EIWEISS PRO KILOGRAMM KÖRPERGEWICHT FÜR AZRA

	EIWEISS (G)
250 ml Joghurtalternative auf Sojabasis zum Frühstück	10
30 g Vollkornmüsli (Natur) zum Frühstück	4
35 g Walnüsse als Zwischenmahlzeit	5
3 Scheiben Vollkornbrot als Mittagsmahlzeit davon 2 belegt mit Ziegenkäse und 1 mit Hummus	26
1 gekochtes Ei zur Mittagsmahlzeit	6
75 g Edamame als Zwischenmahlzeit	16
200 g Quinoa (gekocht) zur Abendmahlzeit	9
150 g Tofu zur Abendmahlzeit	18
500 ml Sojadrink Natur nach dem Training	17
INSGESAMT	111

Azra sollte ihre Körperzusammensetzung regelmäßig überprüfen lassen. Das wird ihr Sicherheit geben. Mit unserem Ernährungsplan nimmt sie zwar weniger als 1 % pro Woche ab, da ihr wichtigster Wettkampf jedoch erst in über einem halben Jahr ansteht, ist eine langsame Reduktion des Körperfettanteils für sie der beste Weg.

Gestörtes Essverhalten

Gestörtes Essverhalten kommt im Sport regelmäßig vor, bei manchen Sportarten häufiger als bei anderen, auch wenn hierzu keine genauen Zahlen vorliegen. Besonders anfällig sind Sportarten, bei denen ein geringes Körpergewicht von Vorteil ist, zum Beispiel beim Langstreckenlauf, Radrennfahren und Skispringen, oder Sportarten wie Judo, Karate und Taekwondo, bei denen in Gewichtsklassen gekämpft wird. Auch Sportler, deren äußeres Erscheinungsbild mitbeurteilt wird, wie beispielsweise beim Turnen und Tanzen, gehören zur Risikogruppe. Ein gestörtes Essverhalten kann die Leistung und Gesundheit sowohl kurz- als auch langfristig enorm beeinträchtigen (9). Dabei ist ein gestörtes Essverhalten nicht zwangsläufig dasselbe wie eine Essstörung. Unter den Begriff *Essstörung* fallen bestimmte, gut definierte Krankheitsbilder, zum Beispiel *Anorexia* und *Bulimie*. *Gestörtes Essverhalten* umfasst als Oberbegriff sowohl *Essstörungen* als auch *abweichendes Essverhalten*. *Abweichendes Essverhalten* offenbart sich unter anderem durch sehr einseitiges oder extrem gesundes Essen oder eine Angst vor bestimmten Lebensmitteln, ohne dass darüber hinaus ein Verhalten wahrzunehmen ist, das zu einer Essstörung gehört (10, 11). Ein großes Risiko bei einem gestörten Essverhalten ist die geringe Verfügbarkeit von Energie, die sich auch auf die sportliche Belastbarkeit auswirkt. Der Körper kann nicht mehr optimal funktionieren, und die Leistungen gehen schließlich zurück. Ein gestörtes Essverhalten lässt sich unter anderem an folgenden Verhaltensweisen erkennen:

- ausweichendes Verhalten, wenn es ums Essen geht, insbesondere in Gesellschaft, zum Beispiel, wenn jemand nicht an einem geplanten Essen mit Freunden oder Teamkollegen teilnehmen will;
- übertriebene Beschäftigung mit gesundem Essen, zum Beispiel Kalorienzählen, Fett und Zucker vermeiden, sich schuldig fühlen, wenn man etwas „Ungesundes" isst;
- alles im Zusamenhang mit der Nahrungsaufnahme wird mit Zahlen verknüpft, angefangen von der Kalorienmenge in den Mahlzeiten bis zum eigenen Körpergewicht;
- die Stimmung hängt vom Körpergewicht und Körperfettanteil ab;
- Internetseiten und Ernährungsratgeber werden durchforstet und alle möglichen Empfehlungen ausprobiert;
- nach jedem Verzehr von etwas vermeintlich Ungesundem werden zusätzliche Bewegungsmomente oder Trainingseinheiten in den Alltag eingebaut;
- Phasen mit Fressattacken – in kurzer Zeit viel Ungesundes essen – wechseln sich mit (extremen) Abnehmphasen ab;
- Lustlosigkeit, Niedergeschlagenheit und ein negatives Selbstbild.

Wer diese Symptome bei sich selbst oder anderen erkennt, sollte darüber spechen und fachliche Hilfe suchen. Oft wird das Problem erst erkannt, wenn sich die Essstörung bereits in einem fortgeschrittenen Stadium befindet (12, 13). Eine intensive Betreuung durch einen Ernährungsberater, Psychologen und Sportarzt ist notwendig, um den Kern des Problems zu bekämpfen.

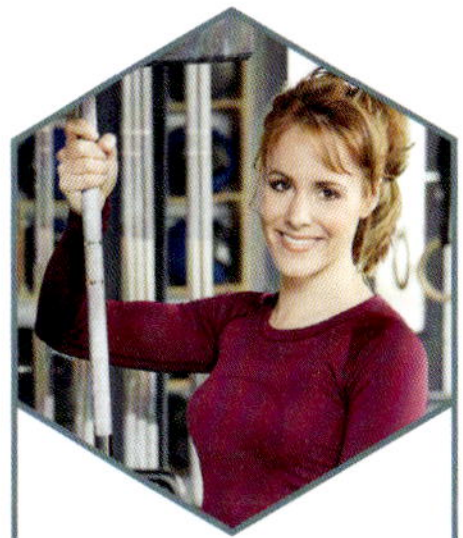

Titia

SCHWANKENDE BLUTZUCKERWERTE

„Auch bei einer starken Gewichtszunahme innerhalb kurzer Zeit kann es sich um ein gestörtes Essverhalten handeln. Ich habe mal einen Bankdrücker begleitet, dem plötzlich einfiel, dass er in einer höheren Gewichtsklasse vielleicht mehr Chancen hätte. In kurzer Zeit flogen ihm die Kilos zu. Seine Blutzuckerwerte begannen zu schwanken; sie waren der schnellen Gewichtszunahme nicht gewachsen. Zum Glück konnten wir schließlich mit einem gut dosierten Ernährungsplan sein Ziel, in die gewünschte Gewichtsklasse zu kommen, erreichen."

▶ FORTGESCHRITTENE

DIE FOLGEN EINER GERINGEN ENERGIEVERFÜGBARKEIT

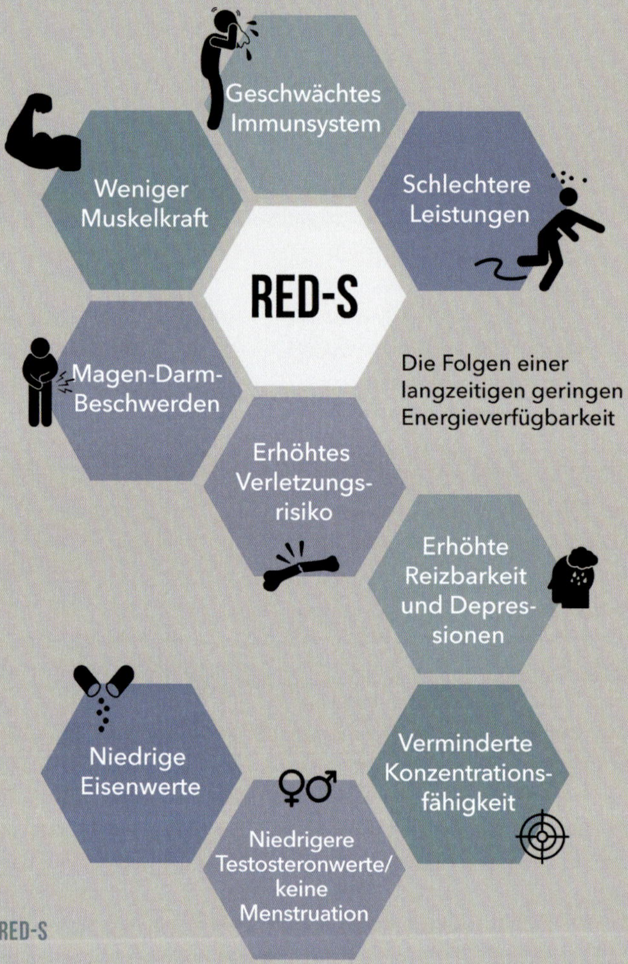
Geschwächtes Immunsystem
Weniger Muskelkraft
Schlechtere Leistungen
RED-S
Magen-Darm-Beschwerden
Die Folgen einer langzeitigen geringen Energieverfügbarkeit
Erhöhtes Verletzungsrisiko
Erhöhte Reizbarkeit und Depressionen
Niedrige Eisenwerte
Verminderte Konzentrationsfähigkeit
Niedrigere Testosteronwerte/ keine Menstruation

ABB. 12: RED-S

Wenn über einen längeren Zeitraum zu wenig Nahrung aufgenommen wird, um den Energiebedarf zu decken, resultiert daraus eine geringe Energieverfügbarkeit, auch *Low Energy Availability* (LEA) genannt (14). Als Sportler benötigt man nicht nur ausreichend Energie, um die Basisfunktionen des Körpers aufrechtzuerhalten und die täglichen Aufgaben zu erfüllen, sondern auch, um optimale Leistungen zu erzielen. Fehlt einem diese Energie über Wochen, Monate oder gar Jahre, geht es zulasten eines oder mehrerer dieser Aspekte. Man wird schneller krank, erholt sich nicht optimal von einem Training oder leidet unter anderen körperlichen oder seelischen Beschwerden. Wer denkt, nur Spitzensportler seien gefährdet, täuscht sich. Gerade Freizeitsportler führen ihrem Körper oft zu wenig Energie zu, häufig, weil sie durch körperliche Bewegung abnehmen wollen. Dabei ist es ein hartnäckiges Missverständnis, eine geringe Energieaufnahme würde zwangsläufig einen Gewichtsverlust bewirken. Das ist sicher nicht der Fall und schadet dem Körper letztendlich, da er mit (zu) wenig Brennstoff effizienter arbeitet. Außerdem kann sich der Sportler schließlich nicht mehr richtig erholen und optimale Leistungen erbringen (15). Auch Ausdauersportler haben aufgrund ihres hohen Energieverbrauchs ein erhöhtes Risiko für eine zu geringe Energieverfügbarkeit (16). Der sogenannten *Female Athlete Triad* (FAT), einem anerkannten Gesundheitsrisiko für Sportlerinnen, liegt ebenfalls eine zu geringe Energieverfügbarkeit zugrunde, begleitet von einer verminderten Knochendichte und Menstruationsstörungen (17, 18). Auch Männer können unter einer zu geringen Energieverfügbarkeit leiden, wenngleich die Folgen für sie in der Literatur noch nicht ausreichend beschrieben wurden (14). 2014 wurde der Begriff RED-S, *Relative Energy Deficiency in Sports* (relativer Energiemangel im Sport) eingeführt, um betroffene männliche Athleten in die Problematik mit einzuschließen (19, 20). Abb. 12 zeigt eine Übersicht über die Folgen von RED-S. RED-S lässt sich verhindern, indem man seinem Körper genügend Energie zuführt. Auf den Seiten 18-28 wird beschrieben, wie man seinen Energiebedarf berechnen kann.

Höhe, Hitze und Kälte

Wer bei Hitze oder Kälte Sport treibt, sollte bei seiner Ernährung ein paar Punkte beachten. Bei Hitze und Kälte verliert der Körper vermehrt Flüssigkeit. Dabei sind die leistungsmindernden Auswirkungen bei Hitze oft größer, vor allem in Kombination mit hoher Luftfeuchtigkeit. Hitze und Kälte beeinflussen auch Appetit, Durst und Energieverbrauch. Hitze kann den Appetit dämpfen, bei Kälte hat man vielleicht weniger Durst. Sowohl bei Hitze als auch bei Kälte verbraucht man etwas mehr Energie, im einen Fall, um den Körper kühl, im anderen, um ihn warm zu halten. Trainiert man bei sauerstoffärmeren Bedingungen, etwa in den Bergen, muss sich der Körper ebenfalls anpassen und es verändert sich unter anderem der Kohlenhydrat- und Eisenbedarf. Auf jeden Fall sollten Sportler darauf achten, dass ihre Ernährung den Bedingungen entspricht, bei denen sie sich belasten.

SPORT BEI HITZE

Bei einem Wettkampf oder Turnier im Sommer, zum Beispiel in Südeuropa, Afrika oder Australien, sind die Standardernährungsempfehlungen nicht mehr besonders brauchbar. Wegen der Hitze verliert der Körper mehr Flüssigkeit durch Schwitzen und damit auch mehr Elektrolyte wie Natrium, Magnesium und Kalium (21). Nur Wasser zu trinken, ist dann keine gute Idee, doch leider gibt es keine allgemeine Richtlinie, die für jeden passt (22-24). Wenn man längere Zeit in der Hitze bleibt und/oder ein wichtiger Wettkampf ansteht, ist es wichtig, auch bei diesen Bedingungen den Flüssigkeitsverlust zu messen. Am besten also eine Waage von zu Hause mitnehmen, den Trinkplan dem Flüssigkeitsverlust anpassen und vor allem nicht ausgetrocknet am Start stehen (25-27). Zur Sicherheit sollte man vorher die Urinfarbe überprüfen (siehe Seite 50). Während der sportlichen Belastung empfiehlt sich ein nicht zu kaltes isotonisches Getränk mit Elektrolyten und ein paar Kohlenhydraten, damit der Körper die Flüssigkeit optimal aufnehmen kann. Dabei sollte man auch darauf achten, dass einem das Getränk schmeckt. Neben einer geeigneten Trinkstrategie ist eine gute Akklimatisation

TIPP:
Zum Glück gibt es Reisewaagen. Das sind kleine, digitale Waagen, die in jeden Koffer passen.

wichtig. Hält man sich längere Zeit, das heißt ein paar Tage bis Wochen, in der Hitze auf, kann sich der Körper an die ungewohnten Bedingungen anpassen. Dadurch verliert er nach ein paar Tagen etwas weniger Mineralstoffe und Flüssigkeit (28-31). Bei Hitze verbraucht der Körper etwas mehr Glykogen als bei niedrigeren Temperaturen. Das bedeutet jedoch nicht, dass man plötzlich mehr Kohlenhydrate zu sich nehmen muss. Für gute Leistungen ist es bei Hitze am wichtigsten, nicht auszutrocknen (32, 33).

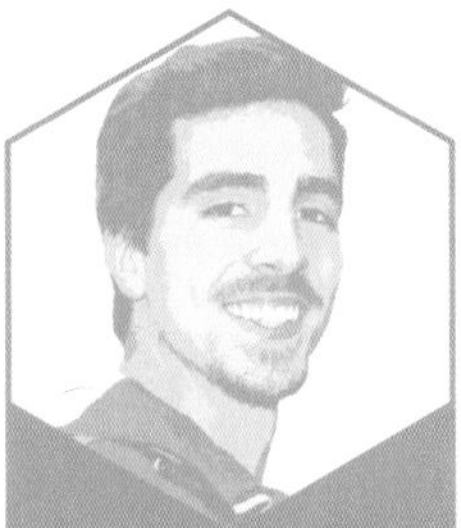

Xavi

28 JAHRE, LÄUFER

ERNÄHRUNGSPLAN FÜR EINEN TRAININGSTAG, SIEHE S. 187

XAVI: EIN 10-KM-LAUF IN SPANIEN

Normalerweise läuft Xavi 1.500-m-Rennen auf der Bahn. Jetzt will er mal einen Ausflug auf die Straße machen und an einem 10-km-Lauf in Spanien teilnehmen. Laut Wettervorhersage sollen bei dem Rennen Temperaturen über 35° C herrschen. Wegen seines stressigen Jobs hat Xavi keine Zeit, sich in aller Ruhe eine Woche zu akklimatisieren. Erst anderthalb Tage vor dem Wettkampf kommt er am Zielort an. So kann er auch kein vollständiges Training mehr absolvieren und bestimmen, wie viel Flüssigkeit er bei diesen warmen Bedingungen verliert. Schwierig, sich jetzt den richtigen Trinkplan zurechtzulegen! Zum Glück ist Xavi bei Trainingslageraufenthalten schon öfter unter ähnlichen Bedingungen gelaufen und hat dabei seinen Flüssigkeitsverlust registriert. Der lag bei etwa 1,5 l pro Stunde. Xavi wiegt 65 kg. Verliert er 1,5 l Flüssigkeit pro Stunde, entspricht das 2,3 % seines Körpergewichts. Beendet er das Rennen in 40 Minuten, verliert er umgerechnet 1 l. Das sind 1,5 % seines Körpergewichts. Da damit die kritischen, leistungsmindernden 2 % noch nicht erreicht sind, muss Xavi während des Rennens nicht unbedingt Flüssigkeit nachfüllen. Vor dem Rennen sollte er jedoch darauf achten, dass die Farbe seines Urins hellgelb bleibt (siehe Seite 50). Außerdem sollte er auf dem Weg zum Wettkampfort genügend Getränke mitnehmen, damit er beim Aufwärmen immer wieder einen Schluck nehmen und kurz vor dem Start noch einmal circa 250 ml trinken kann. Entlang des Parcours gibt es zwei Getränkeposten, bei denen Becher mit Wasser und isotonischem Sportgetränk angereicht werden. Xavi geht auf Nummer sicher und nimmt beide Male einen Becher mit isotonischem Sportgetränk an. Gut vorbereitet, kann er so trotz fehlender Akklimatisation eine gute Leistung erbringen.

SPORT BEI KÄLTE

Auch bei Kälte verliert man mehr Flüssigkeit. Zum einen scheidet man mehr Urin aus, und vor allem bei trockener Luft geht viel Flüssigkeit über die Ausatmung verloren. Außerdem bleibt der Schweißverlust oft unbemerkt. Darüber hinaus verbraucht der Körper insgesamt etwa 10-15 % mehr Energie, weil er versucht, sich warm zu halten. Dabei verwendet er nicht nur mehr Fette, sondern auch etwas mehr Kohlenhydrate als Energiequelle, sodass die Glykogenspeicher etwas schneller leer sind als bei moderaten Temperaturen (34-36). Joggt man bei Temperaturen um den Gefrierpunkt 5 km, sind die Kälteauswirkungen nicht so groß. Dann reicht es, sich entsprechend anzuziehen, vorher eine kleine kohlenhydratreiche Mahlzeit zu sich zu nehmen und nicht ausgetrocknet mit der Joggingrunde zu beginnen. Dasselbe gilt, wenn man eine Stunde in der Halle eisläuft oder einen Tag mit seiner Familie auf der Skipiste verbringt. Verausgabt man sich dagegen mehrere Stunden bei Eiseskälte, zum Beispiel bei einem Langlaufrennen, einem Marathonlauf oder ganz einfach zu Trainingszwecken, dann ist es wichtig, ausreichend zu trinken, selbst wenn man keinen Durst hat. Also auch bei Kälte gilt: Messen heißt Wissen! Am besten reist man, soweit möglich, bereits mehrere Tage vor dem Training oder Wettkampf an und misst seinen Flüssigkeitsverlust vor Ort. Da sich die Glykogenspeicher bei Kälte schneller leeren, empfiehlt sich zudem schon bei mehr als zweistündigen, sehr intensiven sportlichen Belastungen eine maximale Kohlenhydratzufuhr von 90 g pro Stunde.

KOHLENHYDRATE UND ATEMWEGSINFEKTIONEN BEI KÄLTE

Wer häufig bei Kälte Sport treibt, hat ein erhöhtes Risiko für Atemwegsinfektionen (37, 38). Das Risiko lässt sich reduzieren, indem man seinen Körper mit genügend Kohlenhydraten versorgt (39). Auch deshalb ist es für Wintersportler wichtig, vor, während und nach einer sportlichen Belastung genügend Kohlenhydrate zu sich zu nehmen.

▶ KOENS STRATEGIE FÜR EINEN EISSCHNELLLAUFMARATHON IN ÖSTERREICH

Koen ist nicht nur ein leidenschaftlicher Radrennfahrer, er flitzt auch gerne übers Eis. Jetzt will er an einem Eisschnelllaufmarathon auf dem Weißensee in Österreich teilnehmen. Die zurückzulegende Distanz beträgt 100 km, und Koen hofft, sie innerhalb von fünf Stunden zu schaffen. Laut Wettervorhersage soll es am Wettkampftag -10° C sein. Koen reist bereits eine Woche vor dem Rennen nach Weißensee, damit er genügend Zeit hat, sich zu akklimatisieren und herauszufinden, wie viel Flüssigkeit er bei den dort herrschenden Bedingungen verliert. Seine Messungen ergeben 0,6 l pro Stunde. Beendet er das Rennen in fünf Stunden, hat er 5 x 0,6 kg = 3 kg Flüssigkeit verloren, das heißt umgerechnet gut 4 % seines Körpergewichts. Das ist zu viel, doch wenn er 0,3 l pro Stunde trinkt, beträgt der Flüssigkeitsverlust am Ende des Rennens akzeptable 2 %. Unterwegs gibt es zwei Versorgungsposten, sodass er nicht alles mitnehmen muss. Außerdem hat er genug Zeit für ein ordentliches Frühstück mit genügend Kohlenhydraten, das heißt

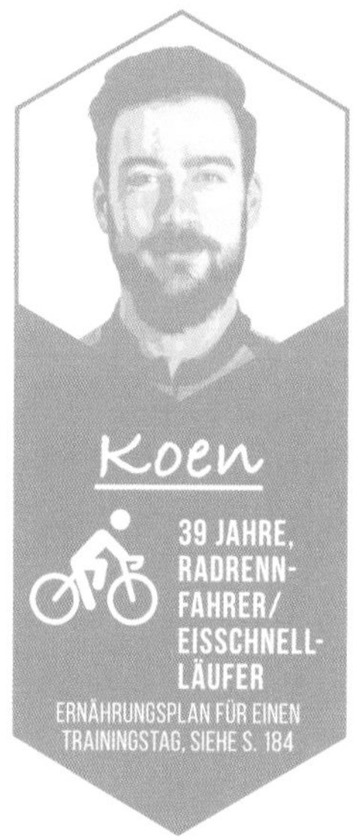

etwa 3-4 g Kohlenhydrate pro kg Körpergewicht in den letzten Stunden vor dem Start. Das sind für Koen 3-4 g Kohlenhydrate * 70 kg – 210-280 g Kohlenhydrate. Damit seine Flüssigkeits- und Kohlenhydratspeicher vor dem Start optimal gefüllt sind, nimmt Koen am Wettkampfmorgen Folgendes zu sich:

TAB. 24 **KOHLENHYDRAT- UND FLÜSSIGKEITSAUFNAHME VOR DEM RENNEN**

	KOHLENHYDRATE (G)	FLÜSSIGKEIT (ML)
3 große Pfannkuchen zum Frühstück	140	250
bestrichen mit 3 x 20 ml Apfelkraut	43	-
250 ml Orangensaft zum Frühstück	23	250
2 Tassen à 200 ml Tee zum Frühstück	-	400
1 große Banane vor dem Start	34	-
1 Rosinenbrötchen vor dem Start	25	-
200 ml Wasser vor dem Start	-	200
INSGESAMT	265	1.100

Während des Rennens kann Koen seine Flüssigkeits- und Kohlenhydratspeicher wie folgt auffüllen:

TAB. 25 **KOHLENHYDRAT- UND FLÜSSIGKEITSAUFNAHME WÄHREND DES RENNENS**

	KOHLENHYDRATE (G)	FLÜSSIGKEIT (ML)
An beiden Versorgungsposten: eine Tasse Tee oder Suppe à 300 ml, um warm zu bleiben	-	300
JEDE STUNDE (VERTEILT ÜBER EINE STUNDE):		
300 ml isotonisches (warmes) Sportgetränk	+/- 21	300
1 Gel	+/- 22	55
1 großer Sportriegel oder 1 Banane oder 1 Rosinenbrötchen	30-40	-
INSGESAMT IN 5 STUNDEN	365-415	2.375

Die größte Herausforderung besteht darin, weder die flüssige noch die feste Nahrung gefrieren zu lassen. Deshalb verwendet Koen Thermosflaschen. Den Sportriegel bewahrt er so dicht wie möglich am Körper auf, damit er sich nicht in einen Eisklumpen verwandelt.

TRAINIEREN IN GROSSER HÖHE

Ein Höhentrainingslager erfordert besondere Maßnahmen in puncto Ernährung. Ab 1.000 m Höhe können bei Ausdauerbelastungen bereits Leistungseinbußen von 2,4 % auftreten (40). Eine schlechte Ernährungsstrategie kann die Situation noch verschlimmern, der Sportler rutscht schneller ins Übertraining oder fängt sich einen Infekt ein. Wenn man in der Höhe trainiert, braucht der Körper mehr

Kohlenhydrate, und bei einem schweren Training verändert sich auch der Energiebedarf (41). Deshalb sollte man unter diesen Bedingungen täglich 1-2 g Kohlenhydrate pro Kilogramm Körpergewicht mehr zu sich nehmen als auf Meereshöhe. Liegt der Bedarf normalerweise bei 5 g pro Kilogramm Körpergewicht (siehe Seite 31), sind es in der Höhe 6-7 g pro Tag. Aus diesem Grund ist von dem Versuch, während eines Höhentrainingslagers abzunehmen, strikt abzuraten. Für optimale Leistungen mangelt es dem Körper dann schnell an Energie und Brennstoff. Wegen der trockenen Höhenluft sowie der erhöhten UV-Strahlung empfiehlt es sich zudem, reichlich zu trinken und die Urinfarbe im Auge zu behalten (42). Hält man sich länger als zwei Wochen in mindestens 2.000 m Höhe auf, produziert der Körper mehr Hämoglobin, eine Substanz, die Sauerstoff durch den Körper transportiert. Für die Herstellung von Hämoglobin benötigt der Körper zusätzlich Eisen. Die Einnahme eines Eisenpräparats – maximal fünf Wochen 100-200 mg – kann dem Körper bei der Hämoglobinproduktion helfen und einen eventuell vorhandenen Eisenmangel bekämpfen. Eine Eisensupplementierung sollte jedoch immer in Abstimmung mit einem Sportarzt oder Sporternährungsberater erfolgen (43, 44).

Ernährung auf Reisen

Wer als Sportler auf Reisen geht, muss mit dem Essen vorliebnehmen, das er vor Ort angeboten bekommt. Mit einer guten Reisevorbereitung lassen sich jedoch viele Probleme lösen. So kann man sich vorab informieren, welche Lebensmittel am Zielort erhältlich sind und eventuell haltbare Produkte mitnehmen. Und so verführerisch die Hotelbuffets oft auch sind, hier gilt es, im Sinne einer optimalen Sporternährung die richtige Wahl treffen.

DIE REISE SELBST: MITNEHMEN, WAS MAN MAG

Bei langen Auto-, Flug- oder Busreisen empfiehlt es sich, einige gut haltbare Lebensmittel mitzunehmen. Außerdem ist es sinnvoll, sich nach den Möglichkeiten am Zielort – Kühlschrank, Kochmöglichkeit, Restaurant, Hotelbuffet – zu erkundigen. Die Mitnahme von Flaschen, die man bei Zwischenstopps auf langen Autofahrten oder nach der Sicherheitskontrolle am Flughafen nachfüllen kann, ist immer eine gute Idee. Durch trockene Heizungsluft oder Klimaanlagen kann man unbemerkt viel Flüssigkeit verlieren. Gemüse, Obst, Vollkornbrötchen und eventuell ein Salat im Gepäck helfen, ungesunden Versuchungen zu widerstehen. Frühstücksflocken, vorverpacktes Roggenbrot, Nüsse, Trockenobst, Sportriegel, Gels und Eiweißpulver sind im Hotelzimmer als Snack zwischen zwei Trainingseinheiten praktisch. Auf Flugreisen eignen sich manche Lebensmittel nicht zur Mitnahme im Handgepäck. So können tierische und Flüssigprodukte beim Sicherheitscheck ebenso zu Problemen führen wie weiße Pulver (z. B. Kreatin oder Molkeeiweiß) und Sportgetränke, vor allem, wenn sie nicht mehr originalverpackt sind.

HOTELESSEN

Bieten Hotels Buffetessen an, lohnt es sich, im Vorfeld zu klären, ob es auch gesunde Sportnahrung beinhaltet. Es hilft wirklich, wenn man

„EIN TRAILMIX IST ÄUSSERST PRAKTISCH FÜR UNTERWEGS."

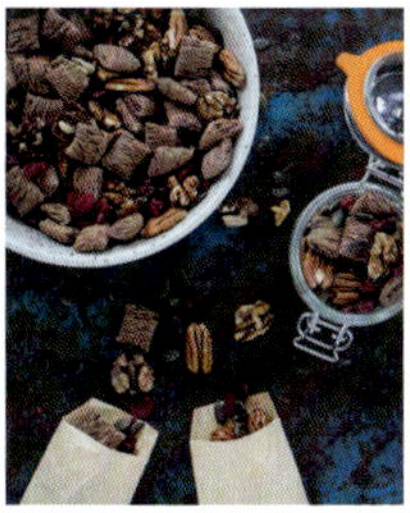

VORSICHT BEI DER MITNAHME VON LEBENSMITTELN!

„Tierische Produkte dürfen häufig nicht importiert werden, aber auch Gemüse, Obst und Nüsse können bei der Einreise, zum Beispiel nach Australien, problematisch sein. Deshalb empfiehlt es sich, vor der Reise die jeweiligen Zollregeln zu prüfen."

dem Hotel vorab eine Mail schickt und darauf hinweist, wie wichtig einem der Sport ist. Dabei sollte man deutlich erklären, was man braucht und fragen, ob es getrennt vom Standardbuffet serviert werden kann. Kommt es zu keiner zufriedenstellenden Regelung, kann man immer noch à la carte essen. Da Vollkornnudeln und -reis nicht überall im Ausland üblich sind, kann man diese Lebensmittel eventuell mitnehmen und in der Hotelküche abgeben. Wird nur À-la-carte-Essen angeboten, und enthält das Menü nicht genügend Kohlenhydrate? Dann sollte man um zusätzliches Brot bitten und zum Nachtisch Obst wählen. Ein Buffet kann sehr verführerisch sein. Deshalb sollte man, auch wenn es schwerfällt, bei den Portionen maßhalten und vielleicht nur zweimal hingehen. Rohen Fisch, Streetfood und Buffetgerichte, die andere Hotelgäste eventuell mit den Händen berühren, sollte man meiden, um Lebensmittelinfektionen zu verhindern. Außerdem empfiehlt es sich, die Hände vor dem Essen mit einem Desinfektionsgel zu reinigen und bei Leitungswasser vorsichtig zu sein. Ist es nicht trinkbar, muss man auch bei Eiswürfeln aufpassen, da Restaurants manchmal Leitungswasser dafür verwenden. Dasselbe gilt für Lebensmittel wie Rohkost und Obst, die mit Wasser gewaschen werden. In diesem Fall sollte man gekochtes Gemüse, Schalenobst und gut gegarte Lebensmittel wählen.

Ernährung bei Verletzungen

Ein hartes Tackling beim Fußball, eine falsche Landung beim Abgang vom Reck, beim Joggen im Wald über eine Wurzel gestolpert – leider lassen sich Verletzungen im Sport nicht vermeiden. Wer den anderen dann eine Weile zuschauen muss, sollte einerseits nicht zu viel essen, damit er nicht zunimmt, vor allem jedoch nicht zu wenig, damit sich der Heilungsprozess nicht verzögert.

VERLETZT, UND JETZT?

Welche Ernährungsstrategie bei einer Verletzung am besten geeignet ist, hängt zum einen von der Art der Verletzung ab, zum anderen davon, welche Aktivitäten (z. B. Reha, Physiotherapie, Arbeit) noch möglich sind. Wer sich vorübergehend gar nicht sportlich betätigen kann und nach der Verletzungspause möglichst schnell wieder sein altes Niveau erreichen möchte, kann mit einer angepassten Ernährung, die eine Gewichtszunahme verhindert und den Erhalt der Muskelmasse mit genügend Eiweißen unterstützt, dazu beitragen (45). Schließlich ist es wenig leistungsfördernd, wenn man die Arena mit zu vielen Kilos auf den Rippen wieder betritt und sich dadurch im Nu eine neue Verletzung zuzieht (46). Eine Ernährung, die nicht mehr Energie liefert, als man benötigt, dafür aber ausreichend hochwertige Eiweiße enthält, ist in einer Sportpause essenziell (47, 48). Das bedeutet täglich 2-2,5 g Eiweiß pro Kilogramm Körpergewicht, also wesentlich mehr als die Standardempfehlung von täglich 0,8 g pro Kilogramm Körpergewicht für Nichtsportler (45). Muss man also gleich eine Wasser-Brot-Magerquark-Diät machen, wenn man verletzt ist? So verrückt wäre das nicht. Schließlich kostet der Heilungsprozess auch Energie. Vor allem Sportler, die sich von Knochenbrüchen erholen und/oder auf Krücken gehen müssen, verbrauchen bis zu 20 % mehr Energie als in Ruhe (49). Abhängig von der Verletzungsart ist es also nicht zwangsläufig erforderlich, plötzlich viel weniger zu essen. Andererseits sollte man auch nicht viel mehr Kalorien als sonst zu sich nehmen, damit man nicht ungewollt zunimmt. Lassen sich Verletzungen durch entsprechende Ernährung vermeiden? Natürlich hilft es, wenn man genügend Kohlenhydrate und Eiweiße zu sich nimmt und einem für längere Belastungen ausreichend Brennstoff zur Verfügung steht. Aber ein verstauchter Knöchel beim Volleyballspiel lässt sich leider auch nicht verhindern, wenn man seinen Körper mit genügend Eiweißen versorgt (50). Auch Nahrungsergänzungsmittel wie Omega-3-Fettsäuren, Kreatin, Leucin, Antioxidantien und Gelatine sind leider keine Wundermittel zur Vermeidung beziehungsweise schnelleren Heilung von Verletzungen (45). Siehe hierzu auch Tab. 17 auf Seite 130ff.

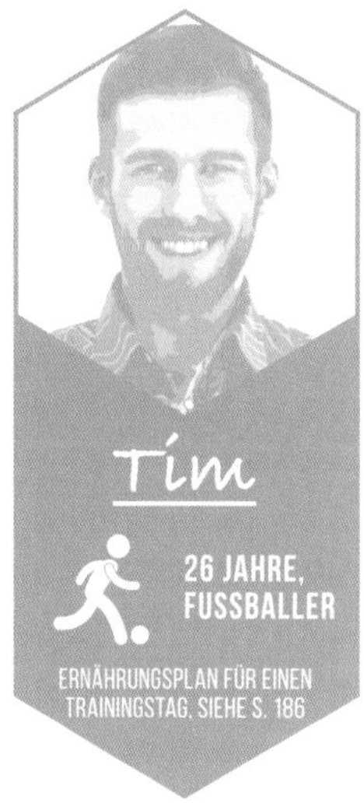

TIM BRICHT SICH DAS WADENBEIN. MUSS ER SEINE ERNÄHRUNG JETZT UMSTELLEN?

Tim hat sich beim Fußballspiel nach einem Zusammenstoß mit dem Gegner das Wadenbein gebrochen. Das bedeutet für ihn mehrere Wochen Gips und auf Krücken zu laufen. Da er nicht zur Arbeit gehen kann, humpelt er mit den Krücken ein bisschen im und ums Haus herum. Für gewöhnlich liegt Tims täglicher Energiebedarf einschließlich seiner sportlichen Aktivitäten bei 3.433 kcal. Sein Ruhestoffwechsel verbraucht normalerweise 1.914 kcal pro Tag. Jetzt, wo der Wadenbeinbruch heilen muss, sind es circa 20 % mehr. Das heißt, Tims Ruhestoffwechsel allein verbraucht in der Verletzungspause bereits 2.297 kcal. Außerdem kostet das ungewohnte Gehen mit Krücken zusätzlich Energie, wodurch sich der PAL-Wert erhöht. Alles in allem liegt Tims Energiebedarf jetzt zwischen seinem „neuen" Ruhestoffwechsel und dem „alten" Gesamtenergiebedarf. Deshalb muss er auch nicht unbedingt viel weniger essen. Wenn er etwas kleinere Portionen nimmt, Sportgetränke und ähnliche, speziell für Training und Wettkampf bestimmte Produkte weglässt und seinem Körper außerdem genügend Eiweiße zuführt, hat er ernährungsmäßig alles für einen optimalen Wiedereinstieg nach der Verletzungspause getan. Eiweißreiche Nahrung braucht Tim zum Erhalt der Muskelmasse. In der Sportpause liegt sein täglicher Eiweißbedarf bei 2-2,5 g pro Kilogramm Körpergewicht, das heißt, er ist etwas höher als bei einem nicht verletzten Sportler.

Der vegetarische oder vegane Sportler

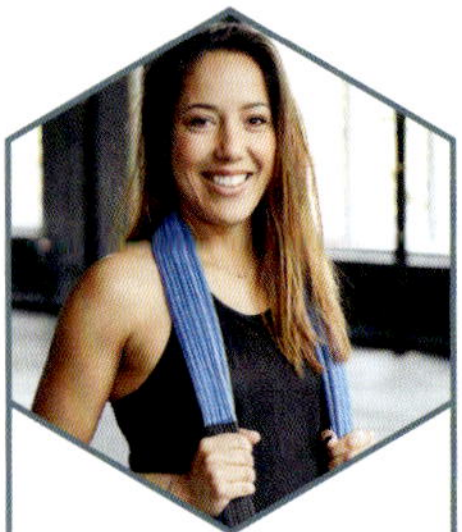

Saraï

PFLANZLICHE ERNÄHRUNG

„Am meisten Spaß macht es mir, Sportler mit der pflanzlichen Küche bekannt zu machen. Vor allem, wenn sie selbst Interesse daran zeigen und gern etwas Neues ausprobieren. Bei einem Leistungssportler berücksichtige ich, in welcher Phase er sich gerade befindet. Bereitet er sich zum Beispiel auf eine Weltmeisterschaft vor, konzentrieren wir uns ernährungsmäßig vor allem auf das Feintuning mit unter anderem hochwertigen Eiweißen. In einer Regenerationsphase haben wir mehr Spielraum für eine andere Ernährungsweise."

Sportler, die auf tierische Lebensmittel verzichten, müssen unter anderem darauf achten, dass sie genügend Eiweiße, Eisen und Kalzium zu sich nehmen. Zum Glück gibt es zahlreiche pflanzliche Alternativen, die dem Körper alle notwendigen Nährstoffe zuführen. So können auch vegetarische und vegane Sportler das Beste aus sich herausholen.

VEGETARISCHE SPORTERNÄHRUNG

Auch mit einer vegetarischen oder veganen Ernährungsweise lassen sich optimale sportliche Leistungen erzielen (51). Dabei sollte man jedoch folgende Punkte beachten (52-54):

- **Ausreichend Energie:** Tierische Lebensmittel, zum Beispiel Fleisch und Fisch, enthalten oft mehr Energie als die meisten pflanzlichen Lebensmittel. Wer auf tierische Lebensmittel verzichtet, sollte sie durch genügend pflanzliche Alternativen ersetzen, damit er dieselbe Energiemenge zu sich nimmt. Wie sich der individuelle Energiebedarf sowie das richtige Verhältnis von Kohlenhydraten, Eiweißen und Fetten berechnen und mit entsprechenden Lebensmitteln decken lässt, wird auf den Seiten 30-35 erklärt. Ein konkretes Beispiel findet sich für Feline auf Seite 180.
- **Eiweiße:** Zu den eiweißreichen pflanzlichen Lebensmitteln zählen (Vollkorn-)Getreide, Hülsenfrüchte, Nüsse und Gemüse (siehe Abb. 13). Sie sollten deshalb Bestandteil jeder vegetarischen/veganen Grundernährung sein. Auf **iamafoodie.nl/favorietenlijst-eet-als-een-atleet** findet sich eine Liste der eiweißreichsten Lebensmittel. Vegetarier können darüber hinaus auch öfter mal ein Ei oder Milcherzeugnisse verzehren. Für Veganer sind Soja- oder Erbsenprodukte durch ihren hohen Anteil an essenziellen Aminosäuren eine gute Alternative. Zu den Sojaprodukten zählen unter anderem Sojadrinks, Tempeh und Tofu. Leckere vegane Rezepte finden sich auf Seite 170 (Sportfalafel und knuspriges Tempeh) und 169 (Tofu auf Rühreiart). Auch die tägliche Abwechslung von pflanzlichen Eiweißquellen wie Vollkorngetreide, Hülsenfrüchten und Nüssen versorgt den Körper mit ausreichend essenziellen Aminosäuren.
- **Reichlich Kalzium** ist vor allem in Milchprodukten enthalten, aber auch in grünem Blattgemüse (Spinat und Grünkohl), Seetang, Nüssen und Samen. Wie am Beispiel von Feline auf Seite 166 zu sehen ist, können auch Vegetarier und Veganer ihren Körper ohne Nahrungsergänzungsmittel mit ausreichend Kalzium versorgen.
- **Eisen:** Pflanzliche Nahrung enthält nur Nicht-Hämeisen, das vom Körper schlechter aufgenommen wird als Hämeisen aus Fleisch. Mit verschiedenen Maßnahmen lässt sich die Aufnahme von Nicht-Hämeisen allerdings verbessern. Siehe hierzu entsprechende Tipps auf Seite 138 sowie einen konkreten Vorschlag für Feline auf den Seiten 166 und 180.
- **Vitamin B_{12}:** Dieses Vitamin ist nur in tierischen Lebensmitteln enthalten. Vegane Sportler müssen es sich deshalb in Form eines Nahrungsergänzungsmittels zuführen. Sportler, die Eier und Milchprodukte verzehren, nehmen mit der Grundernährung höchstwahrscheinlich genügend Vitamin B_{12} auf und können auf ein Supplement verzichten.
- **Vitamin D:** Im Allgemeinen nehmen vegane Sportler mit der Ernährung nicht

genügend Vitamin D auf. Zum Glück bildet der Körper das Vitamin hauptsächlich, wenn Sonnenlicht auf die Haut fällt. Deshalb sollten sich Sportler in unseren Breitengraden von April bis Oktober genügend im Freien aufhalten oder bei einem ärztlich nachgewiesenen Vitamin-D-Mangel ein entsprechendes Nahrungsergänzungsmittel einnehmen.

- **Omega-3-Fettsäuren (essenzielle Fettsäuren für den Körper):** Vegetarier und Veganer können die Omega-3-Fettsäure ALA aus Leinsamen, Walnüssen und grünem Blattgemüse beziehen. ALA wird nur begrenzt in EPA und DHA, die für den Körper nützlichen Fettsäuren, umgesetzt. Diese Omega-3-Fettsäuren sind vor allem in Fisch enthalten. Für Sportler, die keinen Fisch essen oder Fischölkapseln einnehmen, ist Algenöl (z. B. von *Testa* oder *Arctic Blue*) eine Alternative.
- **Kreatin:** Diese Substanz ist hauptsächlich in Fleisch und Fisch enthalten. Bei explosiven sportlichen Aktivitäten, zum Beispiel beim Gewichtheben oder Sprinten, kann die Einnahme von Kreatinpräparaten zur Leistungssteigerung beitragen (55–57).
  Mehr hierzu in Kap. 3, Seite 146-147.

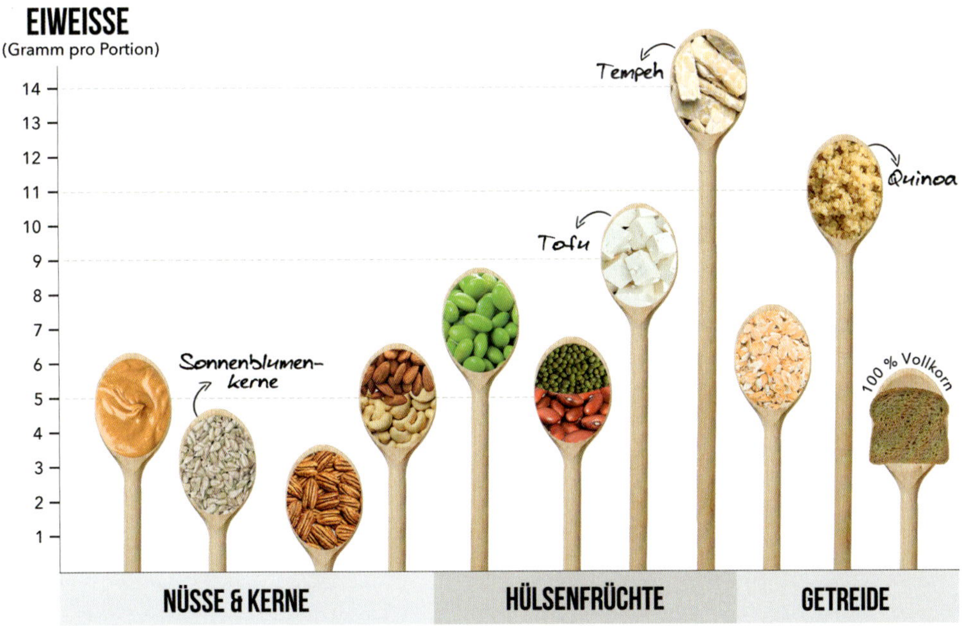

ABB. 13: PFLANZLICHE EIWEISSQUELLEN

Portionsgröße v. l. n. r.: Erdnussbutter 20 g; Sonnenblumenkerne 10 g; Pekannüsse, Mandeln und Cashewnüsse jeweils 25 g, Edamame, Linsen und Kidneybohnen, gekocht, jeweils 60 g; Tofu und Tempeh 75 g; Haferflocken 50 g; Quinoa, ungekocht, 75 g; Vollkornbrot, 1 Scheibe, 35 g

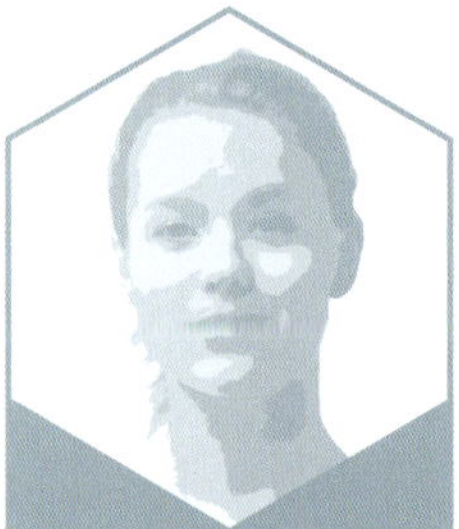

Feline

19 JAHRE, SCHWIMMERIN

ERNÄHRUNGSPLAN FÜR EINEN TRAININGSTAG, SIEHE S. 180

VITAMIN B_{12}

Vitamin B_{12} kommt in vielen unterschiedlichen Formen vor. Zwei von ihnen sind im menschlichen Körper wirksam. Oft wird fälschlicherweise behauptet, Vitamin B_{12} sei auch in pflanzlichen Lebensmitteln wie Tempeh, Seetang und Champignons enthalten. Die für Menschen wirksame Form findet sich jedoch nur in tierischen Lebensmitteln (58-60). Deshalb sollte man ein Präparat mit Methyl- oder Adenosylkobalamin, den wirksamen Formen von Vitamin B_{12}, wählen.

FELINE MÖCHTE SICH VEGAN ERNÄHREN

Feline hat beschlossen, auf vegane Ernährung umzusteigen. Das ist für sie eine ziemliche Herausforderung, da sie oft und intensiv trainiert. Um ihren Eiweiß-, Kalzium- und Eisenbedarf zu decken, verzehrt sie täglich auf jeden Fall:

TAB. 26

VEGANER ERNÄHRUNGSPLAN

	EIWEISS (G)	KALZIUM (MG)	EISEN (MG)
500 ml Sojadrink	15	600	2
60 g Müsli	6	28	2
2 Scheiben dunkles Roggenbrot mit eisenangereichertem Apfelkraut, z. B. Rinse Appelstroop (Anmerkung: In Deutschland nicht erhältlich.)	6	432	16
8 Scheiben Vollkornbrot mit Hummus und 70 g Rohkost	44	295	10
40 g ungesalzene Nüsse	9	32	1
250 g Tofu	30	470	6
250 g gemischtes Gemüse und 100 g grünes Blattgemüse, z. B. Rucola	6	139	2
200 g gekochter Vollkornreis	6	5	0
3 Portionen Obst (Apfel, Orange, Erdbeeren)	2	50	1
INSGESAMT	**124**	**2.051**	**40**

Damit deckt Feline ihren Eiweiß- (90-108 g pro Tag, s. Seite 37), Eisen- (27 mg pro Tag) und Kalziumbedarf (1.000 mg pro Tag) mehr als reichlich. Darüber hinaus nimmt sie täglich ein Vitamin-B_{12}-Präparat, da dieses Vitamin in ihrer veganen Nahrung kaum enthalten ist. Nur der Sojadrink ist mit einer kleinen Menge Vitamin B_{12} angereichert.

Inspiration: Vegetarische Sportlermahlzeiten

Mal Lust auf einen fleischlosen Tag oder ein neues vegetarisches Rezept? Wie wäre es dann mit folgenden Vorschlägen?

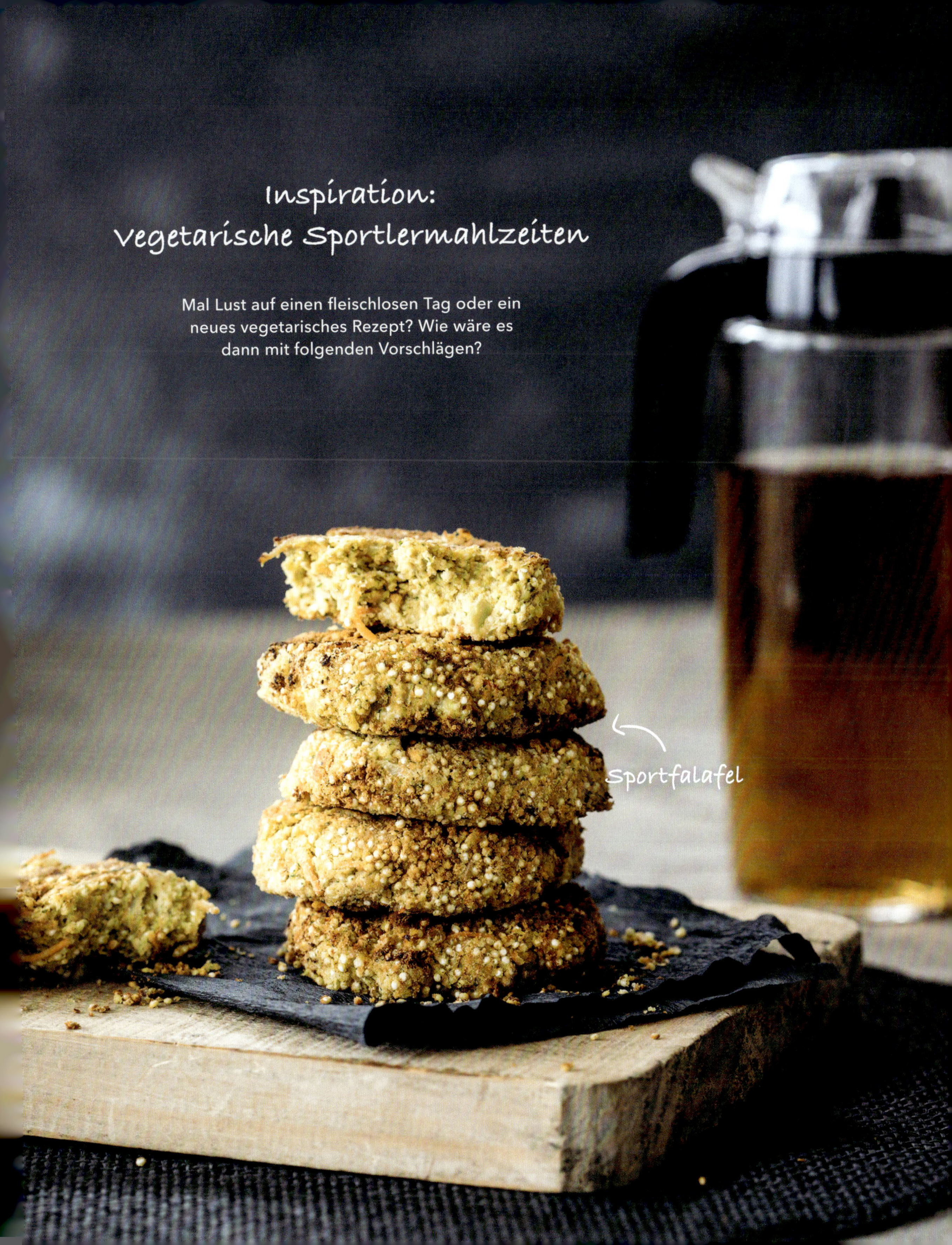

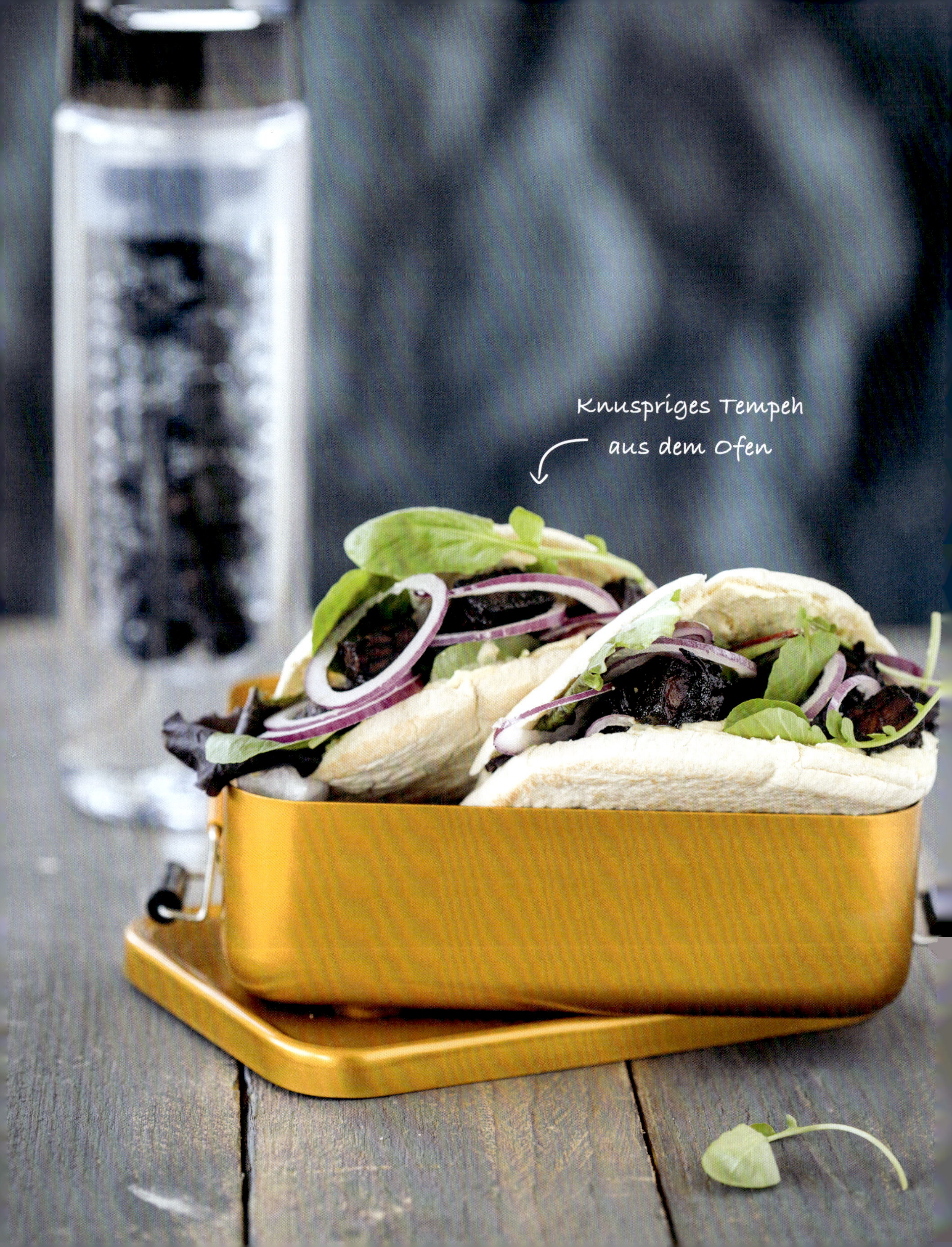
Knuspriges Tempeh
aus dem Ofen

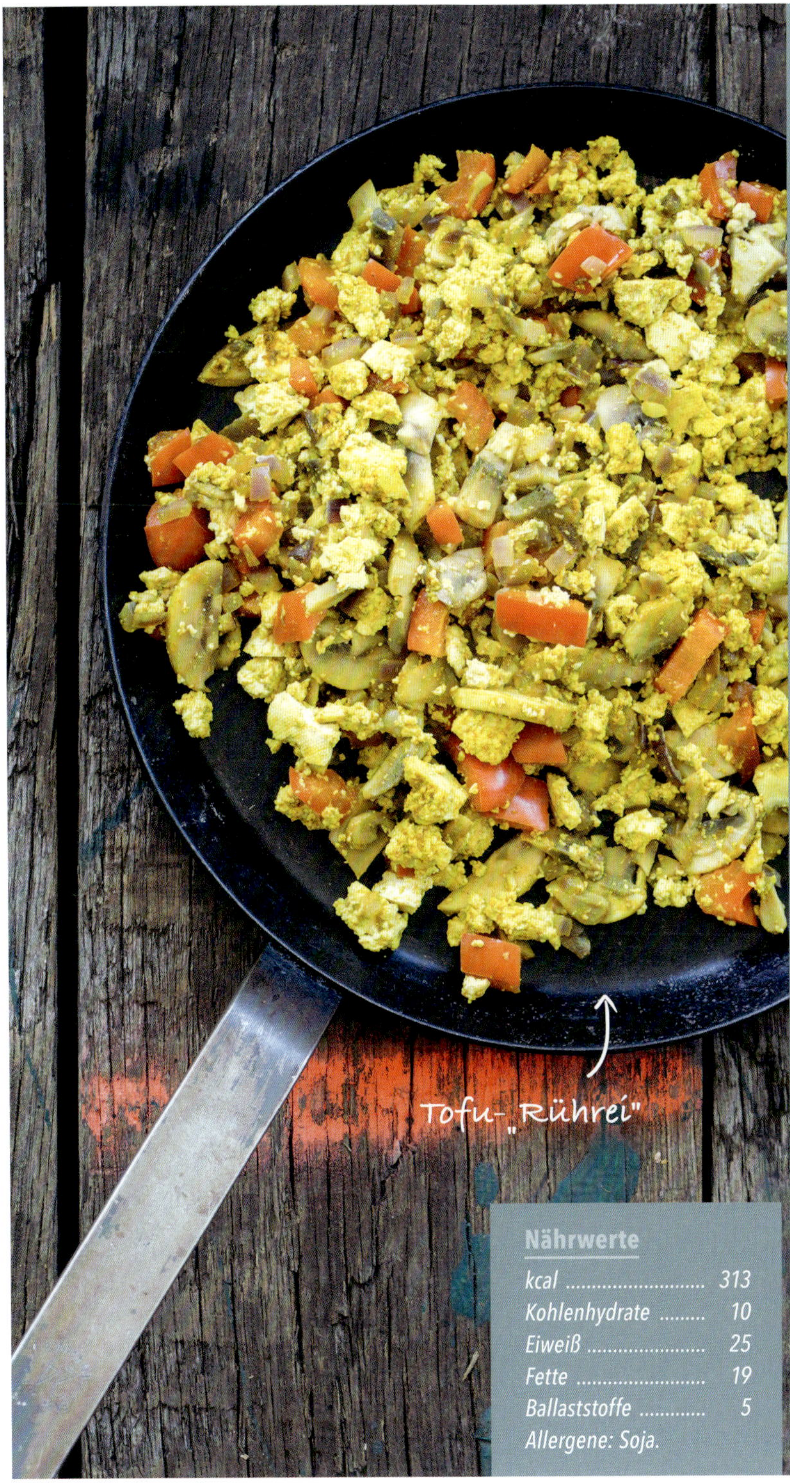

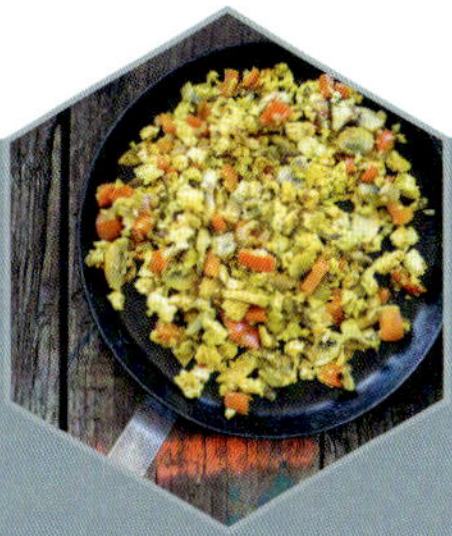

TOFU-„RÜHREI“

FÜR 4 PERSONEN

Zubereitungszeit: 20 Minuten

Zutaten

- √ *2 EL Olivenöl*
- √ *250 g Champignons, in Scheiben*
- √ *1 rote Paprika, in Würfel geschnitten*
- √ *2 rote Zwiebeln, in Ringe geschnitten*
- √ *2 Knoblauchzehen, gepresst*
- √ *750 g Tofu, abgetropft*
- √ *1 TL Chilipulver*
- √ *2 TL Kurkuma*
- √ *1 TL Kümmel*
- √ *1 TL schwarzes Salz*
- √ *2 Frühlingszwiebeln, in Ringe geschnitten*

Zubereitung

Das Öl in einer Pfanne erhitzen. Champignons, Paprika, rote Zwiebeln und Knoblauch ca. fünf Minuten darin andünsten. Den Tofu in eine Schüssel geben und mit den Händen zerbröseln, bis er eine rühreiähnliche Form erhält. Anschließend den Tofu zum Gemüse in die Pfanne geben und zwei Minuten mitbraten. Chilipulver, Kurkuma, Kümmel und schwarzes Salz vermengen. Die Gewürze über die Tofu-Gemüse-Mischung streuen und eine weitere Minute mitbraten. Mit den Frühlingszwiebeln servieren.

Nährwerte

kcal	*313*
Kohlenhydrate	*10*
Eiweiß	*25*
Fette	*19*
Ballaststoffe	*5*

Allergene: Soja.

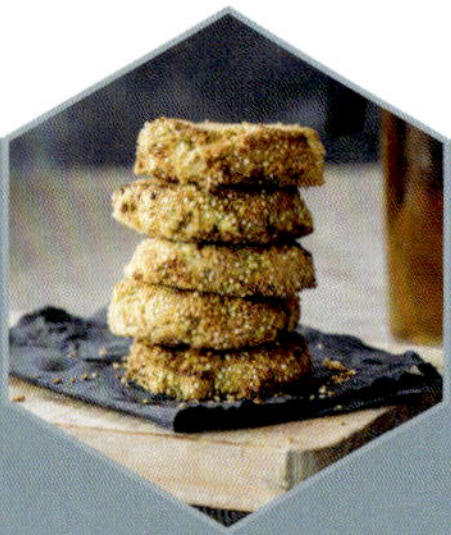

SPORTFALAFEL

FÜR 4 PERSONEN
Zubereitungszeit:
45 Minuten

Zutaten

- *1 Dose Kichererbsen (Abtropfgewicht 400 g)*
- *125 g Quinoa, gekocht*
- *3 Knoblauchzehen*
- *½ Chilischote, in dünne Streifen geschnitten*
- *Saft von 1 Zitrone*
- *1 Handvoll frische Petersilie*
- *1 Handvoll frischer Koriander*
- *4 TL Kümmelpulver*
- *1 Schuss Olivenöl*
- *2 Möhren, geraspelt*
- *1 Zwiebel, klein gewürfelt*
- *2-3 EL Vollkornmehl*
- *Öl zum Braten*

Zubereitung

Die Kichererbsen mit Küchenkrepp oder einem Geschirrtuch trockentupfen. Olivenöl, Kichererbsen, Knoblauch, Chilischote, Zitronensaft, Petersilie, Koriander und Kümmelpulver in den Standmixer geben und fein mahlen. Quinoa, Möhren und Zwiebel hinzugeben und alles gut miteinander vermischen. Je nachdem, wie feucht die Masse ist, 2-3 EL Vollkornmehl untermengen. Die Masse muss sich formen lassen, ohne an den Händen kleben zu bleiben. Acht gleichmäßig große Bällchen rollen und zu Burgern plattdrücken. Etwas Öl in einer Pfanne erhitzen und die Falafelburger darin beidseitig goldbraun braten.

Nährwerte

kcal	*330*
Kohlenhydrate	*45*
Eiweiß	*14*
Fette	*9*
Ballaststoffe	*12*

Allergene: Gluten, Weizen.

TIPP: Beim Braten können die Falafel etwas an Geschmack verlieren. Deshalb empfiehlt es sich, die Masse vorher gut abzuschmecken. Eventuell extra Kräuter und Gewürze hinzufügen.

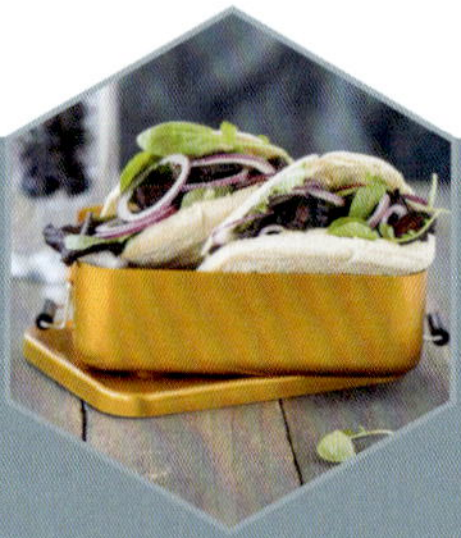

KNUSPRIGES TEMPEH AUS DEM OFEN

FÜR 4 PERSONEN
Zubereitungszeit:
15 Minuten
Marinadezeit:
mindestens 30 Minuten

Zutaten

- *4 EL Olivenöl*
- *2 EL Sojasoße (die weniger salzige Variante)*
- *2 EL Agavensirup*
- *2 Knoblauchzehen, gepresst*
- *1 Chilischote, ohne Saatleiste, in dünne Streifen geschnitten*
- *Etwa 2 cm frischer Ingwer, geschält und klein gewürfelt*
- *2 TL Kurkuma*
- *2 TL Kümmel*
- *500 g Tempeh, in 1 x 2 cm große Stücke geschnitten*
- *1 Prise Pfeffer*
- *8 kleine Pitabrote*
- *2 EL Hummus*
- *1 Handvoll Salat*
- *1 rote Zwiebel, in Ringe geschnitten*

Zubereitung

Den Ofen auf 180° C vorheizen. Olivenöl, Sojasoße, Agavensirup, Knoblauch, Chilischote, Ingwer, Kurkuma und Kümmel in einer Schüssel vermischen, den Tempeh hinzugeben, alles gut verrühren und mindestens 30 Minuten marinieren. Eventuell in den Kühlschrank stellen. Anschließend in eine Auflaufform füllen und 30 Minuten im vorgeheizten Ofen (mittlere Schiene) backen. Nach 15 Minuten noch einmal umrühren. Fünf Minuten vor Schluss die Pitabrote im Ofen mitbacken. Pitabrote mit Tempeh, Hummus, Salat und roter Zwiebel servieren.

Nährwerte

kcal	*710*
Kohlenhydrate	*69*
Eiweiß	*37*
Fette	*29*
Ballaststoffe	*14*

Allergene: Weizen, Soja, Gluten.

VARIATION: Wer es etwas schärfer mag, entfernt die Saatleiste der Chilischote nicht.
Tipp: Die Marinade lässt sich auch am Vortag oder morgens zubereiten.

FORTGESCHRITTENE

ERNÄHRUNGSHINWEISE FÜR SPORTLER IM KINDES- UND JUGENDALTER

Sportler im Kindes- und Jugendalter haben einen anderen Energie- und Nährstoffbedarf als Erwachsene (63). Sie brauchen nicht nur genügend Energie und Eiweiße für ihre täglichen Aktivitäten, wie Schule und Hobbys, sondern auch für Wachstum und Entwicklung. Wie viel genau, hängt davon ab, ob sie zum Beispiel gerade einen Wachstumsschub durchmachen (64). Maßarbeit also! Darüber hinaus besteht während der Pubertät ein erhöhtes Risiko für einen Kalzium-, Vitamin-D- und Eisenmangel (64). Auch in Bezug auf sportliche Belastungen gibt es Unterschiede zwischen jungen Menschen und Erwachsenen. So haben Kinder und Jugendliche kleinere Glykogenspeicher. Außerdem verwenden sie während einer Belastung verhältnismäßig mehr Fette und weniger Kohlenhydrate als Brennstoffquelle. Auch die negativen Folgen einer Austrocknung auf Leistung und Gesundheit scheinen bei Kindern größer zu sein als bei Erwachsenen (65). Deshalb gilt besonders für junge Sportler die Devise, ausreichend zu trinken, vor allem bei Hitze. Leider ernähren sich viele sporttreibende Kinder und Jugendliche nicht immer gesund und gemäß den Richtlinien (66, 67). Dabei ist eine gute Basis durch eine abwechslungsreiche, ausgewogene Kost äußerst wichtig. Nahrungsergänzungsmittel kann man später, und das gilt ganz besonders für Kinder und Jugendliche, immer noch nehmen (64, 65)!

„DER ENERGIE- UND NÄHRSTOFFBEDARF VON SPORTLERN IM KINDES- UND JUGENDALTER VARIIERT ENORM. MASSARBEIT ALSO!"

Wenn sich der Darm plötzlich meldet ...

GLUTENFREI ESSEN: NUR BEI ZÖLIAKIE

Nur wer unter Zöliakie leidet, muss sich glutenfrei ernähren. Bei ernsthaften Beschwerden infolge eines Reizdarms ist eine glutenfreie Diät – unter Anleitung eines Sporternährungsberaters – in manchen Fällen empfehlenswert (61). Gluten sind Eiweißteilchen in verschiedenen Getreidesorten, unter anderem Weizen. Eine glutenfreie Ernährung wirkt nicht leistungssteigernd. Als Sportler kann man ruhig Brot und Nudeln essen, wenn es im Rahmen des individuellen Gesamtenergie- und Kohlenhydratbedarfs in den Ernährungsplan passt (62). Manche Spitzensportler behaupten, sie seien nach dem Verzicht auf Gluten fitter geworden. Wahrscheinlich hat dies jedoch andere Ursachen. So könnte es zum Beispiel sein, dass sie gleichzeitig Junkfood durch Obst und Gemüse ersetzt haben. Die Annahme, dass sich ihre verbesserte Leistungsfähigkeit darauf zurückführen lässt, ist viel realistischer.

Magen-Darm-Beschwerden kommen bei sportlichen Belastungen häufig vor. Das ist äußerst unangenehm. Unter Umständen hilft es schon, wenn man nicht zu kurz davor, nicht zu viel, nicht zu fett und nicht zu eiweißreich isst. Worauf können Sportler sonst noch achten, um Magen-Darm-Beschwerden zu vermeiden (68)?

WIE LÄSST SICH STUHLDRANG WÄHREND DER SPORTLICHEN BELASTUNG VERMEIDEN?

Nichts ist unangenehmer, als mitten im Training oder Wettkampf hinter einem Busch verschwinden zu müssen. Eine der Hauptursachen für Magen-Darm-Beschwerden bei sportlichen Belastungen ist die veränderte Blutzufuhr. Hierbei spielt Adrenalin eine Rolle. Adrenalin sorgt dafür, dass der Körper mit einem primitiven Kampf- oder Fluchtverhalten reagiert, einem natürlichen Überlebensmechanismus. Entsteht für den Körper durch physische (z. B. Sport) oder psychische (z. B. Angst oder Wut) Belastungen eine Gefahr, produziert er viel Adrenalin. Dadurch steht weniger Blut für den Verdauungsapparat zur Verfügung. Eine gesunde, flüssigkeits- und ballaststoffreiche Ernährung mit reichlich Vollkornprodukten, Obst und Gemüse sorgt für eine gut funktionierende Darmtätigkeit und kann helfen, plötzlichen Stuhldrang zu vermeiden. Führt man seinem Körper genügend Ballaststoffe zu und muss sich trotzdem bereits am Anfang der Joggingrunde ins Gebüsch schlagen? Dann sollte man darauf achten, welche Lebensmittel man kurz vor dem Training oder Wettkampf zu sich nimmt. Manchmal hilft es, auf stimulierende Substanzen wie Kaffee zu verzichten oder sie ganz bewusst zu konsumieren, damit man vor Trainings- oder Wettkampfbeginn noch die Toilette aufsuchen kann. Der Verzehr von Milchprodukten kurz vor einer sportlichen Belastung kann ebenfalls zu Problemen führen, da sie viel Kasein enthalten und deshalb langsamer verdaut werden als Kohlenhydrate. Auch Ibuprofen® und Aspirin® sind dafür bekannt, das Risiko für Darmbeschwerden zu erhöhen. Ein Warm-up in der Nähe einer sanitären Einrichtung (zu Hause, Sportanlage) mit der Möglichkeit, vor der eigentlichen Belastung noch schnell die Toilette aufsuchen zu können, kann ebenfalls helfen. Wer häufig bei längeren sportlichen Belastungen unter Darmbeschwerden leidet, sollte mal einen Blick auf die Inhaltsstoffe werfen, die seine Nahrung enthält. Obwohl die Kombination von Glukose und Fruktose im Verhältnis 2:1 für die höchste Kohlenhydrataufnahme sorgt, verursacht Fruktose manchmal etwas mehr Darmbeschwerden (68). In Ausnahmefällen bietet sich ein Mittel gegen Durchfallerkrankungen an (z. B. Loperamid®). Das sollte man jedoch zuerst mit seinem Arzt besprechen. Etwas Toilettenpapier in der Hosentasche kann auf keinen Fall schaden.

DARMTRAINING

Obwohl man bei Training wahrscheinlich nicht so schnell an seinen Darm denkt, lässt sich auch der Darm trainieren, damit er bei langen, intensiven Belastungen mehr Kohlenhydrate aufnimmt. Wie auf Seite 88 beschrieben, kann der Körper pro Stunde maximal 60 g Glukose und 30 g Fruktose aufnehmen. Eine Kohlenhydratzufuhr von insgesamt 90 g pro Stunde erscheint ziemlich viel, doch es gibt verschiedene Strategien - auch *Training the Gut* genannt, siehe Abb. 14 (69, 70) -, den Darm darauf zu trainieren, diese Menge auch »

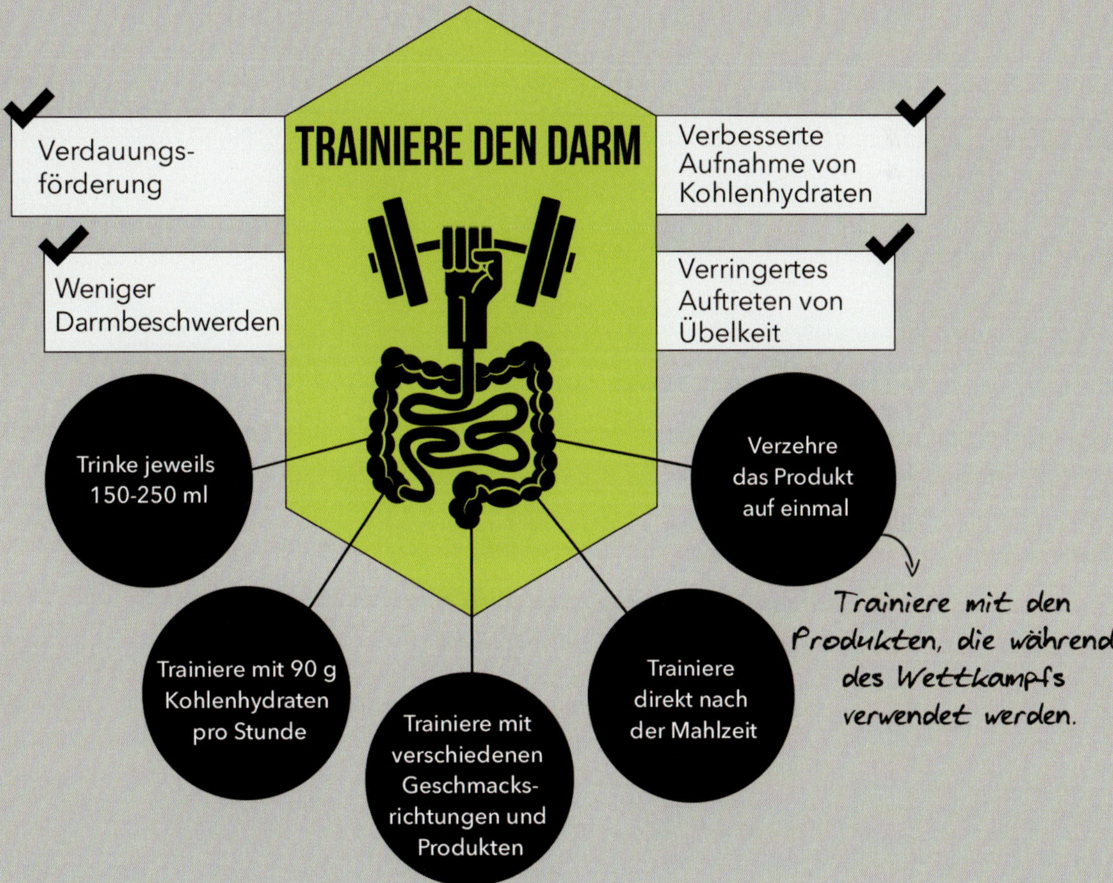

ABB. 14: DARMTRAINING

» tatsächlich aufzunehmen. Dafür nimmt man zum Beispiel kurz vor dem Training – also nicht vor dem Wettkampf – eine große Mahlzeit oder viel Flüssigkeit zu sich. Bei regelmäßiger Wiederholung gewöhnt sich der Körper daran und passt sich entsprechend an. Beim Wettkampf können die Kohlenhydrate dann schneller den Magen passieren und den Dünndarm erreichen. Da dem Körper auf diese Weise mehr Glykogen und damit schneller Brennstoff zur Verfügung steht, kann er mehr leisten. Außerdem empfiehlt es sich, bei längeren Trainingseinheiten die Aufnahme größerer Kohlenhydratmengen zu üben. Auf diese Weise gewöhnt sich der Darm daran, während einer Belastung mehr Glykogen aufzunehmen. Eine weitere Möglichkeit besteht darin, einige Wochen vor dem Wettkampf kohlenhydratreicher zu essen, damit mehr Transporter im Darm vorhanden sind, um die Kohlenhydrataufnahme zu fördern (69, 70). Umgekehrt funktioniert es genauso: Nimmt man weniger Kohlenhydrate zu sich, verringert sich auch die Anzahl der Transporter. Sportler, die immer mit wenig Kohlenhydraten trainieren, bei einem Wettkampf aber plötzlich durch Sportgetränke und -gele viele zu sich nehmen, können durch eine reduzierte Kohlenhydrataufnahme unter Magen-Darm-Beschwerden wie Blähungen leiden. Am besten trainiert man im richtigen Verhältnis abwechselnd mit wenig Kohlenhydraten, wodurch der Körper Fette verbrennt, und mit sehr vielen Kohlenhydraten, das heißt den maximalen 90 g pro Stunde. Das hilft dem Körper, sowohl Kohlenhydrate als auch Fette effizient als Brennstoff zu verwenden. Regelmäßiges Darmtraining durch kohlenhydratreiche Nahrung vor oder während einer Trainingsbelastung ist sicher keine überflüssige Maßnahme. Schließlich sind Kohlenhydrate immer noch die beste Energiequelle, um bis zum Ende eines Wettkampfs optimale Leistungen zu erbringen (69, 71).

„TRANSPORTER SIND TRANSPORTPROTEINE, DIE IM DARM FÜR DEN TRANSPORT UND DIE AUFNAHME VON NÄHRSTOFFEN (Z. B. KOHLENHYDRATEN) VERANTWORTLICH SIND."

WAS KANN MAN TUN, WENN EINEM BEI EINER INTENSIVEN BELASTUNG SCHNELL ÜBEL WIRD?

Nicht nur der Darm, auch der Magen leidet unter einer verminderten Blutzufuhr. Deshalb können intensive sportliche Belastungen schnell zu Übelkeit führen. Manchmal hilft es schon, die Sportnahrung zu wechseln. Wem bei Sportgetränken mit Zitrusgeschmack schlecht wird, sollte mal eine andere Geschmacksrichtung probieren. Für Sportler, die keine sirupartigen Gele vertragen, gibt es Produkte, die bereits Wasser enthalten und etwas dünnflüssiger sind. Auf jeden Fall sollte die Nahrungsaufnahme bei langzeitigen sportlichen Belastungen trainiert werden, da ein Kohlenhydrat- und Flüssigkeitsmangel leistungsmindernd wirkt. Oft verhindert auch eine geringere Belastungsintensität das Auftreten von Übelkeit. Deshalb sollte man möglichst in einer ruhigeren Wettkampfphase etwas zu sich nehmen.

Inspiration: On the Go!

Wenig Zeit oder oft unterwegs? Diese schnellen, nahrhaften Snacks lassen sich überallhin gut mitnehmen!

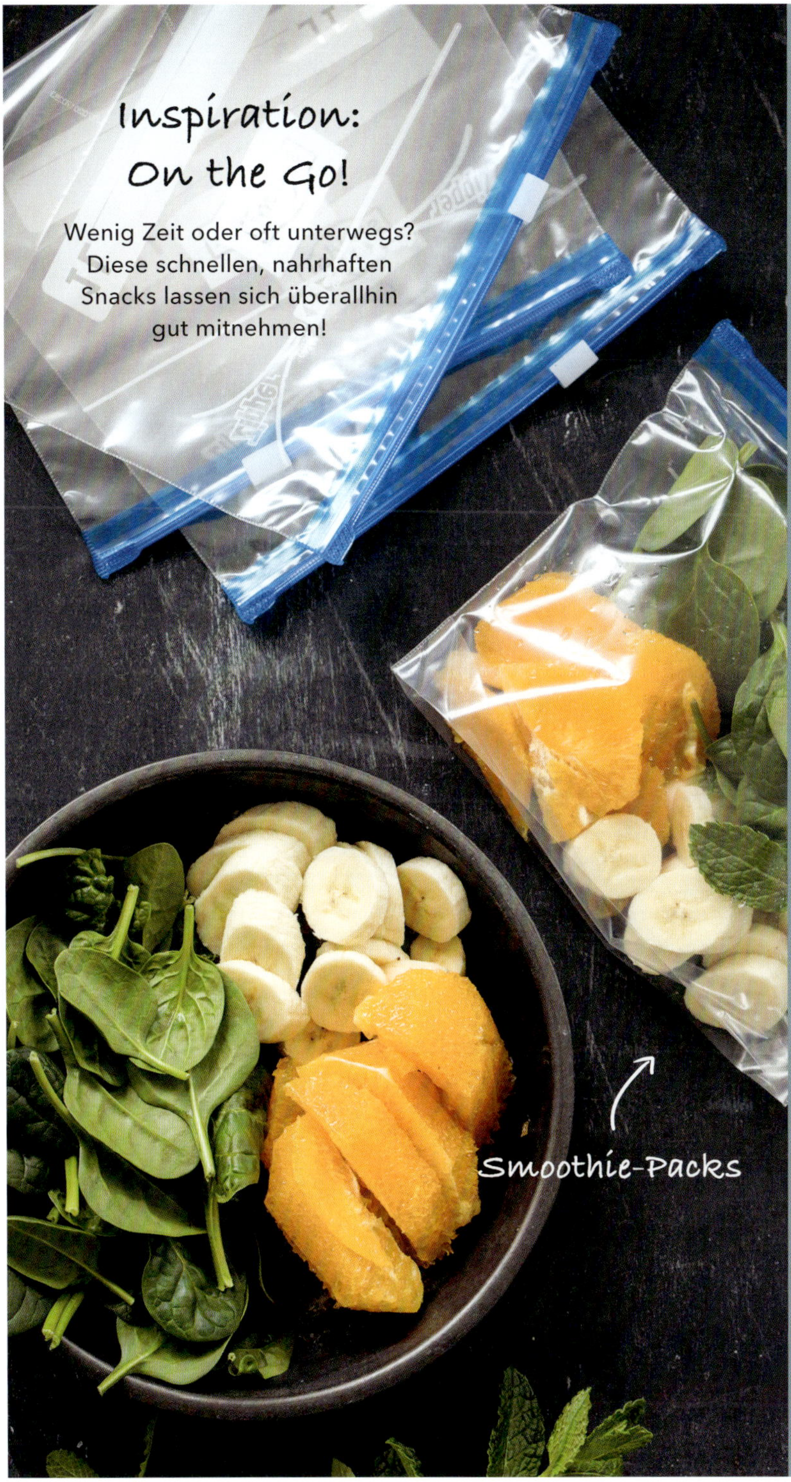

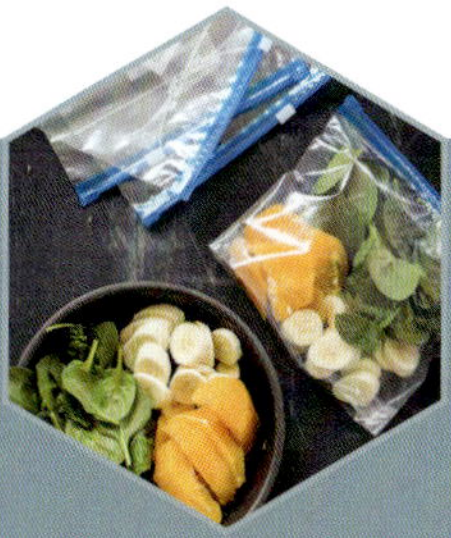

SMOOTHIE-PACKS

FÜR 4 PORTIONEN

Zubereitungszeit: 10 Minuten

Material

Klarsichttaschen mit Reißverschluss à 1 Liter Inhalt

Zutaten

- √ *4 Handvoll frischer Spinat*
- √ *4 Bananen, geschält, in Scheiben*
- √ *2 Orangen, geschält, in Filets*
- √ *4 Minzstängel*

Später portionsweise hinzufügen

- √ *50-100 ml Wasser*
- √ *100 ml Joghurt oder Milch*
- √ *Saft einer halben Zitrone*

Zubereitung

Alle Zutaten gleichmäßig auf vier Gefrierbeutel verteilen. Die Beutel in den Gefrierschrank legen. Vor Gebrauch den Inhalt im Beutel zertrümmern. Anschließend mit Wasser, Joghurt oder Milch sowie etwas Zitronensaft in den Standmixer geben. Sollte sich dieser festfahren, etwas Wasser zufüllen. Die Zutaten zu einer homogenen Masse pürieren.

Nährwerte

kcal	*175*
Kohlenhydrate	*40*
Eiweiß	*4*
Fette	*1*
Ballaststoffe	*4*

Allergene: Laktose, Milch.

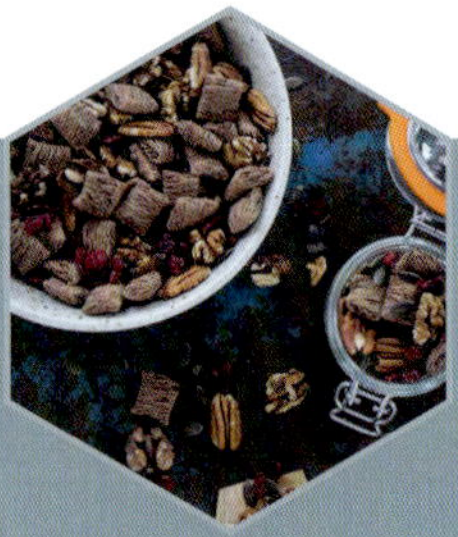

▶ TRAILMIX

FÜR 12 PORTIONEN

Zubereitungszeit: 10 Minuten

Zutaten

- √ *125 g Kellogg's All-Bran Choco*
- √ *125 g Pekannüsse*
- √ *125 g Cranberrys, getrocknet*
- √ *125 g Walnüsse*
- √ *75 g Kürbiskerne*

Zubereitung

Alle Zutaten in ein großes, verschließbares Gefäß füllen, den Deckel zuschrauben und gut schütteln. Anschließend auf 12 Portionen verteilen.

Nährwerte

kcal	*263*
Kohlenhydrate	*18*
Eiweiß	*5*
Fette	*17*
Ballaststoffe	*3*

Allergene: Nüsse.

VARIATION: Mit verschiedenen Nuss- und Trockenobstsorten lässt sich der Mix immer wieder variieren.

TIPP: Der Trailmix ist auch ein praktischer Snack für unterwegs!

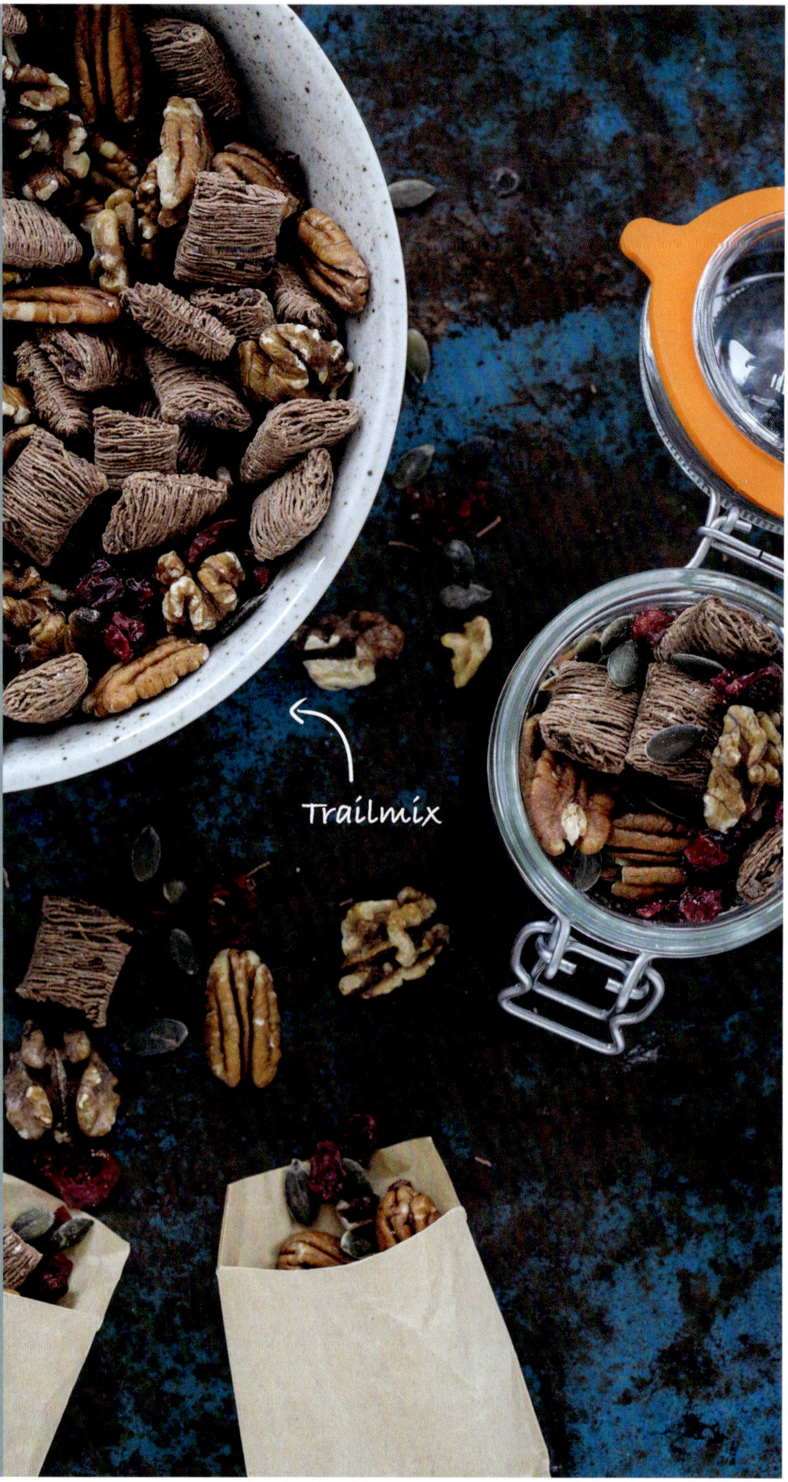

I'M A FOODIE

WIE ERNÄHREN SICH UNSERE SPORTLER?

WIE ERNÄHREN SICH UNSERE SPORTLER?

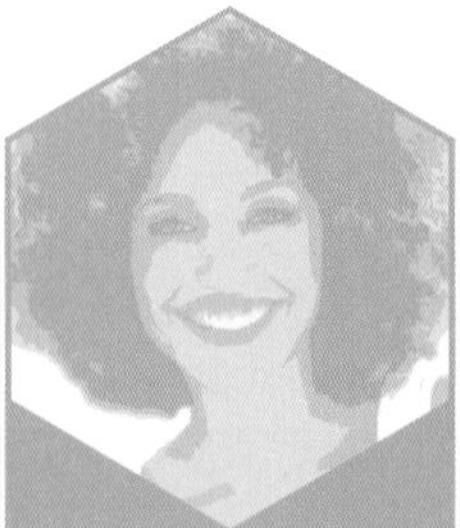

Azra

Sportart	TANZEN
Besonderheiten	VEGETARIERIN
Beruf	STUDENTIN VOLKSWIRTSCHAFT; BEWEGT SICH IM ALLTAG RECHT WENIG
Gewicht	55 KG
Alter	26 JAHRE
Größe	163 CM

Ruhestoffwechsel (ten Haaf)	1.464 KCAL
Physical Activity Level (PAL)	1.464 X 1,3 = 1.903 KCAL
Energiebedarf an trainingsfreien Tagen	1.903 KCAL
MET-Wert Tanzen	5,0 (MÄSSIG INTENSIVE BELASTUNG)
Energiebedarf am Trainingstag (90 min)	2.217 KCAL
Eiweißbedarf minimal: 1,4 g/kg	> 77 G/TAG
Kohlenhydratbedarf: 4 g/kg	CA. 220 G/TAG

	KOHLENHYDRATE (G)	EIWEISSE (G)	FETTE (G)	ENERGIE (KCAL)
FRÜHSTÜCK				
Quinoa-Parfait (s. Seite 47)	36	23	9	
ZWISCHENMAHLZEIT				
1 Apfel	18	0	0	
1 Mandarine	18	1	0	
MITTAGESSEN				
3 Scheiben Vollkornbrot, davon	41	12	3	
1 Scheibe bestr. mit fettarmer Margarine	0	0	3	
1 Scheibe Ziegenhartkäse 30+	0	6	4	
2 Port. Edamame-Hummus (s. Seite 113)	8	18	14	
10 Cherrytomaten	2	0	0	
ZWISCHENMAHLZEIT, VOR DEM TRAINING				
Banane	27	1	0	
Kürbiskern-Müsliriegel (s. Seite 93)	23	5	10	
ABENDESSEN, NACH DEM TRAINING				
175 g Vollkornreis, gekocht	46	5	2	
Tofu-„Rührei" (s. Seite 169)	10	25	19	
150 g gekochter Brokkoli	1	6	0	
SNACK				
50 g Nussmischung	7	11	28	
INSGESAMT	**237**	**113**	**92**	**+/- 2.250**

50 g Kohlenhydrate kurz vor dem Training liefern ca. 1 g Kohlenhydrate pro kg Körpergewicht. Das reicht bei dieser Art Belastung aus.

30 g Eiweiße nach dem Sport genügen völlig für eine optimale Regeneration.

Unsere Sportler haben einen Trainingstag vor sich. Wer optimale Leistungen erzielen und möglichst gut regenerieren will, muss jetzt auf seine Ernährung achten. Wie können unsere unterschiedlichen Sportler ihren speziellen Tagesbedarf angemessen decken? Die folgenden Beispiele zeigen, wie sich Leistung und Regeneration mit einem auf die individuellen Bedürfnisse zugeschnittenen Ernährungsplan optimal unterstützen lassen.

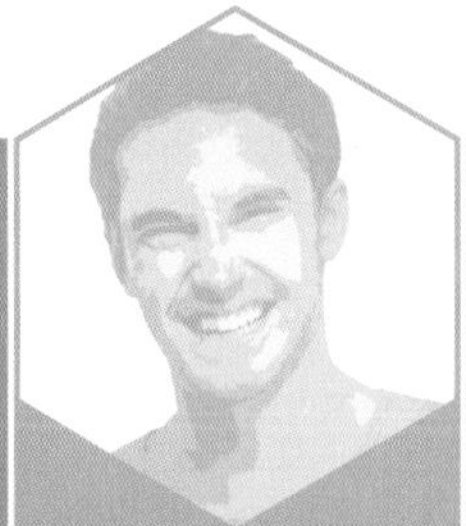

Boaz

Sportart	CROSSFIT
Beruf	VERTRETER; BEWEGT SICH IM ALLTAG EINIGERMASSEN VIEL
Gewicht	70 KG
Größe	182 CM
Alter	34

Ruhestoffwechsel (ten Haaf)	1.849 KCAL
Physical Activity Level (PAL)	1,4
Energiebedarf an trainingsfreien Tagen	1,4 X 1.849 = 2.589 KCAL
MET-Wert Crossfit	8,0 (KURZZEITIG INTENSIV)
Energiebedarf am Trainingstag (60 min)	3.069 KCAL
Eiweißbedarf minimal: 2,0 g/kg	> 140 G/TAG
Kohlenhydratbedarf: 4-6 g/kg	CA. 280-420 G/TAG

	KOHLENHYDRATE (G)	EIWEISSE (G)	FETTE (G)	ENERGIE (KCAL)
FRÜHSTÜCK				
1 Sportomelett (s. Seite 48)	40	28	28	
2 Scheiben Vollkornbrot, beide mit	27	8	2	
fettarmer Margarine bestrichen	0	0	5	
SNACK				
1 Portion Trailmix (s. Seite 176)	18	5	17	
1 Apfel	18	0	0	
MITTAGESSEN				
4 Scheiben Pumpernickel, davon	64	10	2	
2 Scheiben bestrichen mit fettarmer Margarine	0	0	5	
2 Scheiben belegt mit Hühnchenfilet	1	5	1	
2 Scheiben bestrichen mit Hüttenkäse mit Kokos und Vanille (s. Seite 113)	8	12	8	
ABENDESSEN, VOR DEM TRAINING				
1 Portion Thai-Curry mit Huhn (s. Seite 121)	95	33	10	
ZWISCHENMAHLZEIT, NACH DEM TRAINING				
1 Portion Reisbrei (s. Seite 67)	90	14	5	
ZWISCHENMAHLZEIT, VOR DEM SCHLAFENGEHEN				
1 Packung Magerquark à 500 g	24	42	2	
INSGESAMT	**385**	**147**	**85**	**+/- 3.000**

95 g Kohlenhydrate vor dem Training liefern 1,4 g Kohlenhydrate pro kg Körpergewicht. Diese Menge ist für kurzzeitig intensive Belastungen prima.

Hiermit erhält der Körper mehr als genug hochwertige Eiweiße (14 g direkt nach dem Training, 42 g vor dem Schlafengehen), um sich optimal zu erholen.

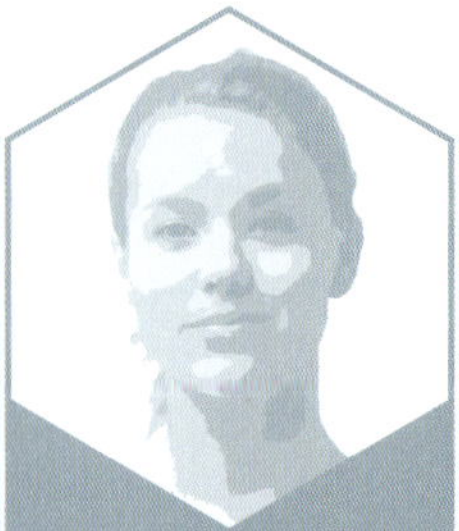

Feline

Sportart	SCHWIMMEN, TRAINIERT 4 X PRO WOCHE 2 X TÄGLICH UND 2 X PRO WOCHE 1 X TÄGLICH
Besonderheiten	VEGETARIERIN
Beruf	FULLTIME-SPORTLERIN, NEBENJOB IM SUPERMARKT, BEWEGT SICH IM ALLTAG EINIGERM. VIEL
Gewicht	60 KG
Alter	19
Größe	172 CM

Ruhestoffwechsel (ten Haaf)	1.601 KCAL
Physical Activity Level (PAL)	1,4
Energiebedarf an trainingsfreien Tagen	1,4 X 1.601 = 2.241 KCAL
MET-Wert Schwimmen	8,0 (LANGZEITIG INTENSIV)
MET-Wert Krafttraining	5,0 (MÄSSIG INTENSIV)
Energiebedarf am Trainingstag (120 + 45 min)	3.229 KCAL
Eiweißbedarf minimal: 1,8 g/kg	> 108 G/TAG
Kohlenhydratbedarf: 6-8 g/kg	CA. 360-480 G/TAG

Mit 43 g erreicht Feline zwar nicht die empfohlene Kohlenhydratmenge von 1 g pro kg Körpergewicht, doch sie kann ihre Glykogenspeicher während des Trainings noch auffüllen.

31 g Eiweiße und 80 g Kohlenhydrate liefern Feline eine gute Basis für eine schnelle Regeneration. Außerdem isst sie kurz darauf zu Mittag.

Dieser Snack liefert Feline vor dem Schlafengehen genug Eiweiße, damit sich ihr Körper weiter erholen und sie am nächsten Tag wieder optimale Leistungen erzielen kann.

	KOHLENHYDRATE (G)	EIWEISSE (G)	FETTE (G)	ENERGIE (KCAL)
FRÜHSTÜCK, VOR DEM TRAINING				
1 Portion Teffbrei (s. Seite 48)	43	20	18	
WÄHREND DES TRAININGS				
1.000 ml isotonisches Sportgetränk	57	0	0	
1 Scheibe Bananenbrot (s. Seite 92)	36	3	1	
ZWISCHENMAHLZEIT, NACH DEM TRAINING				
1 Portion Molkeneiweiß à 30 g*, in Wasser aufgelöst	2	23	2	
2 Scheiben Vollkornbrot	27	8	2	
2 Portionen Marmelade	25	0	0	
1 große Birne	26	0	1	
MITTAGESSEN				
1 Couscoussalat (s. Seite 79)	82	38	23	
ZWISCHENMAHLZEIT				
2 Scheiben Vollkorn-Knäckebrot	13	2	1	
belegt mit ¼ Avocado	1	1	9	
ABENDESSEN				
Knuspriges Tempeh aus dem Ofen (s. Seite 170)	69	37	29	
VOR DEM SCHLAFENGEHEN				
Seidentofu (s. Seite 112)	25	25	14	
INSGESAMT	**406**	**157**	**100**	**+/- 3.215**

* Der Eiweißgehalt kann markenabhängig leicht variieren.

Sportart	YOGA, ZUMBA
Besonderheiten	FLEXITARIERIN
Beruf	BÜROANGESTELLTE, BEWEGT SICH IM ALLTAG RECHT WENIG
Gewicht	60 KG
Alter	29
Größe	167 CM

Ruhestoffwechsel (ten Haaf)	1.490 KCAL
Physical Activity Level (PAL)	1,3
Energiebedarf an trainingsfreien Tagen	11,3 X 1.490 = 1.937 KCAL
MET-Wert Yoga	3,0 (GERING INTENSIV)
Energiebedarf am Trainingstag (60 min Yoga)	2.189 KCAL
Eiweißbedarf minimal: 1,0 g/kg	> > 60 G/TAG
Kohlenhydratbedarf: 3 g/kg	CA. 180 G/TAG

Hailey

	KOHLENHYDRATE (G)	EIWEISSE (G)	FETTE (G)	ENERGIE (KCAL)
FRÜHSTÜCK				
200 g Joghurtalternative auf Sojabasis	4	8	5	
1 Portion selbst gem. Sportgranola (s. S. 67)	21	4	10	
1 Orange	10	1	1	
SNACK				
125 g gemischtes Obst	17	1	0	
MITTAGESSEN				
2 Scheiben Vollkornbrot	27	8	2	
2 Portionen Hüttenkäse mit Vanille und Kokos (s. Seite 113)	8	12	8	
2 Scheiben Vollkorn-Knäckebrot	13	2	1	
1 Portion Edamame-Hummus (s. Seite 113)	4	9	7	
VOR DEM TRAINING				
1 Smoothie-Pack (s. Seite 175)	40	4	1	
2 getrocknete Feigen	23	1	0	
ABENDESSEN, NACH DEM TRAINING				
1 großer Vollkornwrap	37	7	5	
150 g gemischtes Gemüse, aus dem Wok	4	2	0	
60 g Kidneybohnen, aus der Dose	9	5	0	
100 g vegetarisches Hack	6	13	2	
1 EL Öl für die Zubereitung	0	0	15	
3 EL Guacamole	1	1	12	
SNACK				
40 g ungesalzene Mandeln	6	9	22	
INSGESAMT	**230**	**87**	**91**	**+/- 2.150**

Dieser Ernährungsplan für einen Trainingstag ist nur ein Beispiel. Angesichts der geringen Belastungsintensität ihrer sportlichen Aktivitäten braucht Hailey eigentlich keine spezielle Ernährungsstrategie. Eine ausgewogene, abwechslungsreiche Grundernährung liefert ihr alle notwendigen Nährstoffe.

63 g Kohlenhydrate vor dem Training sind bei dieser Belastungsintensität mehr als ausreichend. Weniger wäre auch okay, aber mit dem Smoothie nimmt Hailey gleichzeitig Obst und Gemüse zu sich!

Diese Mahlzeit ist für Hailey prima, denn sie braucht keine Riesenmengen Kohlenhydrate, um ihre Glykogenspeicher aufzufüllen. 28 g Eiweiße reichen ebenfalls völlig aus, damit sich ihr Körper von der sportlichen Belastung erholen kann. Eiweißshakes sind bei ihr überflüssig!

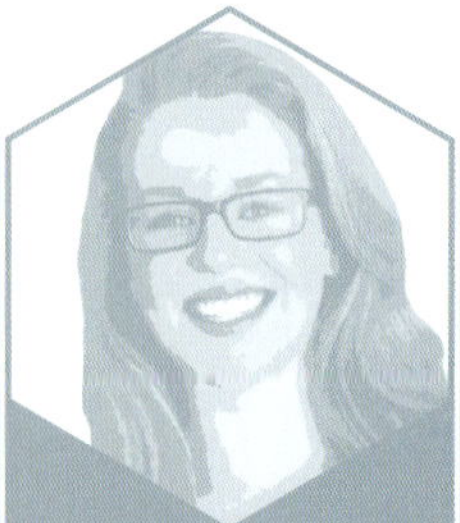

Jill

Sportart .... HOCKEY
Besonderheiten .. TORHÜTERIN
Beruf .... VERWALTUNGS-ANGESTELLTE, BEWEGT SICH IM ALLTAG RECHT WENIG
Gewicht .... 77 KG
Alter 26
Größe .... 175 CM

Ruhestoffwechsel (ten Haaf) .... 1.766 KCAL
Physical Activity Level (PAL) 1,3
Energiebedarf an trainingsfreien Tagen ... 1,3 X 1.766 = 2.296 KCAL
MET-Wert Hockey 8,0
Korrigierter MET-Wert (Torhüterin) ..... 6,0 (INTERVALL, MÄSSIG BIS HOCH INTENSIV)
Energiebedarf am Trainingstag (90 min) .. 2.861 KCAL
Eiweißbedarf minimal: 1,2 g/kg .... > 92 G/TAG
Kohlenhydratbedarf: 3-5 g/kg .... CA. 231-385 G/TAG

	KOHLENHYDRATE (G)	EIWEISSE (G)	FETTE (G)	ENERGIE (KCAL)
FRÜHSTÜCK				
1 Portion Chunkey Monkey Oats (s. Seite 66)	52	17	12	
ZWISCHENMAHLZEIT				
2 Scheiben Vollkornbrot, davon	27	8	2	
1 Scheibe bestr. mit fettarmer Margarine	0	0	2	
1 Scheibe belegt mit Hühnchenfilet	1	3	1	
1 Scheibe bestrichen mit Erdnussbutter	3	5	10	
MITTAGESSEN				
1 Wrap mit Lachs (s. Seite 81)	49	23	29	
200 g Kirschen	23	2	0	
ZWISCHENMAHLZEIT				
1 Kürbiskern-Müsliriegel (s. Seite 93)	23	5	10	
½ Apfel	9	0	0	
ABENDESSEN				
1 Teller à 300 g frisch zuber. Kürbissuppe	8	2	7	
1/3 Vollkornbaguette,	39	11	2	
belegt mit Hüttenkäse	1	7	2	
SNACK, VOR DEM TRAINING				
1 Banane	27	1	0	
SNACK, NACH DEM TRAINING				
1 Portion Reisbrei (s. Seite 67)	90	14	5	
25 g Walnüsse	2	6	24	
INSGESAMT	**354**	**104**	**106**	**+/- 2.840**

Indem Jill nach einer leichten Abendmahlzeit kurz vor dem Training noch eine Banane isst, kommt sie auf 1 g Kohlenhydrate pro kg Körpergewicht. Das ist eine gute Grundlage für ihr Hockeytraining.

20 g Eiweiße nach dem Training ist zwar nicht besonders viel, doch der Großteil davon ist hochwertig. Da Jill nicht zwei Tage hintereinander Sport treibt und ihr Eiweißbedarf tagsüber bereits gedeckt wird, reicht diese Menge für sie völlig aus.

Sportart	JOGGEN
Besonderheiten	LAUFANFÄNGER; WILL FIT WERDEN
Beruf	ICT, BEWEGT SICH IM ALLTAG RECHT WENIG
Gewicht	80 KG
Alter	47
Größe	179 CM

Ruhestoffwechsel (ten Haaf)	1.845 KCAL
Physical Activity Level (PAL)	1,3
Energiebedarf an trainingsfreien Tagen	1,3 X 1.845 = 2.399 KCAL
MET-Wert Joggen	6,0 (MÄSSIG INTENSIV)
Energiebedarf am Trainingstag (30 min)	2.651 KCAL
Eiweißbedarf minimal: 1,0 g/kg	> 80 G/TAG
Kohlenhydratbedarf: 3-4 g/kg	CA. 240-320 G/TAG

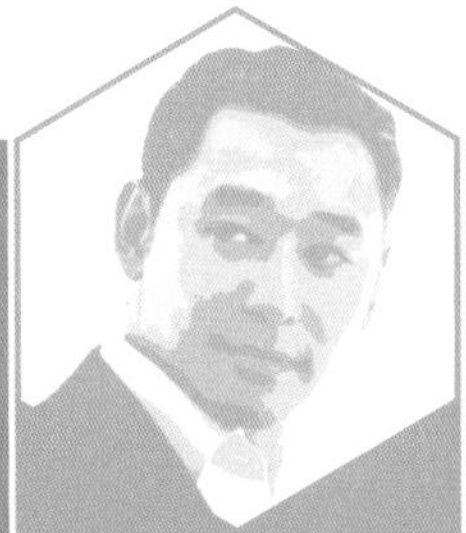

Kai

	KOHLENHYDRATE (G)	EIWEISSE (G)	FETTE (G)	ENERGIE (KCAL)
SNACK, VOR DEM TRAINING				
1 Banane	27	1	0	
FRÜHSTÜCK, NACH DEM TRAINING				
2 Scheiben Vollkornbrot, davon	27	8	2	
1 Scheibe bestr. mit fettarmer Margarine	0	0	3	
1 bestrichen mit Erdnussbutter	3	5	10	
1 bestrichen mit Apfelkraut	13	0	0	
1 Portion Obstquark (s. Seite 47)	21	22	1	
SNACK				
35 g Mandeln	5	8	20	
MITTAGESSEN				
4 Scheiben Vollkornbrot, davon	55	16	3	
2 Scheiben bestr. mit fettarmer Margarine	0	0	5	
2 bestrichen mit Mandelcreme	6	8	20	
2 belegt mit Hühnchenfilet	1	5	1	
SNACK				
½ Mango	20	1	0	
1 Granola-Muffin (s. Seite 92)	34	7	16	
ABENDESSEN				
1 Portion Sportquiche (s. Seite 112)	35	27	31	
1 Portion Rohkost à 70 g	2	1	0	
SNACK, VOR DEM SCHLAFENGEHEN				
200 g fettarmer Joghurt	9	8	3	
100 g Blaubeeren	6	1	0	
INSGESAMT	**264**	**118**	**115**	**+/- 2.650**

Für eine mäßig intensive, 30-minütige Belastung braucht Kai keine Riesenmenge Kohlenhydrate als Energiequelle.

Ein Frühstück mit 60 g Kohlenhydraten und 35 g Eiweißen liefert eine gute Grundlage für den Tag und sorgt dafür, dass sich Kai vom Joggen gut erholen kann.

Insgesamt liegt Kais Kohlenhydrataufnahme an der unteren Grenze. Kein Problem, denn seine sportliche Aktivität ist recht kurz und nicht besonders intensiv.

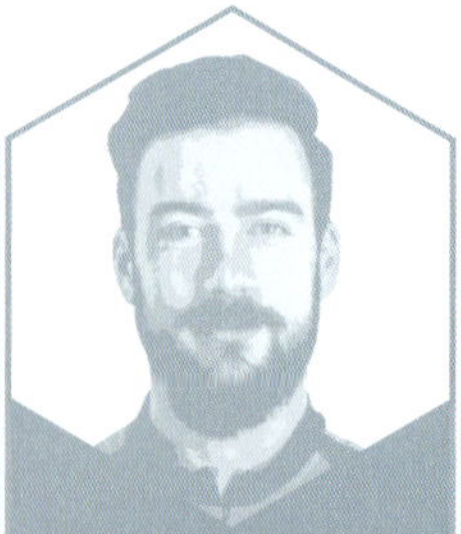

Koen

Sportart .... RADSPORT, EISSCHNELLLAUFEN
Beruf .... ARCHITEKT; BEWEGT SICH IM ALLTAG RECHT WENIG
Gewicht .... 70 KG
Alter 39
Größe .... 183 CM

Ruhestoffwechsel (ten Haaf) .... 1.813 KCAL
Physical Activity Level (PAL) 1,3
Energiebedarf an trainingsfreien Tagen .... 1,3 X 1.813 = 2.357 KCAL
MET-Wert Radrennfahren .... 10,0 (LANGZEITIG INTENSIV)
Energiebedarf am Trainingstag (135 min) .. 3.790 KCAL
Eiweißbedarf minimal: 1,4 g/kg .... > 98 G/TAG
Kohlenhydratbedarf: 6-10 g/kg .... CA. 420-700 G/TAG

	KOHLENHYDRATE (G)	EIWEISSE (G)	FETTE (G)	ENERGIE (KCAL)
FRÜHSTÜCK, VOR DEM TRAINING				
1 Portion Bananen-Ricotta-Pfannkuchen (s. Seite 47), 2 Bananen	39 54	25 3	31 0	
WÄHREND DES TRAININGS				
1.000 ml isotonisches Sportgetränk	57	0	0	
2 Dattelbällchen (s. Seite 94)	28	4	6	
1 Kokos-Reis-Schnitte (s. Seite 93)	41	2	5	
MITTAGESSEN, NACH DEM TRAINING				
1 Portion Couscoussalat (s. Seite 79)	82	38	23	
200 g Magerquark	10	17	1	
1 EL Honig	16	0	0	
ZWISCHENMAHLZEIT				
3 Mandarinen	17	1	0	
2 Scheiben Vollkornbrot	28	8	2	
1 Scheibe Hühnchenfilet	1	3	1	
1 Portion Apfelkraut	13	0	0	
ABENDESSEN				
1 Portion Bohnentopf (s. Seite 121)	85	22	12	
SNACK, VOR DEM SCHLAFENGEHEN				
1 Portion Quarktorte (s. Seite 111)	41	20	2	
15 Haselnüsse	1	2	10	
3 getrocknete Feigen	33	2	1	
INSGESAMT	**546**	**147**	**94**	**+/- 3.775**

103 g Kohlenhydrate (1,5 g pro kg Körpergewicht) liefern Koen eine gute Grundlage, um mit dem Training zu beginnen.

Mit gut 45 g Kohlenhydraten pro Stunde führt Koen seinem Körper während des Trainings genug Energie zu, um die fast dreistündige Belastung absolvieren zu können.

108 g Kohlenhydrate und 55 g Eiweiße bieten eine gute Grundlage, damit sich der Körper von der Belastung erholen kann. Den Rest des Tages füllt Koen seine Glykogenspeicher weiter auf.

Die Einnahme von 24 g Eiweißen vor dem Schlafengehen verringert den Abbau von Muskeleiweiß in der Nacht.

Sportart .... TENNIS
Beruf .... AUSBILDUNG ZUR PHYSIOTHERAPEUTIN, BEWEGT SICH IM ALLTAG RELATIV VIEL
Gewicht .... 56 KG
Alter 21
Größe .... 168 CM

Ruhestoffwechsel (ten Haaf) .... 1.508 KCAL
Physical Activity Level (PAL) 1,5
Energiebedarf an trainingsfreien Tagen .... 1,5 X 1.508 = 2.262 KCAL
MET-Wert Tennis .... 7,0 (MÄSSIG INTENSIV)
Energiebedarf am Trainingstag (120 min) .. 2.897 KCAL
Eiweißbedarf minimal: 1,5 g/kg........... > 84 g/Tag
Kohlenhydratbedarf: 6-7 g/kg .... CA. 336 G/TAG - 392 G/TAG

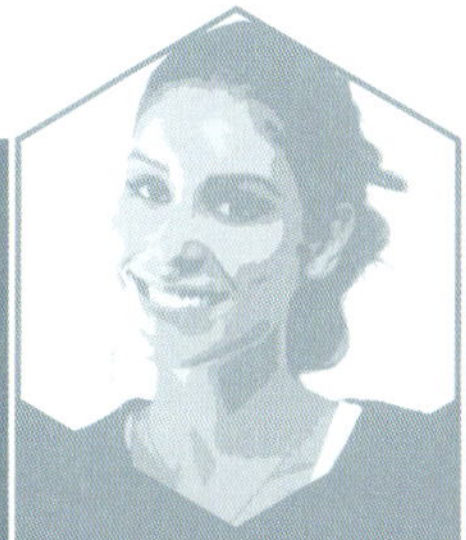

Luna

	KOHLENHYDRATE (G)	EIWEISSE (G)	FETTE (G)	ENERGIE (KCAL)
FRÜHSTÜCK				
1 Buchweizenpfannkuchen (s. Seite 66)	53	18	25	
SNACK				
1 Kiwi	9	1	1	
50 g Mandeln	7	11	28	
MITTAGESSEN				
1 Portion Soba-Nudeln (s. Seite 80)	71	25	17	
SNACK, VOR DEM TRAINING				
2 Portionen Kaffee-Dattel-Brot (s. Seite 94)	34	6	4	
1 Smoothie-Pack (s. Seite 175)	40	4	1	
ZWISCHENDURCH, NACH DEM TRAINING				
300 ml Kakao (s. Seite 116)	33	13	4	
ABENDESSEN				
1 Portion Nudeln mit Lachs (s. Seite 120)	75	34	17	
150 g Erdbeeren	8	1	0	
SNACK, VOR DEM SCHLAFENGEHEN				
1 Glas Sojadrink à 250 ml	4	9	5	
25 g Leblebi (geröstete Kichererbsen)	13	5	2	
INSGESAMT	**347**	**127**	**104**	**+/- 2.880**

74 g Kohlenhydrate (1,3 g Kohlenhydrate pro kg Körpergewicht) vor dem Training liefern Luna genug Energie für ihre Trainingsbelastung.

13 g hochwertige Eiweiße direkt nach dem Training bilden den Anfang von Lunas Regenerationsmahlzeit, gefolgt vom Abendessen.

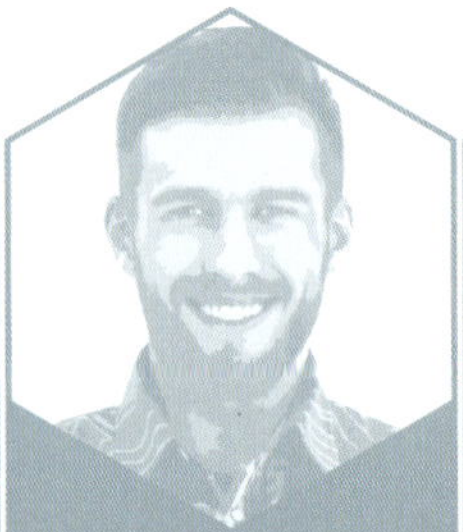

Tim

Sportart .... FUSSBALL
Beruf .... LEHRER; BEWEGT SICH IM ALLTAG RECHT VIEL
Gewicht .... 73 KG
Alter 26
Größe: .... 176 CM

Ruhestoffwechsel (ten Haaf) .... 1.914 KCAL
Physical Activity Level (PAL) 1,4
Energiebedarf an trainingsfreien Tagen .... 1,4 X 114 = 2.680 KCAL
MET-Wert Fußball .... 8,0 (INTERVALL, KURZ- UND LANGZEITIG INTENSIV)
Energiebedarf am Trainingstag (90 min) .. 3.433 KCAL
Eiweißbedarf minimal: 1,5 g/kg........... > 110 G/TAG
Kohlenhydratbedarf: 5-6 g/kg .... CA. 365-438 G/TAG

	KOHLENHYDRATE (G)	EIWEISSE (G)	FETTE (G)	ENERGIE (KCAL)
FRÜHSTÜCK				
1 Portion Haferbrei nach Apfelkuchenart (s. Seite 66)	85	17	11	
1 Banane	27	1	0	
SNACK				
1 Granola-Muffin (s. Seite 92)	34	7	16	
1 Apfel	18	0	0	
MITTAGESSEN				
1 Portion Bulgursalat mit Huhn (s. Seite 80)	79	32	6	
5 Scheiben Vollkornbaguette,	23	1	7	
bestrichen mit fettarmer Margarine	0	0	7	
SNACK, VOR DEM TRAINING				
2 Portionen Bananenbrot (s. Seite 92)	72	6	2	
150 g Trauben	34	1	1	
ZWISCHENDURCH, NACH DEM TRAINING				
300 ml Kakao (s. Seite 116)	33	13	4	
ABENDESSEN				
1 Portion Nudeln mit Lachs (s. Seite 120)	75	34	17	
SNACK, VOR DEM SCHLAFENGEHEN				
300 g Magerquark, 1 Portion selbst	15	26	1	
gemachtes Sportgranola (s. Seite 67)	21	4	10	
INSGESAMT	**516**	**142**	**82**	**+/- 3.420**

Die Zwischenmahlzeit liefert 1,5 g Kohlenhydrate pro kg Körpergewicht. Diese Menge gibt Tim genügend Energie für sein Training.

Zusammen mit dem Kakao nimmt Tim nach dem Training insgesamt 47 g hochwertige Eiweiße zu sich. Vor dem Schlafengehen kommen noch einmal 30 g Eiweiße dazu. Kombiniert mit den Kohlenhydraten kann sich Tims Körper so optimal von der Belastung erholen.

Sportart	LEICHTATHLETIK, MITTELSTRECKE
Beruf	FOTOGRAF, BEWEGT SICH IM ALLTAG RECHT VIEL
Gewicht	65 KG
Alter	28
Größe	176 CM

Ruhestoffwechsel (ten Haaf)	1.797 KCAL
Physical Activity Level (PAL)	1,5
Energiebedarf an trainingsfreien Tagen	1.797 X 1.5 = 2.696 KCAL
MET-Wert Laufen	11,0 (LANGZEITIG INTENSIV)
Energiebedarf am Trainingstag (75 min)	3.493 KCAL
Eiweißbedarf minimal: 1,4 g/kg	> 91 G/TAG
Kohlenhydratbedarf: 6-8 g/kg	CA. 390-520 G/TAG

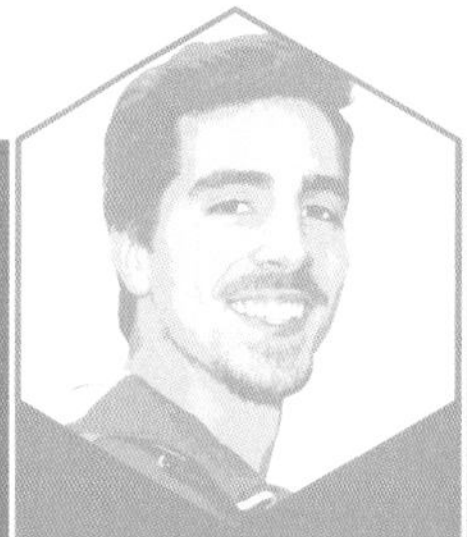

Xavi

	KOHLENHYDRATE (G)	EIWEISSE (G)	FETTE (G)	ENERGIE (KCAL)
FRÜHSTÜCK				
1 Buchweizenpfannkuchen (s. Seite 66)	53	18	25	
1 große Birne	26	0	1	
1 Kiwi	9	1	1	
SNACK				
1 Kürbiskern-Müsliriegel (s. Seite 93)	23	5	10	
MITTAGESSEN				
1 Portion Nudeln mit Tempeh (s. Seite 81)	63	23	29	
ZWISCHENMAHLZEIT, VOR DEM TRAINING				
1 Rote-Bete-Saft (s. Seite 143)	15	3	1	
1 Müslibrötchen	26	6	4	
1 Banane	27	1	0	
ZWISCHENDURCH, NACH DEM TRAINING				
300 ml Kakao (s. Seite 116)	33	13	4	
ABENDESSEN				
1 Portion Thai-Curry mit Huhn (s. Seite 121)	95	33	10	
1 Naan-Brot à 135 g	62	13	5	
SNACK, VOR DEM SCHLAFENGEHEN				
250 g Joghurtalternative auf Sojabasis	5	10	6	
1 EL Honig	16	0	0	
35 g Walnüsse	2	6	24	
INSGESAMT	**455**	**132**	**120**	**+/- 3.490**

68 g Kohlenhydrate entspricht gut 1 g Kohlenhydrate pro kg Körpergewicht. Zusammen mit dem Mittagessen bietet diese Menge eine ausgezeichnete Grundlage für Xavis intensive Trainingseinheit.

In Kombination mit dem Abendessen fördert der Kakao (insgesamt 190 g Kohlenhydrate und 59 g Eiweiße) eine optimale Regeneration nach der intensiven Trainingsbelastung.

NACHWORT: SCHREIBEN WIE EIN SPORTLER

Beim Schreiben dieses Buches haben uns viele Personen unterstützt und mit ihrer Expertise dazu beigetragen, den Inhalt zu verbessern und ein praktisches Buch für Sportler zu realisieren. Insbesondere möchten wir Marijke Berkenpas (Gründerin des Blogs *I'm a Foodie*) und Bart Mol (Projektmanager/Verleger von *I'm a Foodie Publishing*) danken, die es uns ermöglicht haben, dieses Buch zu schreiben und herauszugeben. Es war für uns eine Herausforderung und Ehre zugleich, den Nachfolger des erfolgreichen *Eet als een expert* schreiben zu dürfen. Barts und Marijkes Unterstützung, ihr kritischer Blick und ihr Organisationstalent haben mitgeholfen, dass unser Buch Wirklichkeit geworden ist.

Folgenden Personen, allesamt Experten auf ihrem Fachgebiet, möchten wir für die kritische Durchsicht von Teilen dieses Buches und ihr wertvolles Feedback danken: Jan-Willem van Dijk, Tjieu Maas, Kristin Jonvik, Shiannah Danen, Ingrid Ceelen, Nick Iedema, Cindy van der Avoort, Anneke Palsma, Rob van Berkel und Peter Weijs. Für das kritische Mitlesen und ihr praktisches Feedback gilt unser Dank Bob Mal, Sandra Buijing, Daan Slotboom, Paul Venner und Arnoud Wokke.

„AUCH DANK DER KRITISCHEN MITLESER IST **EAT LIKE AN ATHLETE** EIN PRAKTISCHER, ÜBERSICHTLICHER RATGEBER FÜR ALLE SPORTLER JEGLICHEN NIVEAUS GEWORDEN."

Die Rezepte wurden unter anderem getestet von Astrid den Herder, Famke Deelstra, Flore Voogd, Sterre Buijs, Esmie Pannekoek, Yvonne van Langen, Sterre Ginkel und Indy Scholtens. Vielen Dank für euren Einsatz! Ferner möchten wir Lisa Nijbroek und Floris-Jan Broers für ihre Ideengebung bei den Rezepten und das Berechnen des jeweiligen Nährwertgehalts danken.

Text und Infografik waren bei Liesbeth Smit in den besten Händen. Nicht zuletzt dank ihrer Infografiken ist dieses Buch zu dem geworden, was es sein sollte: ein praktischer und übersichtlicher Ratgeber für alle Sportler, unabhängig von Niveau und Sportart. Darüber hinaus waren ihre textbezogenen Rückmeldungen für uns von großem Wert.

Selbstverständlich hat das Schreiben dieses Buches nicht nur uns, sondern auch unserem Umfeld viel abverlangt. Nicht zuletzt möchten wir uns deshalb bei Freunden, Familie und Kollegen bedanken, die Verständnis dafür hatten, wie wichtig uns dieses Projekt war, und die es uns nicht übel genommen haben, dass wir viele Monate nicht ganz so sozial waren wie sonst. Ihr wart super!

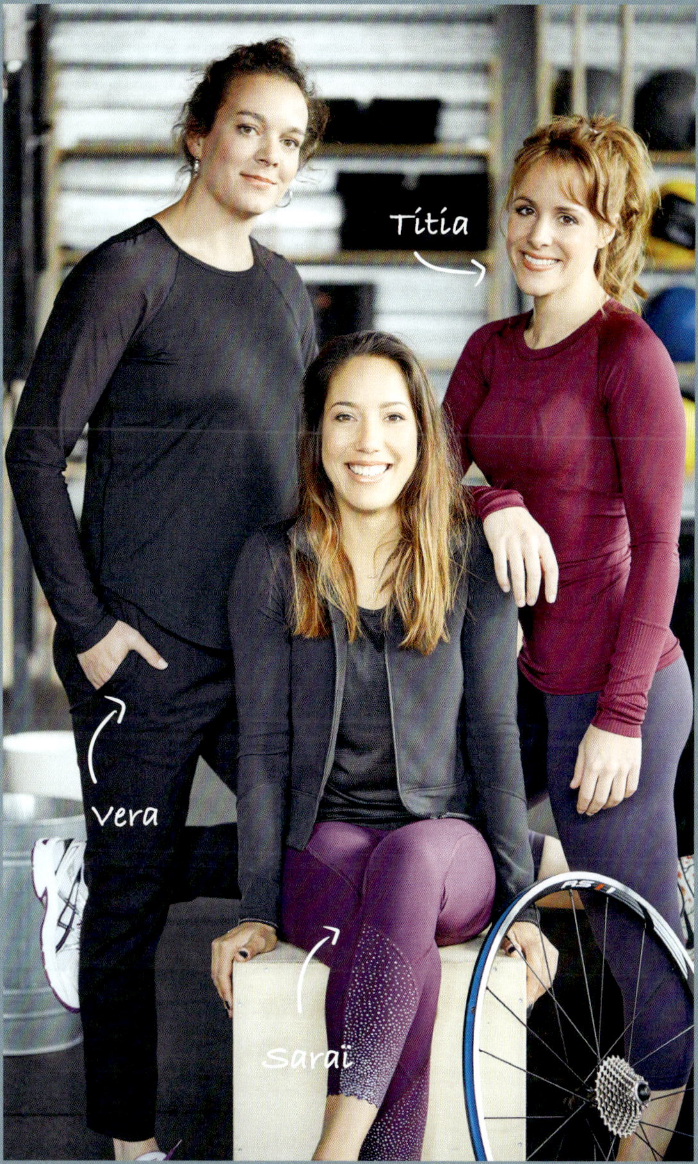

ÜBER DIE AUTOREN

- **Vera Wisse**
  ist Sporternährungsberaterin sowie Dozentin an der Fontys Hogeschool innerhalb der Studienrichtung International Lifestyle Studies. Schon in jungen Jahren interessierte sich Vera für den Zusammenhang von Ernährung, Sport und Gesundheit. Ihre Wahl für eine Fachhochschulausbildung (HBO) Ernährung & Diätetik, gefolgt vom MSc Sport & Exercise Nutrition war eine logische Folge.

- **Saraï Pannekoek**
  ist Sporternährungsberaterin und klinische Epidemiologin. Zurzeit ist sie bei Topsport Amsterdam und CTO Zuid für die Ernährungsberatung von Schwimmern, Baseball-, Softball-, Fußball-, Basketball- und 7-er Rugbyspielern verantwortlich. Sarai hat den blauen Gürtel im brasilianischen Jiu-jitsu (BJJ). Außerdem surft sie gern.

- **Titia van der Stelt**
  ist Sporternährungsberaterin und Bewegungswissenschaftlerin. Sie betreibt eine eigene Praxis für Ernährungsberatung. Außerdem arbeitet sie für das Radsportteam Team Sunweb. Dort ist sie für alle ernährungsrelevanten Bereiche verantwortlich, von der sportspezifischen Ernährungsberatung über die Produktentwicklung und -anwendung bis hin zur Verpflegung der Sportler bei großen Rennen wie dem Giro d'Italia, der Tour de France oder der Vuelta. Titia ist eine begeisterte Sportlerin mit einer besonderen Vorliebe für den Extrem-Hindernislauf.

REZEPTVERZEICHNIS

Kohlenhydratreiche Frühstücksrezepte

Kohlenhydratarmes Frühstücksrezept

Kohlenhydratreiche Snacks

Nitratreich

On the Go

Sportgetränk

Vegetarische Sportlermahlzeiten

I'M A FOODIE

UNSERE LITERATURLISTE STEHT ONLINE AUF:
HTTP://DOWNLOAD.M-M-SPORTS.COM/EXTRAS/
EAT-LIKE-AN-ATHLETE/LITERATURLISTE.PDF

BILDNACHWEIS

Text und Rezepte: Saraï Pannekoek, Titia van der Stelt und Vera Wisse
Textredaktion: Merijn de Leur, Arnoud Wokke
Endredaktion: Marijke Berkenpas, Bart Mol
Herausgeber: Marijke Berkenpas, Bart Mol
Rezeptfotos: Simone van den Berg (Simone's Kitchen)
Styling und Foodstyling: Alexstyling
Zubereitung der Gerichte: Esfactory
Infografik: Liesbeth Smit (The Online Scientist)
Gestaltung: Anouk van Pel (Lighthouse Conception)
Umschlagentwurf: 99Design, Liesbeth Smit (The Online Scientist)
Stockfotos: Bigstock, TheNounProject, Shutterstock
Foto Ranomi Kromowidjojo: Privatarchiv
Welkom: Boet
Fotografie Teamfoto: Rene Mesman. Kleidung Teamfoto: Lululemon Athletica Amsterdam
Kleidung Teamfoto: Lululemon Athletica Amsterdam
Adresse Teamfoto: CrossFit Vastberaden Amsterdam
Satz: Guido Maetzing, www.media-agentur.de
Lektorat: Dr. Irmgard Jaeger

I'm a Foodie Presents ist eine Serie, in der wir wissenschaftliche Erkenntnisse in praktische Ratschläge umsetzen.
Eet als een atleet ist der Nachfolger des erfolgreichen Buches
Eet als een expert (1. Ausgabe: Mai 2016)
In der Reihe sind außerdem erschienen
Eet als een expert – Party Time (1. Ausgabe: September 2018)
Eet als een expert – project baby (erwartet Juni 2019)

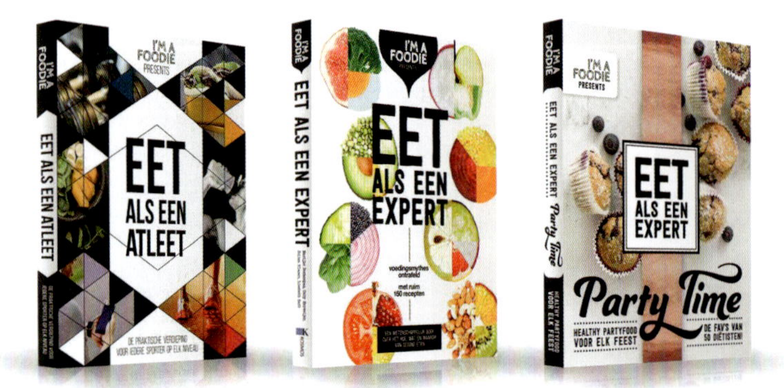